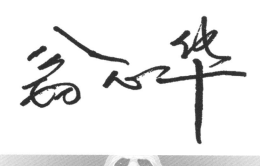

疑难感染病和发热病例
精选与临床思维

2023

主审

翁心华

主编

张文宏　　张继明

上海科学技术出版社

图书在版编目（CIP）数据

翁心华疑难感染病和发热病例精选与临床思维. 2023/
张文宏，张继明主编. -- 上海 ： 上海科学技术出版社，
2024.1
ISBN 978-7-5478-6366-4

Ⅰ. ①翁… Ⅱ. ①张… ②张… Ⅲ. ①感染－疑难病
－病案－汇编②发热－疑难病－病案－汇编③感染－疑难
病－诊疗④发热－疑难病－诊疗 Ⅳ. ①R4

中国国家版本馆CIP数据核字(2023)第198712号

翁心华疑难感染病和发热病例精选与临床思维（2023）

主审　　翁心华

主编　　张文宏　张继明

上海世纪出版（集团）有限公司
上 海 科 学 技 术 出 版 社 　出版、发行
（上海市闵行区号景路159弄A座9F-10F）
邮政编码201101 www.sstp.cn
浙江新华印刷技术有限公司印刷
开本 787×1092 1/16 印张 18.5
字数 360千字
2024年1月第1版 2024年1月第1次印刷
ISBN 978-7-5478-6366-4/R·2861
定价：178.00元

内容提要

　　2012年，复旦大学附属华山医院终身教授翁心华获得全国卫生系统模范个人的最高行政奖励——白求恩奖章，以表彰他作为一名临床医生在感染病领域与内科学领域作出的贡献。翁心华教授是国内德高望重的感染病学家、内科学家，他所带领的复旦大学附属华山医院感染科，是我国最早的国家级重点学科之一，又是我国最重要的集感染病预防、诊断、治疗于一体的临床医疗中心之一，也是国家首批博士点、首批国家重点学科、国家教育部211重点一、二期建设学科，并于2021年获批国家传染病医学中心。

　　数十年来，复旦大学附属华山医院感染科收治了大量疑难和发热待查病例，在诊治疑难感染病方面形成了独特的学科特色和优势。本书精选了该科近1年来所遇到的35例疑难感染和发热病例，也包括一些罕见的疑难肝病病例。相较于前几年本套系列收录的病例，本册不但收集了如结核病、感染性心内膜炎和免疫缺陷导致的机会感染等较为常见感染性疾病表现不典型的病例，还收录了新型冠状病毒感染病例以探讨相关并发症的处理，以及一些很难与感染性疾病鉴别的非感染性疾病，相信能给读者带来抽丝剥茧、探查真相的阅读体验。同时，随着基因检测技术和肝脏病理检查水平的提高，一些较为罕见的疑难肝病病例也得到了明确诊断，本书也收录了几例在诊断和处理上有独到之处的疑难肝病病例。此外，随着对疾病本质的不断认识和基因检测技术的应用，感染科遇到的免疫出生错误相关疾病不断出现，收录此类病例有助于提高感染科医生对疑难病例的诊断水平。

　　本书展示了这些精选案例的主诊医师在诊治过程中的临床思路和心得体会，并由翁心华教授等具有丰富临床经验的资深教授结合国内外文献对其进行了点评，对感染病相关专业的医务工作者很有启示和帮助。

编者名单

主　审

翁心华

主　编

张文宏　张继明

副主编

邵凌云　陈　澍　王新宇

秘　书

胡越凯　喻一奇　周　晛

编　者

（按姓氏汉语拼音排序）

艾静文　陈　晨　陈　澍　陈明泉　陈沛冬　程　琦　高　岩　胡越凯
黄　翀　黄玉仙　蒋卫民　金嘉琳　李　宁　李　谦　李　杨　凌丽婷
刘其会　刘袁媛　卢　清　毛日成　浦永兰　秦艳丽　阮巧玲　邵凌云
施光峰　孙　峰　汪　婷　王　森　王　璇　王瑾瑜　王新宇　徐　斌
杨飞飞　杨璟楠　杨清銮　于　洁　虞胜镭　喻一奇　张　舒　张　炜
张冰琰　张昊澄　张继明　张巨波　张文宏　张馨赟　张咏梅　赵华真
郑建铭　周　晛　朱浩翔　朱利平

前　言

　　临床医生对于自己亲身参与诊治的病例，其认识的深度可能要远超只是从书本得到的知识，而如果将其中具有特殊性的病例进行认真总结归纳，并和同行交流，对其本人的收获则将更为丰厚。我从医六十多年的经历告诉我这个观点是无比正确的。

　　随着我国对传染病防治的重视和不断投入，经典传染病已经越来越少了，但结核病依旧是危害广大人民群众健康的一种传染病。由于结核病临床表现的多样性和非特异性，导致其临床诊断困难、治疗方案复杂且疗程长，使得结核病一直是临床感染病的一个热门话题。本套系列几乎每一本都会有疑难结核病例的呈现，今年我们又收录了多例临床表现不典型、处理上比较困难的疑难结核病例展示给大家。另外，感染科会不断遇到新发突发传染病的挑战，虽然新型冠状病毒感染已不再是"国际关注的突发公共卫生事件"，但相关病例仍会不断出现，本书收入了两例新型冠状病毒感染后发生特殊并发症的病例，对其处理进行了解析，以提高临床医生对这种新发传染病的认识和处理水平。

　　近年来，免疫缺陷患者继发感染的病例也逐渐成为本套系列不可缺少的组成部分，这其实也反映了现代感染病学科发展的一个重要趋势。这些被称为机会性感染的疾病，在10多年前，治疗多以经验性治疗为主，有时常采取广覆盖的策略来弥补病原体未知的缺陷，但结局往往不理想。随着各种新型诊断技术的成熟，以及临床上越来越多病例的积累和经验的总结，我们现在有很大机会能够弄清楚这些免疫缺陷患者感染的病原体和导致免疫缺陷的原因和机制，真正做到感染病的精准治疗。本书收录了多例先天性和继发性免疫缺陷导致的细菌、真菌、不典型病原体感染病例，特别是免疫出生错误（即原发性免疫缺陷病）相关病例，为我们对一些周期性发热或机会性感染患者病因的探究提供了新思路。通过多学科团队的讨论和共同努力，最终我们帮助这些患者取得了较为理想的治疗效果。

在反复发热的病例中，有很大一部分其发热的原因并非感染性疾病。正是由于难以区分，不少这样的病例会收治在感染科。本书收录了1个发热病例"以肝脏病灶为突出表现的灾难性抗心磷脂抗体综合征"，其诊治过程中对感染和非感染病因的鉴别非常具有参考价值，经过多学科专家的反复讨论和临床思路的大胆转换，最终明确了诊断。因此，发热待查患者的病因鉴别诊断，是对一名感染科医生临床思路最好的训练和考验，这时候必须要从询问病史和体格检查等临床基本功开始，在病史和体征中寻找蛛丝马迹，然后再通过适当的辅助检查来帮助诊断，切忌做只会开检查单的机器，如果这样是很难提高自己的临床水平的。本书还收录了多例这类表现非常像感染性疾病而最终诊断为自身免疫性疾病、自身炎症性疾病的发热待查案例。

最后想要说的是，这是以我名字命名的这套系列的第12本了。正所谓"十年树木，百年树人"，要培养一名具有丰富经验的临床感染病专家，或许十年才刚起步。我很高兴地看到十多年来，伴随这套系列的出版，我们科室不少年轻医生获得成长、变得成熟。同时也在此感谢参与这些病例诊治的每一位兄弟科室的同仁和来自全国五湖四海的进修医生，他们给我们带来的经验和给予的指导，对于这些病例的诊治也起到了非常关键的作用。当然，本书可能会有一些欠缺、疏漏的地方，衷心希望各位读者批评指正。

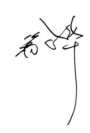

2023 年 10 月

目　录

1　与结肠肿瘤密切相关的牛链球菌感染性心内膜炎　　　　1

2　链球菌致中毒性休克综合征　　　　18

3　播散性结核感染经过抗结核治疗后,以肺部病灶持续增多长达4个月为表现的
　　"矛盾反应"　　　　27

4　病程长达3年的结核性肥厚性硬脑膜炎　　　　36

5　辅助生殖术后急性血行播散性结核合并脑积水　　　　42

6　Q热引起的不明原因发热伴腹泻　　　　48

7　脑外伤后中枢神经系统念珠菌病　　　　54

8　急性单核细胞白血病合并肝细胞癌治疗后慢性播散性念珠菌病　　　　63

9　非免疫缺陷成人中枢神经系统曲霉病　　　　73

10　经血清学诊断真菌性鼻-鼻窦炎感染引起的眶尖/海绵窦综合征　　　　78

11　AIDS伴播散性马尔尼菲篮状菌感染　　　　85

12　艾沙康唑治疗肾功能衰竭鼻窦曲霉病　　　　98

13　泊沙康唑单药成功治愈肺毛霉病　　　　104

14　新型冠状病毒感染后糖尿病酮症酸中毒患者继发曲霉和毛霉共感染　　　　110

15　成人新型冠状病毒感染后多系统炎症反应综合征　　　　128

16　新型冠状病毒感染后心力衰竭　　　　135

17　反复发作的疟疾,最终竟是混合感染　　　　141

18　以肝脏病灶为突出表现的灾难性抗心磷脂抗体综合征　　　　152

19　以感觉异常为主要表现,伴有低热的结节病:被忽视的发热待查病因之一　　　　164

20　病程中反复出现呼吸困难的GFAP脑炎　　　　171

21　反复发热伴四肢关节疼痛，诊断为慢性复发性多灶性骨髓炎　　177

22　慢性肉芽肿病背景下反复发生机会性感染　　184

23　幼年起反复感染的元凶——STAT3基因突变引起的高IgE综合征　　195

24　普通变异型免疫缺陷病合并支原体性脾脓肿　　203

25　全血细胞减少合并堪萨斯分枝杆菌感染，最终诊断为GATA2缺乏症　　209

26　肾移植术后心包积液，最终诊断为移植后淋巴组织增生性疾病　　215

27　青少年患者快速进展的淋巴结肿大伴发热，最终诊断为鼻咽癌　　220

28　以脑膜脑炎为表现的中枢神经系统黑色素瘤　　228

29　以乳酸酸中毒为突出表现的急进型淋巴瘤　　236

30　乙肝后肝硬化合并肝脓肿，最终诊断为淋巴瘤伴噬血细胞综合征　　243

31　"野蛮生长"的肝脏结节——以黄疸为表现的肝脏多发占位，最终诊断为肝脏血管肉瘤　　250

32　表现为肝功能异常的肝脏尤因肉瘤，最终肝移植治疗成功　　258

33　利福平治疗Crigler-Najjar综合征Ⅱ型　　264

34　脾肾静脉分流导致反复发作的肝性脑病　　270

35　胆汁淤积性肝病伴非肝硬化性门静脉高压，最终诊断为肝动脉门静脉瘘　　280

1

与结肠肿瘤密切相关的牛链球菌
感染性心内膜炎

题记

链球菌是引起成人菌血症和感染性心内膜炎（infective endocarditis, IE）的三大常见致病性革兰阳性球菌之一，其中牛链球菌/马链球菌复合群（*Streptococcus bovis/Streptococcus equinus* complex, SBSEC）虽然临床少见，但在IE中是仅次于草绿色链球菌的重要病原菌，并与结肠肿瘤关系密切；反之，因肠道肿瘤或炎症性肠病导致结肠黏膜损伤的患者，也具有发生牛链球菌所致IE的倾向。成人IE的管理措施包括及时诊断、抗菌治疗、手术治疗和高危患者IE预防等，其中SBSEC感染更具有一定特殊性，应当引起临床医生重视。目前国内外相关共识建议IE患者应接受感染科、心内科和心外科等专科医生的多学科治疗，以优化临床评估以及抗生素和外科治疗策略。本文介绍一例罕见但经典的牛链球菌IE病例，从SBSEC血流感染管理流程入手，强调及时诊断，顺藤摸瓜筛查出结肠肿瘤，并通过感染科、心内科、心外科、普外科等多学科团队的密切配合、接力诊治，屡屡攻坚克难，最终在有限的时间窗内成功解决了IE和结肠肿瘤两大治疗难题。

病史摘要

患者，男性，62岁。上海人，公务员，2021-08-18收入我院。

主诉

反复发热1个月余。

现病史

患者2021-06-25劳累后开始出现发热，体温高达39.9℃，伴畏寒、乏力、四肢酸痛，无寒战，无咳嗽、咳痰，无腹痛、腹泻，无胸闷、呼吸困难，无头痛、头晕，无皮疹，无关节疼痛等不适，发病后自行口服"头孢"类药物（具体不详），体温无明显下降。06-27患者至某区中心医院就诊，血常规：白细胞计数4.04×10^{12}/L（↓），血红蛋白121 g/L（↓），血小板95×10^9/L（↓）；

C反应蛋白22.24 mg/L（↑）；甲、乙流感病毒抗原阴性；肺部CT示两肺多发小结节影，附见肝硬化、脂肪肝、肝囊肿。外院考虑上呼吸道感染可能，予阿奇霉素口服抗感染、对乙酰氨基酚缓释片退热等对症处理，患者体温稳定4～5天后再次发热，体温高达39.0℃以上，发热以午后为主，伴咽痛、干咳，无明显畏寒、寒战等其他不适症状。07-20、07-29患者两次至外院复诊，复查血象与前相仿，血小板较前略恢复；C反应蛋白升至35.14 mg/L，降钙素原0.22 ng/mL（↑）；尿常规：尿糖（++），尿胆原（+++），尿潜血（+），红细胞6～8/HP，白细胞3～5/HP；肝功能轻度异常（谷丙转氨酶84 IU/L↑）。外院先后改予头孢曲松、头孢克肟、左氧氟沙星、头孢羟氨苄、头孢美唑等进行经验性抗感染治疗，但患者发热仍无好转。为求进一步明确发热病因，门诊拟"发热待查"收入我科住院治疗。

既往史及个人史

高血压病史20余年，血压最高达180/120 mmHg，服用厄贝沙坦1片/天，血压控制可。不明原因肝功能异常10余年，间断服用护肝药物（国外自购保健品）。追问病史，患者发病前3个月有拔牙史，拔牙后未口服抗生素治疗。

入院查体

神志清楚，发育正常，营养良好，对答清晰。皮肤、巩膜无黄染，左下睑结膜可见明显瘀点（图1-1A），右手中指指端出血点（图1-1B）。胸前区可见蜘蛛痣，双肺听诊无特殊，心脏各瓣膜听诊区暂未闻及明显杂音。腹平软，无压痛及反跳痛；肝肋下未及，浊音界正常；脾肋下2～3指，质软无触痛；肝肾区无叩痛；移动性浊音阴性。双下肢无水肿。神经系统查体未见异常。

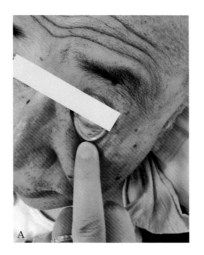 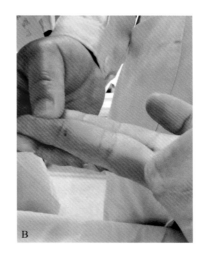

图1-1A　患者左下睑结膜瘀点。　　　　图1-1B　患者右手中指指端出血。

入院后实验室检查和辅助检查

• 血常规（2021-08-18）：白细胞计数4.42×10⁹/L，中性粒细胞百分比75.3%（↑），红细胞计数3.32×10¹²/L（↓），血红蛋白97 g/L（↓），血小板96×10⁹/L（↓），网织红细胞百分比

1.8%（↑）。

- 尿常规（2021-08-18）：潜血（+++），红细胞计数41.6/μL（↑），白细胞计数7.0/μL。
- 粪常规（2021-08-18）：隐血（+）。
- 肝功能（2021-08-18）：谷丙转氨酶44 U/L，谷草转氨酶43 U/L（↑），白蛋白36.0 g/L（↓），总胆红素11.1 μmol/L，肾功能、电解质、血脂、心肌酶谱、心肌标志物均未见明显异常。
- 凝血功能（2021-08-18）：D-二聚体1.42 μg/mL（↑），凝血酶原时间（PT）15.1秒（↑），国际标准化比值（INR）1.21（↑）。
- 炎症指标（2021-08-18）：红细胞沉降率（简称血沉）50 mm/h（↑），C反应蛋白15.9 mg/L（↑），铁蛋白346.7 μg/L，降钙素原0.14 ng/mL，CD64感染指数18.28（↑），白介素-2受体1 286.00 U/mL（↑）。
- 免疫指标（2021-08-18）：自身抗体ANA、ENA、ANCA、HLA-B27、自身免疫性肝抗体谱等均为阴性；免疫球蛋白：IgG4 2.861 g/L（↑），IgG 24.10 g/L（↑），总IgE 318.00 IU/mL（↑），补体C3 1.12 g/L，补体C4 0.13 g/L（↓）。
- 肿瘤标志物：CA 12-5 43.70 U/mL（↑），CA 19-9 65.15 U/mL（↑），CA 50 79.6 U/mL（↑）。
- 病原学筛查（2021-08-18）：乙肝、丙肝、EBV、CMV、T-SPOT.*TB*检测均为阴性。
- 常规经胸超声心动图（2021-08-19）：提示轻度主动脉瓣反流，二尖瓣前叶左心室面强回声光团，无明显活动度，考虑钙化结节可能性大，必要时经食管超声心动图检查；功能诊断：左心收缩功能正常，左心舒张功能正常。
- B超（2021-08-19）：肝硬化伴结节，肝多发囊肿，肝右叶混合性占位，囊肿伴感染？建议超声造影；脾肿大（184 mm×59 mm）；门静脉、脾静脉未见明显异常；右肾囊肿；胆、胰、左肾、膀胱未见明显异常；双输尿管未见扩张；双肾上腺区未见明显占位性病变；甲状腺两叶多发结节，TI-RADS 3类；甲状旁腺未见明显增生或占位性病变；双侧颈部、双侧锁骨上、双侧腋窝、双侧腹股沟未见明显肿大淋巴结及异常包块。
- 胸部CT平扫（2021-08-19）：右肺下叶、左肺上叶结节（最大者3.7 mm），右肺下叶纤维灶，两侧胸膜轻度增厚，结合临床随诊；主动脉钙化；附见脂肪肝，肝及右肾低密度灶。
- 肝脏增强MRI（2021-08-20）：肝硬化、脾大，脂肪肝，肝多发囊肿，肝右叶一枚复杂囊肿可能；胆囊结石；右肾囊肿灶，左肾下极T2低信号影，必要时肾脏增强检查。
- 头颅增强MRI（2021-08-21）：双侧额顶叶、侧脑室旁多发缺血灶；轻度脑萎缩；结合临床随诊。

入院后诊疗经过

患者为中老年男性，亚急性病程（1个月余），入院时仍有体温＞39℃的高热伴畏寒，精神可，神志清，因查体发现左下睑结膜明显瘀点，右手中指指端出血点，结合既往肝硬化基础及发病前牙科操作史，故考虑血流感染可能大，感染性心内膜炎不除外，入院当日立即予积极完善双侧4瓶血培养（需氧+厌氧）后，暂予青霉素G 480万 U ivgtt q6h联合左氧氟沙星0.5 g ivgtt qd经验性抗感染治疗。次日血培养回报革兰阳性球菌链状排列，故明确诊断革兰阳性球菌血流感染，链球菌可能大。因患者还存在轻度贫血、血小板减少，伴镜下血尿及粪隐血（+），炎症指标稍高，虽第一次常规经胸心超检查暂未见明显瓣膜赘生物形成，临床仍考虑感染性心内膜炎可能性较大，继续予积极复查血培养，并进一步评估血流感染迁徙病灶及 IE 外周栓塞事件。入院第 3 天患者所有 4 瓶血培养结果均鉴定为解没食子酸链球菌解没食子酸亚种（*Streptococcus gallolyticus*），该菌菌落形态、镜下革兰染色涂片及药敏结果见图 1-2A ～ C。

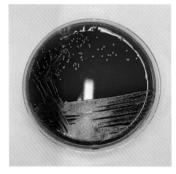 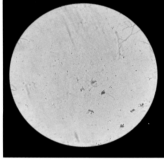

	解没食子酸链球菌解没食子酸亚种				
抗生素	英文缩写	药敏结果	Mic	Rad	状态
1 万古霉素	VA	敏感	<=0.5		S
2 利奈唑胺	LZD	敏感	<=1		S
3 红霉素	3	敏感	0.13		S
4 克林霉素	CC	敏感	0.06		S
5 氯霉素	C	敏感	<=2		S
6 头孢吡肟	FEP	敏感	<=0.5		S
7 左氧氟沙星	LVX	敏感	1		S
8 头孢噻肟	CTX	敏感	<=0.5		S
9 美罗培南	MEM	敏感	<=0.06		S
10 青霉素	P	中介	0.13		I
11 四环素	TE	敏感	2		S

注：MIC，最低抑菌浓度。

图 1-2A 解没食子酸链球菌菌落形态（血琼脂平板，菌落较小不溶血）。 图 1-2B 解没食子酸链球菌镜下革兰染色涂片形态（革兰阳性球菌成链状排列）。 图 1-2C 解没食子酸链球菌解没食子酸亚种药敏结果（青霉素中介，MIC：0.13）。

根据上述血培养药敏结果，调整抗生素方案为青霉素 G 640 万 U ivgtt q8h 联合头孢曲松 2.0 g ivgtt qd 抗感染治疗，同时予以护肝、补钾、营养支持等对症治疗，入院第 3 天起患者体温降至正常，入院第 5 天查体示左下睑结膜瘀点完全消失。患者住院期间多次查粪隐血（+），入院筛查肿瘤标志物多项（CA 12-5、CA 19-9、CA 50）升高，结合文献报道及 Up To Date 临床顾问诊疗指南，我们发现解没食子酸链球菌解没食子酸亚种这一极其特殊的牛链球菌亚种（既往称为 D 组链球菌），与结肠肿瘤及其他胃肠道病变之间具有很强的流行病学独立相关性。追问患者，诉既往曾有大便变细及排便习惯改变，右下腹有轻度压痛等表现，故入院第 6 天（2021-08-23）进一步安排全身 PET-CT 检查明确是否有肿瘤疾病背景（图 1-3），结果提示：① 乙状结肠局灶性 FDG 代谢异常增高，SUV 最大值为 12.4，延迟显像肠道蠕动，SUV 最大值为 49.1，结合病史，考虑肿瘤性病变不能除外，建议肠镜病理学证实；肝硬化、肝右叶稍低密度影，未见 FDG 代谢增高，考虑良性病变可能性大，建议结合增强 MRI 随诊；② 脾脏增大伴 FDG 代谢弥漫性增高，考虑脾亢可能大，建议结合临床；③ 右上肺良性微小结节，双侧胸膜轻度增厚；④ 胃炎，肝脏多发囊肿，胆囊结石，双肾囊肿，左肾结石；⑤ 前列腺钙化伴炎症可能，建议结合血清前列腺特异抗原（PSA）、游离 PSA 随诊；⑥ 痔疮；⑦ 椎体退行性变。4 天后（2021-08-27）患者在全麻下行无痛胃肠镜检查（图 1-4），术中见：① 胃窦炎（糜烂型，轻度），食管静脉曲张（轻度）；② 降结肠息肉（治疗后），乙状结肠息肉样隆起（癌变？）（距肛门 20 cm 可见一枚息肉样隆起，大小约 4 cm，亚蒂，表面污秽，呈结节样改变，部分区域可见溃疡型改变）。乙状结肠新生物予以活检，术后给予止血、谷氨酰胺营养肠道、补液支持等治疗，并加用甲硝唑0.5 g ivgtt q12h抗厌氧菌以预防肠镜活检后肠道来源继发性血流感染。术后肠镜病理结果回报：(降结肠)管状腺瘤，上皮内肿瘤低级别；(乙状结肠)上皮内肿瘤高级别。肠镜活检组织送检病原学宏基因组学二代测序(mNGS)检测到解没食子酸链球菌1条序列，故考虑肝硬化基础上肠道来源链球菌血流感染。至此，患者解没食子酸链球菌解没食子酸亚种血流感染及结肠肿瘤诊断明确，考虑肿瘤性疾病需及时处理，请普外科会诊，建议继续积极控制感染及维护肝功能，必要时再次评估心脏瓣膜情况，可择期手术切除乙状结肠病变。

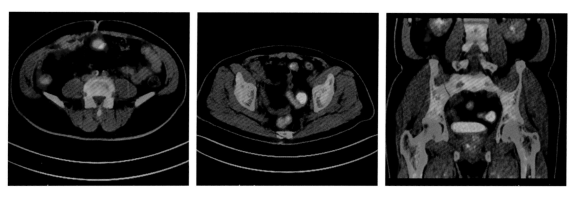

图1-3 患者全身PET-CT检查图像可见乙状结肠局灶性FDG代谢异常增高，SUV最大值为12.4，延迟显像肠道蠕动，SUV最大值为49.1，肿瘤性病变不能除外。

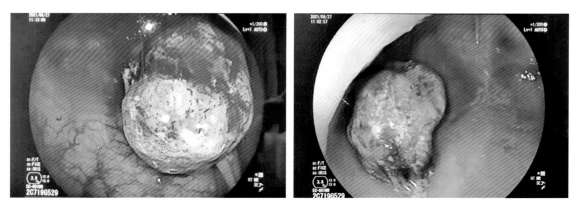

图1-4 患者肠镜检查图像。乙状结肠距肛门20 cm可见一枚息肉样隆起，大小约4 cm，亚蒂，表面污秽，呈结节样改变，部分区域可见溃疡型改变，考虑癌变可能。肠镜病理证实该乙状结肠病灶为上皮内肿瘤高级别。

患者08-31起体温再次出现波动，最高体温较前稍升高，至37.7℃，偶有心前区针刺感，伴轻度胸闷，活动后无气促，查体可闻及主动脉瓣听诊区出现新发心脏杂音。考虑积极抗感染治疗后体温控制不佳，需警惕感染性心内膜炎进展，故09-02及时安排复查经食管超声心动图(图1-5)，结果提示：可见主动脉瓣左冠瓣脱垂，中度主动脉瓣反流，右冠瓣及左冠瓣上赘生物形成(主动脉瓣瓣叶疏松，右冠瓣缘可见团块状回声飘动，大小约8 mm×5 mm；左冠瓣瓣缘增厚，可见细小米粒状回声)，右冠瓣为显著；二尖瓣前后叶脱垂，轻度二尖瓣反流。至此，患者明确诊断感染性心内膜炎、主动脉瓣赘生物形成。评估患者IE病情较前明显进展，主动脉瓣破坏严重，赘生物易掉落形成外周栓塞，嘱患者绝对卧床休息，保持大便通畅，预防发生恶性栓塞事件。同时，当日晚积极联系外院心血管外科专家会诊，考虑患者血流感染、IE诊断明确，经有效抗感染治疗自08-30后多次复查血培养均阴性，但心脏瓣膜破坏进展极快，且主动脉瓣多发赘生物较大而疏松，极易脱落导致脑卒中等恶性栓塞事件，积极抗感染治疗后体温仍控制欠佳，建议尽快行心脏瓣膜置换术，术后继续抗感染治疗。根据IE诊疗指南，09-02起调整抗生素方案为青霉素G 640万U ivgtt q8h联合头孢曲松2.0 g ivgtt qd，加用庆大霉素8万U q12h抗感染治疗。

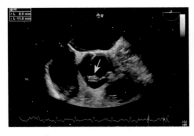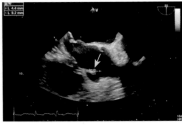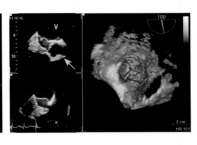

图1-5 患者经食管心超各切面图像可见主动脉瓣右冠瓣及左冠瓣上赘生物形成，右冠瓣为显著（主动脉瓣瓣叶疏松，右冠瓣缘可见团块状回声飘动，大小约8 mm×5 mm，左冠瓣瓣缘增厚，可见细小米粒状回声）。

与患者家属充分沟通病情及下一步诊疗方案，患者于2021-09-04转至外院心血管外科，09-06术前送血mNGS检查，提示解没食子酸链球菌（序列数3）。完成术前评估和准备后于09-07在全麻下行胸腔镜辅助下主动脉瓣置换术，植入生物瓣1枚，术中切除主动脉瓣赘生物（图1-6），送检病原学mNGS示：解没食子酸链球菌（序列数251877）解没食子酸亚种（序列数68059）。术后继续予上述方案联合抗感染治疗及扩张冠状动脉、利尿、华法林抗凝等IE换瓣术后常规治疗，病情好转后于10-11出院。

出院后患者仍感乏力，稍活动后自觉胸闷，无发热，遂于10-14再次收住我科评估病情及

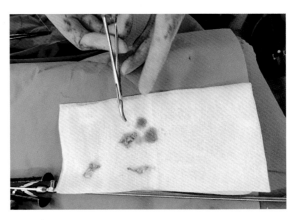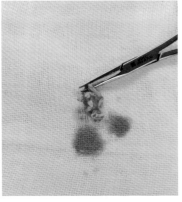

图1-6 患者行胸腔镜下主动脉瓣置换术，术中切除已被破坏的主动脉瓣，可见瓣膜上附着多发团块状赘生物。

巩固抗感染治疗,复查肾功能提示肌酐 164 μmol/L(↑)。考虑庆大霉素药物不良反应相关,故予停用庆大霉素,积极加强保肝护肾治疗,复查血培养后继续给予青霉素 G 480 万 U ivgtt q8h 联合头孢曲松 2 g ivgtt qd 抗感染治疗。患者体温持续正常,10-14 复查血培养,结果各有 1 瓶分别回报粪肠球菌 D 群(药敏结果:青霉素 G 敏感,氨苄西林敏感,高浓度庆大霉素筛选敏感,左氧氟沙星敏感,红霉素敏感,利奈唑胺敏感,达托霉素中介,替考拉宁敏感,万古霉素敏感,替加环素敏感)和迪氏副拟杆菌(厌氧菌,无常规药敏)。因患者有肝硬化失代偿基础,合并乙状结肠肿瘤(肠镜示表面污秽,部分区域可见溃疡型改变),故考虑肠道来源细菌导致继发性菌血症可能大。根据上述药敏结果,10-22 调整为左氧氟沙星 0.5 g ivgtt qd+ 美罗培南 1.0 g ivgtt q12h+ 甲硝唑 0.5 g ivgtt q12h 联合抗感染治疗,此后复查多套血培养结果均阴性。复查经胸心超:主动脉瓣置换术后,人工生物主动脉瓣未见明显异常;功能诊断:左心收缩功能正常,左心舒张功能欠佳。复查心肌酶谱及心肌标志物均正常,INR 达标,密切随访肾功能,肌酐逐渐恢复正常。请心血管外科手术专家评估患者病情后,考虑目前心功能情况可以耐受全麻下乙状结肠肿瘤切除术,请我院普外科、消化科、麻醉科多学科团队联合会诊后,考虑患者 IE 换瓣术后目前病情稳定,感染控制理想,病情符合限期手术指征,无明显手术禁忌证,遂于 2021-10-31 转入普外科,积极完善相关术前检查与准备,并逐步调整抗凝方案(停用华法林,改为低分子肝素皮下注射,术前 12 h 停用)。排除禁忌证后 11-02 于全麻下行"乙状结肠癌根治术"。术中探查腹腔:无腹水,肝脏、大网膜、盆腔未见明显转移灶,乙状结肠系膜根部未见明显肿大淋巴结。扪及肿瘤位于腹膜返折上约 10 ～ 12 cm,肿瘤肠腔内生长,大小约 1.5 cm × 1 cm × 1 cm,未侵犯浆膜。决定行乙状结肠癌根治术,术顺,术中无并发症。术后外科病理:(乙状结肠)上皮内肿瘤高级别,部分区癌变,侵犯黏膜下层,周围见绒毛状管状腺瘤 1 枚,两端切缘未见癌累及,周围淋巴结 4 枚未见癌转移(0/4)。1 号:CK(+),Ki67(70%+),SY(－),CD56(－),P53(+++),Vim(－),LCA(－),Villin(+)9、10 号:CK(－),CK(－)。术后患者一般情况可,引流液少,伤口无明显渗出,逐步排气排便,渐恢复流质及半流质饮食,继续予亚胺培南/西司他丁 1 瓶 ivgtt q12h 抗感染治疗,患者无发热腹痛等特殊不适。术后第 6 天患者仍有少许陈旧性暗红色血便,伴少许咳嗽、咳痰,体温尚可,复查胸部 CT 提示两下肺少量积液及坠积性肺炎,给予氨溴索化痰处理,鼓励翻身拍背及下床活动。监测患者体温持续正常,无畏寒、发热,无明显咳嗽、咳痰,复查血常规:白细胞计数 2.79 × 10⁹/L(↓),成熟中性粒细胞百分比 67.4%,红细胞计数 3.46 × 10¹²/L(↓),血红蛋白 106 g/L(↓),血小板计数 96 × 10⁹/L(↓)。降钙素原 0.12 ng/mL。血沉 52 mm/h(↑)。血清淀粉样蛋白 A 13.21 mg/L(↑)。C 反应蛋白 7.29 mg/L。凝血功能:凝血酶原时间 14.4 秒,D-二聚体 2.36 mg/L(↑),国际标准化比值 1.14。粪常规+隐血(+++)。肝肾功能均正常。根据术前病原学结果,治疗上停用亚胺培南/西司他丁,改予头孢曲松 2.0 g qd+ 甲硝唑 0.5 g q12h+ 左氧氟沙星 0.5 g ivgtt qd 维持抗感染治疗,并辅以氨溴索化痰、低分子肝素逐步桥接华法林 2.5 mg(1 片)qd 恢复抗凝、厄贝沙坦降血压、呋塞米及螺内酯利尿等对症治疗。根据密切监测的 INR 结果调整华法林剂量。11-10 复查术后经胸心超与前相仿,复查血培养仍持续阴性,多次复查粪便隐血已转阴。患者乙状结肠肿瘤根治术后恢复情况理想，体温正常，复查血常规、肝肾功能、炎症指标均未见明显异常，腹部手术切口愈合良好，评估病情稳定，最终于11-19正式出院，嘱院外继续口服头孢克洛缓释片0.375 g bid联合左氧氟沙星片0.5 g qd抗感染，辅以华法林钠口服抗凝、呋塞米联合螺内酯利尿、厄贝沙坦控制血压等对症治疗，建议每周密切监测INR、粪常规+隐血，根据结果调整华法林剂量。定期复查血常规、肝肾功能、血沉、C反应蛋白、降钙素原、血培养、心脏超声等指标，根据复查情况逐步减量并停用抗生素。考虑患者肝硬化原因不明，建议待病情稳定并可停用抗凝药物后，择期行B超引导下肝组织活检病理检查以明确肝硬化病因。

临床关键问题及处理

关键问题1　血培养结果提示为解没食子酸链球菌解没食子酸亚种时，应如何进行正确的临床评估？

SBSEC致病菌亚种临床少见，多通过血液、体液或者组织培养鉴定等才会被发现。该患者亚急性病程、临床表现和典型体征都较为符合血流感染特征，入院后在开始经验性抗生素治疗之前立即完善血培养检查，很快报阳并明确鉴定病原学结果。经查阅相关文献，我们发现这一名称特殊的链球菌亚种正是属于SBSEC中的生物Ⅰ型。此类致病菌导致的血流感染有以下与众不同之处：① 与慢性肝病尤其是肝硬化密切相关；② 血流感染引发IE比例非常高；③ 与结肠肿瘤之间有很强的流行病学独立相关性。该患者既往史提示有不明原因肝硬化基础，因此，一旦病原学明确为SBSEC生物Ⅰ型菌血症，患者除了需要接受常规实验室检查（生化检测、肾功能检测、血常规等），还要进行全面的肝脏功能检查，并仔细筛查评估有无IE和结肠肿瘤，同时密切监测血培养情况，具体应抓紧完成以下四方面诊断学评估。

（1）评估IE：SBSEC菌血症患者一般需接受超声心动图检查，可以先进行经胸超声心动图检查（transthoracic echocardiogram, TTE）。若患者在抗菌治疗后血培养很快转阴，并且没有IE的特征性表现、显著瓣膜反流、主动脉狭窄、人工瓣膜或其他心内装置等情况，进行TTE检查足以诊断。但如有以下情况时需及时安排经食管超声心动图（transesophageal echocardiography, TEE）检查：① 如果TTE结果阴性或技术受限难以检出病变，但临床上仍高度怀疑IE（适当抗菌治疗后仍有持续性菌血症和/或符合多项心内膜炎的次要标准）；② TTE结果阳性，并认为可能存在心脏内并发症，如瓣周脓肿（危险因素包括心电图上显示新发传导延迟、主动脉瓣心内膜炎以及适当抗菌治疗后仍有菌血症或发热）或显著的瓣膜反流（帮助确定是否需要手术治疗）。本例患者正是在第一次TTE结果阴性，临床高度怀疑IE，且有效抗菌治疗后再次发热的情况下，两周后及时复查TEE，方才明确诊断主动脉瓣心内膜炎。仅14天时间患者正常左心自体瓣膜即被明显侵袭破坏，并形成了较大的多发赘生物，足见解没食子酸链球菌解没食子酸亚种对心脏瓣膜的侵袭性。

（2）评估IE的并发症：评估血流感染迁徙病灶及IE外周栓塞事件，应根据病史和体格检查发现来决定采取何种影像学检查评估IE的并发症。例如，超声心动图适用于筛查有无心脏并发症如瓣膜关闭不全、心力衰竭；腹部CT增强适用于有局部疼痛、腹膜炎体征或者持续发热和/或白细胞增多的患者，用以筛查有无脓毒性栓子导致的肾脏、脾脏及其他器官梗死；头颅增强MR适用于筛查有无神经系统并发症如栓塞性脑卒中、脑内出血、脑脓肿；眼底检查适用于筛查有无眼底Roth斑等。

（3）评估肠道肿瘤：成人SBSEC菌血症患者一般应接受结肠镜检查，以评估结肠肿瘤或其他结直肠病变。结肠镜检查对本例患者所患的SBSEC生物Ⅰ型（解没食子酸链球菌解没食子酸亚种）或没有确定SBSEC亚种的菌血症患者最为重要。若结果阴性，应在4～6个月后再次复查。另外，全身PET-CT检查既有助于系统评估肿瘤病情，也可用于筛查血流感染和IE的转移性感染灶。

（4）评估基础肝脏疾病：SBSEC菌血症患者应完善全面的肝脏相关检查，例如病毒性肝炎血清标志物、自身免疫性肝病相关抗体、遗传代谢性肝病基因筛查及肝组织活检病理检查等。肝功能检查结果异常、有自发性腹膜炎和/或体格检查发现肝硬化相关体征的患者应接受腹部超声或肝脏增强MR等检查。

对有瓣膜手术指征的IE患者，术前评估除超声心动图外，还应包括临床指导下的影像学检查（如神经影像学检查以评估神经系统并发症、腹部增强CT或全身PET-CT以寻找其他感染部位等），以便评估可能对结局产生不良影响的IE并发症或其他合并症，以及根据具体情况评估手术风险。

关键问题2　SBSEC所致心内膜炎应如何制订合理且有效的抗感染方案？

制订抗生素治疗策略的首要步骤是准确的微生物学诊断。一般来说，SBSEC的不同种和亚种之间都具有相似的抗菌药物敏感谱，它们通常对青霉素类、头孢曲松、碳青霉烯类、万古霉素、达托霉素和利奈唑胺均敏感。对SBSEC没有可靠作用的抗菌药物包括氟喹诺酮类、复方磺胺甲噁唑、四环素类、大环内酯类和克林霉素。对于症状和体征强烈提示IE的急症患者，可能需要经验性治疗，但启动经验性抗感染治疗前应在不同静脉穿刺部位至少取2套（最好是3套）血培养标本（采样最好间隔30～60分钟）。

针对不同类型的SBSEC感染，推荐抗感染方案如下。

（1）SBSEC菌血症：推荐使用头孢曲松（2 g ivgtt qd）或青霉素（每天1 200万～2 400万U ivgtt q4h），对β-内酰胺类药物过敏的患者也可选择万古霉素，后续治疗根据具体药敏试验结果进行调整。

进行血培养监测以明确菌血症的清除情况。若适当抗生素治疗后仍持续存在菌血症，应进一步检查寻找持续性感染的来源（如心脏、血管内、装置相关或脓肿）。

无其他临床表现的情况下，菌血症的治疗疗程为2周。菌血症清除并且全身性感染征象消失后，可以采用口服抗生素方案（如阿莫西林500 mg tid或缓释制剂875 mg bid）继续完成整个疗程。对β-内酰胺类药物过敏的患者可以选择头孢氨苄（500 mg qid）或克林霉素（300～450 mg tid）口服。对于有SBSEC心内膜炎或其他SBSEC感染表现的患者，治疗疗程取决于基础感染情况。

（2）SBSEC心内膜炎：抗生素疗程应从血培养转为阴性的第1天开始计算。根据对青霉素的药物敏感性结果，推荐不同SBSEC分离株的抗生素方案如下。

1）青霉素敏感菌株：对青霉素高度敏感的链球菌[美国心脏病学会（AHA）定义为青霉素最低抑菌浓度（MIC）≤0.12 μg/mL]导致的自体瓣膜心内膜炎（native valve endocarditis, NVE）患者，推荐使用水剂结晶青霉素G（1 200万～1 800万 U/d，连用至少4周）或头孢曲松（2 g/d，连用至少4周）。如果先前无肾脏疾病且无感染并发症，并尽可能通过实验室检查确认排除庆大霉素高度耐药，治疗立即显效的患者可联用庆大霉素（一天3 mg/kg qd，或等分为bid或tid给药）将疗程缩短为2周，因为体内外研究和临床病例研究均显示β-内酰胺类联合氨基糖苷类治疗具有协同杀菌作用。有条件时应对住院患者进行庆大霉素TDM监测，调整给药方案以达到峰值血药浓度3～4 μg/mL。选择以上方案时，必须在长疗程相关风险与庆大霉素相关肾毒性之间权衡利弊。可用头孢曲松治疗青霉素过敏患者，β-内酰胺类药物引起速发型超敏反应的患者可用万古霉素治疗，疗程至少4周。一般情况下青霉素优于万古霉素，因此，建议优选青霉素脱敏，而非万古霉素治疗。对于人工瓣膜心内膜炎（prosthetic valve endocarditis, PVE）患者，抗生素选择同上，但疗程需延长到至少6周（联合庆大霉素治疗仍为2周）。

2）青霉素相对耐药菌株：对青霉素相对耐药的链球菌（AHA定义为0.12 μg/mL < MIC < 0.5 μg/mL）导致的NVE患者，推荐用水剂青霉素G（2 400万 U/d，连续给予，或等分为4～6次给予）共治疗至少4周，头2周联用庆大霉素。如果分离株对头孢曲松敏感，替代方案为头孢曲松单药治疗持续至少4周。β-内酰胺类药物引起速发型超敏反应的患者可用万古霉素单药治疗，疗程至少4周。亦建议优选青霉素脱敏，而非万古霉素治疗。对于PVE患者，抗生素选择同上，但疗程需延长到至少6周（联合庆大霉素治疗仍为2周）；如果存在氨基糖苷类药物的相对禁忌证（如肾功能不全），或菌株对庆大霉素耐药，可单用β-内酰胺类抗生素；替代方案为万古霉素单药治疗至少6周。

3）青霉素完全耐药菌株：对青霉素完全耐药的链球菌（AHA定义为MIC ≥ 0.5 μg/mL）导致的NVE患者，推荐使用与治疗肠球菌性心内膜炎相同的方案，如青霉素G（1 800万～3 000万 U/d, ivgtt）联合庆大霉素（一天3 mg/kg, ivgtt）治疗至少4～6周。对青霉素过敏者改予万古霉素（一天30 mg/kg）治疗至少4～6周，但不能用氨苄西林联合头孢曲松治疗青霉素耐药链球菌所致IE，因为关于此方案的临床经验不足。对于头孢曲松敏感的分离株，替代方案为头孢曲松治疗至少4周，并在头2周联用庆大霉素。对于PVE患者，治疗方案为β-内酰胺类抗生素（如青霉素、氨苄西林或头孢曲松）联合庆大霉素治疗至少6周；若患者不耐受青霉素且不能使用头孢曲松或庆大霉素，可予万古霉素单药治疗至少6周；避免同时联用庆大霉素与万古霉素两种肾毒性药物。

本例患者血培养解没食子酸链球菌解没食子酸亚种分离株药敏结果显示对青霉素的MIC为0.13 μg/mL，属于青霉素相对耐药菌株，因此最终调整抗生素方案为青霉素G 640万 U ivgtt q8h联合头孢曲松2.0 g ivgtt qd，加用庆大霉素8万 U q12h抗感染治疗，同时密切监测肾功能与血培养，肌酐上升时果断停用庆大霉素。针对IE的静脉抗感染治疗疗程 > 6周，其中联用庆大霉素疗程＞4周，监测血培养持续阴性；后续改予口服二代头孢类抗生素序贯治疗，血流感染未再复发。

关键问题3　SBSEC所致左心自体瓣膜心内膜炎应如何把握合适的手术时机？

所有IE患者一经诊断都需要及时请心外科会诊，因为这些患者可能随时出现手术指征，或临床病情迅速进展恶化。明确有无早期手术干预指征是管理IE患者并降低病死率的关键。有手术治疗指征的IE患者应由多学科心脏瓣膜团队（包括感染科、心内科和心外科专家，根据具体情况可能还需要神经内科、神经外科、放射科和其他专科医生参与）进行个体化利弊分析，确定是否、何时以及应采用何种手术来改善结局。

IE患者是否需要早期手术干预取决于多种临床和预后因素。广义的早期IE手术指完整的抗生素疗程完成前进行的瓣膜手术。虽然欧美不同相关指南对早期手术时机的定义略有差异（欧洲心脏病学会指南定义为24小时内手术、几天内手术或抗生素治疗1～2周后限期手术；而美国心脏病学会指南定义为在初次住院期间和完成整个抗生素疗程之前接受手术），但根据美国和欧洲心脏病学会以及美国胸科协会相关指南，左心自体瓣膜IE患者的早期瓣膜手术指征如下：① 存在IE相关瓣膜功能不全（通常为主动脉瓣或二尖瓣关闭不全）导致心衰症状或体征（一旦出现心衰的症状和体征就应立即手术，不要等到发生血流动力学不稳定）；② 存在瓣周感染扩散且伴发瓣环或主动脉脓肿、破坏性穿透病变（如瘘管、间隔缺损、瓣叶穿孔）、主动脉窦动脉瘤和/或心脏传导阻滞；③ 存在难治性病原体感染：包括真菌（如念珠菌、曲霉）和多重耐药细菌（如耐碳青霉烯类铜绿假单胞菌和耐万古霉素肠球菌）；金黄色葡萄球菌IE不是尽早手术的绝对指征，尤其是甲氧西林敏感的金黄色葡萄球菌（MSSA），而是应评估有无其他尽早手术的指征；④ 存在持续性感染：表现为开始适当抗生素治疗后持续菌血症或持续发热＞7天，排除其他部位感染和发热原因；⑤ 存在＞10 mm的大赘生物：抗生素治疗第1周内进行早期瓣膜手术干预或可降低大赘生物导致的高栓塞风险，但此时的手术指征尚存在争议，相关指南的推荐也有所不同。临床发现大赘生物的患者，建议根据多项因素来评估早期手术与保守治疗的利弊，包括赘生物的直径、体积和移动度及抗生素治疗后的赘生物大小变化、病原体种类、既往体循环栓塞史、短期内进行瓣膜手术的必要性（如重度瓣膜功能不全）、患者年龄和期望寿命（影响人工瓣选择和人工瓣置换术后的远期风险）等。赘生物＞10 mm但没有心力衰竭或不受控制的感染等其他指征时，现有数据尚未确定早期手术治疗可改善结局。

对于有上述早期瓣膜手术指征的患者，手术时机的确定需要权衡手术指征的紧迫性与手术危险因素或禁忌证，而不论术前抗生素治疗的时间长短。对于大多数复杂性IE病例，原则上有明确手术指征时延迟干预无益。特别需要争分夺秒、尽快紧急手术的情况是重度瓣膜关闭不全导致的心衰，尤其是内科治疗无效的急性重度主动脉瓣关闭不全。这些患者临床恶化可能非常迅速，而手术时间窗可能非常短暂，必须尽早请外科会诊。如果无法避免延迟手术，则至少应转至ICU暂时用内科治疗稳定患者，此时主动脉内球囊反搏无效并且可能有害。

原则上手术治疗不应延迟进行，例如无症状微栓塞、短暂性脑缺血发作、脑脓肿或无出血转化和无严重神经功能损害/意识水平下降的缺血性脑卒中等情况均无需延迟瓣膜手术，但存在严重脑血管并发症（如出血性脑卒中或大面积缺血性脑卒中伴昏迷）的患者或其他医疗原因引起高手术风险或远期预后差的患者例外。中枢神经系统发生栓塞事件而无出血和严重神经功能损害的患者，接受心脏手术的风险尚可接受，但对于发生颅内出血、缺血性脑卒中或脑脓肿伴有重度神经功能损伤或意识水平下降或昏迷、破裂感染性动脉瘤的患者，建议推迟心脏瓣膜手术至少4周为宜。

制订术后抗生素疗程：① 若初始血培养阳性并切除受感染瓣膜，计算时应将血培养转阴的第1天或手术当天（手术取样培养为阳性）计为抗生素治疗的第1天（以较晚的时间为准），建议进行完整的术后抗生素疗程，并应至少持续至术后2周（即使已超出原定疗程）；② 如初始血培养阳性而手术取样培养阴性，将血培养转阴的第1天计为抗生素治疗的第1天，计算疗程时应将术前血培养阴性的所有天数都包括在内；③ 尚不确定术前血培养和手术取样培养均阴性时的最佳抗生素疗程，目前倾向于继续完成原计划的疗程并至少完成14天的抗生素治疗（从使用抗生素的第1天开始计算）。

本例患者入院时具有较为典型的IE病史、高危因素和体征，加之很快报阳的血培养结果，临床一直高度怀疑NVE，但因初始TTE检查结果阴性，且抗生素治疗后体温平稳，暂未考虑外科手术干预。两周后复查TEE，我们惊讶地发现患者的主动脉瓣早已被破坏得千疮百孔，虽然尚未发生重度瓣膜关闭不全导致的心衰或感染瓣周扩散等复杂性感染情况，但主动脉瓣多发赘生物较大而疏松，移动度大，且致病菌为毒力极强的SBSEC生物Ⅰ型（是总栓塞事件的独立预测因素），评估患者即使开始适当抗生素治疗后发生恶性栓塞事件风险也极高；加之积极抗感染治疗仍有发热，存在持续性感染表现，故立即联系心外科专家评估，患者是否符合早期瓣膜手术指征。患者心功能尚可，无严重的神经系统并发症，虽有肝硬化但肝功能Child-Pugh分级评估为A级，经过全面谨慎的术前评估考虑可耐受手术风险，故最终选择通过微创切口在胸腔镜辅助下切除已被破坏的主动脉瓣和赘生物，并植入生物瓣。

关键问题4　SBSEC所致心内膜炎合并结肠肿瘤时，应如何衔接安排肠道肿瘤的限期根治手术？

患者因IE病情进展不得不选择早期瓣膜手术干预，但根据解没食子酸链球菌解没食子酸亚种筛查明确的结肠肿瘤是另一把悬在医生和患者头上的达摩克利斯之剑。心脏瓣膜术后恢复期，尚存在长期抗凝、心功能受损等诸多增加外科手术风险的现实问题；另一方面，患者有肝硬化，肠镜检查发现结肠肿物表面污秽且部分区域可见溃疡型改变，心脏瓣膜术后1个月复查血培养，再次发现有粪肠球菌D群和迪氏副拟杆菌等肠道细菌导致的继发性菌血症。无论是从结肠癌限期根治需求，还是预防换瓣术后继发血流感染导致PVE的角度，此时尽快切除患者乙状结肠病灶已成为感染科医生、心外科医生、普外科医生心照不宣的共同追求目标。

在IE的全程管理策略中，特别强调多学科团队合作在IE治疗中的重要性。IE患者应接受包括感染科、心内科、心外科专科、神经内科、神经外科、放射科、麻醉科、普外科和临床微生物等在内的多学科综合治疗，以优化每一步的临床评估以及适当的抗生素治疗和及时的外科手术干预,最终降低IE的病死率。就本例患者而言,为顺利达成尽快安全切除患者结肠肿瘤的目标,多学科专家团队经过多次反复沟通和精诚高效合作,稳扎稳打做好每一步术前准备工作:① 感染科专家通过调整抗生素治疗方案清除换瓣术后肠道来源的继发菌血症,保护肾功能恢复正常肌酐水平;② 心内科专家通过复查术后TTE、心电图及心肌标志物评估心功能,并逐步调整抗凝方案(停用华法林,改为低分子肝素皮下注射,术前12小时停用);③ 心外科手术专家详细评估患者病情和术后检查结果后,考虑目前心功能情况可耐受全麻下乙状结肠肿瘤切除术;④ 普外科、消化科、麻醉科多学科团队联合会诊后,考虑患者IE换瓣术后病情稳定,感染控制理想,病情符合限期手术指征,无明显手术禁忌,但应避免选择对心肺功能和血流动力学影响较大的常规腹腔镜术式(需行气腹),且为进一步缩短术中时间,术前请消化科内镜下染色标记结肠病灶。经过全面细致的术前准备,最终患者在心脏换瓣术后不到两个月时顺利完成了"乙状结肠癌根治术",术后继续通过多学科团队的综合管理,适时调整抗感染方案,低分子肝素逐步桥接华法林抗凝,于腹腔手术后2周即顺利恢复出院,并完成了IE抗生素治疗的全疗程,随访未再复发。

背景知识介绍

　　牛链球菌/马链球菌复合群(SBSEC,又称D组牛链球菌)主要包括3个亚种、2种不同表型。① 生物 Ⅰ 型:解没食子酸链球菌(*Streptococcus gallolyticus*)解没食子酸亚种(*gallolyticus*),占比约50%;② 生物 Ⅱ 型:婴儿链球菌(*Streptococcus infantarius*)大肠亚种(*coli*)和解没食子酸链球菌(*Streptococcus gallolyticus*)巴氏亚种(*pasteurianus*),分别占比29%和21%。SBSEC是成人菌血症和感染性心内膜炎(IE)的重要致病性革兰阳性球菌。此外,SBSEC感染与结肠肿瘤以及其他胃肠道病变之间也有很强的关联性。SBSEC血流感染还与慢性肝病基础尤其是肝硬化相关。

　　(一)SBSEC微生物学与耐药性

　　微生物学鉴定方面,SBSEC的特征是成对或者链状的过氧化氢酶阴性、革兰阳性球菌,通常表达Lancefield D组抗原。这类细菌采用血琼脂培养的菌落一般较小,不溶血。大多数SBSEC能在40%的胆汁培养基上生长,并能水解七叶亭苷;吡咯烷酮芳胺酶阴性,不能水解精氨酸,一般无法在6.5%的盐肉汤中生长(可与肠球菌区别)。目前大多数临床微生物学实验室可使用MALDI-TOF MS(基质辅助激光解吸电离飞行时间质谱)等自动化检测设备或其他生化及分子学检测方法来区分SBSEC与草绿色链球菌或肠球菌,并能确定SBSEC所属种或亚种。

　　关于抗生素耐药性,2019年的一篇综述纳入了自2000年以来所有报道SBSEC临床分离株耐药率的文献,结果发现SBSEC耐药率较高的抗生素是四环素、红霉素和克林霉素(四环素为36%～77%,红霉素为9%～78%,克林霉素为11%～62%)。大多数分离株都对青霉素敏感,没有发现对头孢曲松、糖肽类、达托霉素或利奈唑胺耐药的菌株。

（二）SBSEC 流行病学与致病机制

（1）血流感染与 IE：在住院患者中，血流感染链球菌分离株中 SBSEC 约占 5%。对于 IE 患者，不同病例系列研究中 SBSEC 占病原体的 2%～57%，其中 SBSEC 生物 I 型引发的 IE 多于生物 II 型，由生物 I 型（即解没食子酸链球菌解没食子酸亚种）引起菌血症的患者中有高达 43%～100% 出现 IE；由生物 II 型（解没食子酸链球菌巴氏亚种和婴儿链球菌）引起菌血症的患者中，8%～29% 出现 IE。SBSEC 作为重要的 IE 致病菌有一定地域差异，似乎与粪便带菌率的差异无关，推测其中可能有膳食差异的影响。基础研究表明，解没食子酸链球菌解没食子酸亚种在富含胶原蛋白的表面（如心脏瓣膜内皮）形成生物膜的能力似乎特别突出，该菌可能会激活人体免疫系统产生级联反应，包括高分子量激肽原的裂解导致强效促炎肽缓激肽的释放、凝血的内在途径启动等，从而导致瓣膜严重毁损，并极易在瓣膜内皮形成生物膜。这或可解释牛链球菌生物 I 型对心脏瓣膜的高侵袭性和高毒力。

许多病例系列研究都显示在 SBSEC 所致 IE 患者中男性占比较高，比其他病原体引起 IE 的患者年龄更大（平均年龄 59～67 岁 vs. 46～59 岁），且不太可能有易发生 IE 的常见危险因素（如静脉注射毒品或结构性心脏病），但他们更可能患有慢性病，如糖尿病和慢性肝病，尤其是肝硬化。一项纳入 190 多例 IE 患者（其中 30 例为牛链球菌所致）的研究发现，在 SBSEC 生物 I 型感染导致 IE 患者中存在晚期肝病的比例显著高于非 SBSEC 感染性心内膜炎患者（56% vs.15%）。研究还发现，SBSEC 血流感染与慢性肝病基础有关，这类患者的网状内皮系统功能障碍可损害细菌清除能力，使细菌能够进入门脉循环或体循环。而起源于肝胆管系统的菌血症中，SBSEC 生物 II 型感染则比生物 I 型感染更多见（50% vs. 5%）。

（2）与结肠肿瘤的相关性：SBSEC 菌血症、IE 及结肠肿瘤之间的关联已得到诸多研究明确证实。一项纳入超过 220 例牛链球菌菌血症患者（其中 159 为生物 I 型感染者，64 例为生物 II 型感染者）的多变量分析显示，牛链球菌生物 I 型菌血症与结肠肿瘤独立相关（OR 5.7，95% CI 3.0～10.9），而牛链球菌生物 II 型菌血症与结肠肿瘤之间无关联（OR 0.17，95% CI 0.09～0.33）。一篇荟萃分析纳入了 11 项针对牛链球菌感染者的研究，这些患者接受了结肠评估，结果显示同时存在结肠肿瘤的中位百分比高达 60%（四分位数为 22%），高于一般无症状人群中的比例。此外，牛链球菌 IE 患者中的结肠肿瘤发生率比其他类型的牛链球菌感染者更高（汇总 OR 3.72，95% CI 2.03～6.81）。研究进一步提示，SBSEC 生物 I 型（解没食子酸链球菌解没食子酸亚种）感染者的结肠肿瘤风险（汇总 OR 7.26，95% CI 3.94～13.36）和 IE 风险（汇总 OR 16.61，95% CI 8.85～31.16）均高于生物 II 型患者。

SBSEC 生物 I 型感染与肠道腺瘤/腺癌之间的共存关系较为明确（流行率 33%～71%），明显超过正常人群流行率（10%～25%）。然而，目前还不是十分清楚这类细菌血流感染与结肠肿瘤之间存在流行病学强关联的潜在机制。已发现解没食子酸链球菌解没食子酸亚种会选择性定植于结直肠癌组织，有可能是因为此类特殊链球菌存在可与结肠肿瘤中过表达配体相结合的特定蛋白，利于黏附 IV 型胶原蛋白过表达增加的癌细胞，从而形成对自身有利的肿瘤微环境，促进细菌更好地定植、增殖。关于 SBSEC 是否在正常结肠黏膜发生癌变中发挥一定作用,有动物模型研究发现,牛链球菌可促进大鼠结肠早期肿瘤前病变。该菌分泌的蛋白质可以通过触发丝裂原活化蛋白激酶(MAPK)来促进细胞增殖,这可能会增加细胞转化的发生率和基因突变率。此外,MAPK特别是p38 MAPK,可以诱导COX-2(肿瘤发生的重要因素之一)上调NFκB的表达,这被认为是炎症和癌变之间的核心联系,即炎症诱导的肿瘤进展。同时这种细菌的细胞壁抗原,会显著增加大鼠结肠黏膜中炎性细胞因子的产生,导致自由基的形成,这些自由基与癌症的发展或传播有关。

牛链球菌可定植于健康成人的结肠中,有结肠肿瘤的患者定植比例更高。目前尚不明确粪便携带SBSEC与结肠肿瘤之间的关联性。法国研究者在接受结肠镜操作的患者中发现SBSEC的粪便携带率为4.6%;在结肠肿瘤患者中,SBSEC粪便携带率为11%;在粪便分离株中,牛链球菌生物Ⅱ型的比例远高于生物Ⅰ型(92% vs. 8%)。说明不同表型的SBSEC亚种具有不同的生物学行为特性。也有研究发现了SBSEC感染与其他胃肠道病变之间的关联,包括胃癌、癌前或良性息肉、淋巴瘤、结肠炎以及机械性异常。

综上所述,解没食子酸链球菌解没食子酸亚种这一特殊的SBSEC亚种与慢性肝病基础患者发生血流感染、引发IE以及合并结肠肿瘤都具有密切关联。有研究表明,此类细菌合成了许多蛋白质和多糖,用于组装荚膜鞘、胶原蛋白结合蛋白和菌毛,使得病原体在结直肠黏膜和心内膜的黏附力更强,十分有助于这种细菌有针对性引发菌血症、心内膜炎和结肠直肠肿瘤。与此同时,慢性肝病尤其是肝硬化患者中肝脏分泌胆汁盐和合成免疫球蛋白的功能改变亦有助于增加该菌参与结肠腔微生物菌群的异常变化,进一步促进肠黏膜的致癌作用。

(三)特征性临床表现

顾名思义,牛链球菌/马链球菌复合群可以通过人畜共患途径进行感染传播。胃肠道是最重要的入侵通道,其他潜在感染源还包括泌尿道和肝胆管系统。SBSEC所致菌血症或心内膜炎的临床病史和体格检查与其他病原体所致IE相似,也可出现菌血症或IE的常见并发症如神经系统并发症、脓毒性栓子或转移性感染。值得注意的是,牛链球菌心内膜炎患者往往存在相对较大的赘生物。一项研究纳入200余例根据Duke标准明确诊断IE的患者,与其他链球菌和非链球菌性IE的患者相比,SBSEC导致IE的患者更常出现 > 10 mm 的赘生物(其他链球菌感染者占比20%、非链球菌感染者占比34%、SBSEC感染者占比50%)。

由上述致病机制可知,SBSEC生物Ⅰ型导致的IE可能具有高度破坏性,短时间内可致瓣膜穿孔或者表现为心脏间隔或瓣周脓肿的侵袭性感染。IE病例系列研究显示,SBSEC心内膜炎比其他病原体所致IE更常出现左心室受累(36% vs. 10%),出现双瓣膜受累的比例也高于草绿色链球菌所致IE者。与其他病原体相比,解没食子酸链球菌解没食子酸亚种导致IE的患者年龄往往较大、更晚得到诊断,因此手术治疗需求也会相对更高。

SBSEC感染者也可发生无菌血症或IE的感染类型,包括骨关节感染(化脓性关节炎、人工关节感染、脊柱炎、椎间盘炎和骨髓炎)、脑膜炎(有研究发现0.5%由SBSEC感染所致,其中解没食子酸链球菌巴氏亚种感染占80%)、新生儿脓毒症(解没食子酸链球菌巴氏亚种所致)、腹膜炎和泌尿道感染等。

（四）肝硬化患者合并感染性心内膜炎的特征

如前所述，肝硬化患者因门脉分流和网状内皮系统功能障碍导致清除细菌能力受损，对细菌感染的易感性与细菌易位引起的慢性炎症（门静脉高压、黏膜屏障完整性和肠道微生物菌群改变）及免疫功能障碍（由于慢性暴露于肠道细菌和免疫细胞的脾池而引起的免疫耗竭）有关，因此较普通人更易发生自发性菌血症和腹膜炎，有至少50%的肝硬化患者因为继发感染而需住院治疗。同时慢性病毒性肝炎患者体内高水平的TNF-α可形成有利的微环境，诱导厌氧菌和牛链球菌增殖。尽管肝硬化与天然免疫功能障碍和细菌感染的发生率增加有关，但IE在肝硬化患者中仍很少被诊断。希腊学者在一篇系统性综述中对截至2020-04由78篇文献报道的602例肝硬化患者合并IE，详细分析了其流行病学、临床表现、病原学以及治疗和预后数据，结果发现致病菌仍以革兰阳性菌为主（占90%），最常见的是金黄色葡萄球菌（32.6%），其次是链球菌（21.1%）、肠球菌（19.4%）和凝固酶阴性葡萄球菌（13.2%），少部分病原体为革兰阴性菌（占4.5%）和真菌（占1.9%，念珠菌1.3%），3.6%为血培养阴性。人工瓣膜受累占17.8%，最常见的感染部位是主动脉瓣（63.3%），其次是二尖瓣（49.3%）和多瓣膜感染（17.7%）。不同于一般IE高危因素，在11%的肝硬化合并IE患者中发现存在腹膜静脉分流，这被认为是肝硬化人群的独特高危因素，可能与IE发展有关。最常见的临床表现是发热和心力衰竭，高达26.4%的患者合并外周栓塞事件，12.5%合并瓣周脓肿。55.2%的病例由TTE明确诊断，15.6%由TEE明确诊断，仍有16.7%的患者只能靠尸检明确。约30%的患者进行了手术治疗和抗生素治疗，氨基糖苷类、万古霉素和头孢菌素是最常用的有效抗感染治疗方案，总体临床治愈率为68.2%，总病死率为41.4%。这提示我们在肝硬化患者继发感染尤其是血流感染中需特别警惕IE的发生，通过及时诊断和有效治疗降低其高发病率和高病死率。

点 评

本文通过完整展示一例少见但非常经典的牛链球菌IE患者诊治过程，向临床感染科医生和心外科医生系统梳理了成人IE的全流程管理策略。及时诊断和开始有效的抗菌治疗是IE管理的重中之重，这都要求专科医生熟练掌握IE相关临床微生物学知识，并且根据特殊病原菌的微生物学特性优化IE的临床诊断学评估步骤及内容，及时识别需行早期瓣膜手术干预的患者。成熟完善的IE全流程管理非常强调多学科团队合作与综合治疗。随着对IE及其重要致病菌毒力机制的不断探索，现阶段IE管理策略中还会加入早期血培养阴性的辅助检测、细菌毒力评估、左/右心系统病变等衡量因素。根据左/右心血液循环特点、不同细菌毒力等，可观察或预测瓣膜毁损程度的差异和对心脏功能的影响，从而精准把握手术干预时机，进一步改善IE的生存预后，降低该病病死率和复发率。以上都是成人IE诊治的应有之宜，但本病例更为点睛之处在于，当我们了解解没食子酸链球菌解没食子酸亚种属于SBSEC生物Ⅰ型，而这一亚种的特殊之处在于与结肠肿瘤之间有很强的流行病学独立相关性，那么进一步去顺藤摸瓜发现结肠肿瘤并予以解决，这充分体现了医疗实践需要对患者整体化和个体化诊治的高度重视。

（王瑾瑜　徐晶莹　张　舒　王若昕　李　谦）

参·考·文·献

[1] Beck M, Frodl R, Funke G. Comprehensive study of strains previously designated Streptococcus bovis consecutively isolated from human blood cultures and emended description of Streptococcus gallolyticus and Streptococcus infantarius subsp. Coli[J]. J Clin Microbiol, 2008, 46(9): 2966−2972.

[2] Pompilio A, Di Bonaventura G, Gherardi G. An overview on Streptococcus bovis/Streptococcus equinus complex isolates: identification to the species/subspecies level and antibiotic resistance[J]. Int J Mol Sci, 2019, 20(3): 480.

[3] Corredoira J, Alonso MP, Coira A, et al. Characteristics of Streptococcus bovis endocarditis and its differences with Streptococcus viridans endocarditis[J]. Eur J Clin Microbiol Infect Dis, 2008, 27(4): 285−291.

[4] Boleij A, van Gelder MM, Swinkels DW, et al. Clinical importance of Streptococcus gallolyticus infection among colorectal cancer patients: systematic review and meta-analysis[J]. Clin Infect Dis, 2011, 53(9): 870−878.

[5] Boleij A, Muytjens CM, Bukhari SI, et al. Novel clues on the specific association of Streptococcus gallolyticus subsp gallolyticus with colorectal cancer[J]. J Infect Dis, 2011, 203(8): 1101−1109.

[6] Tripodi MF, Adinolfi LE, Ragone E, et al. Streptococcus bovis endocarditis and its association with chronic liver disease: an underestimated risk factor[J]. Clin Infect Dis, 2004, 38(10): 1394−1400.

[7] Corredoira JC, Alonso MP, García JF, et al. Clinical characteristics and significance of Streptococcus salivarius bacteremia and Streptococcus bovis bacteremia: a prospective 16-year study[J]. Eur J Clin Microbiol Infect Dis, 2005, 24(4): 250−255.

[8] Corredoira JC, Alonso MP, García-País MJ, et al. Is colonoscopy necessary in cases of infection by Streptococcus bovis biotype II? [J]. Eur J Clin Microbiol Infect Dis, 2014, 33(2): 171−177.

[9] Jans C, Boleij A. The road to infection: host-microbe interactions defining the pathogenicity of Streptococcus bovis/Streptococcus equinus complex members[J]. Front Microbiol, 2018, 9: 603. Published 2018 Apr 10.

[10] Abdulamir AS, Hafidh RR, Abu Bakar F. The association of Streptococcus bovis/gallolyticus with colorectal tumors: the nature and the underlying mechanisms of its etiological role[J]. J Exp Clin Cancer Res, 2011, 30(1): 11. Published 2011 Jan 20.

[11] Chirouze C, Patry I, Duval X, et al. Streptococcus bovis/Streptococcus equinus complex fecal carriage, colorectal carcinoma, and infective endocarditis: a new appraisal of a complex connection[J]. Eur J Clin Microbiol Infect Dis, 2013, 32(9): 1171−1176.

[12] Pergola V, Di Salvo G, Habib G, et al. Comparison of clinical and echocardiographic characteristics of Streptococcus bovis endocarditis with that caused by other pathogens[J]. Am J Cardiol, 2001, 88(8): 871−875.

[13] Ioannou P, Savva E, Kofteridis DP. Infective endocarditis in patients with liver cirrhosis: a systematic review[J]. J Chemother, 2021, 33(7): 443−451.

2

链球菌致中毒性休克综合征

题记

　　一例左下肢红肿热痛1周，血培养提示化脓性链球菌感染的青年男性，快速出现多脏器功能损害，考虑出现链球菌感染所致中毒性休克综合征(toxic shock syndrome, TSS)。通过对抗菌药物方案的调整和积极的生命支持治疗，病情得以好转。链球菌属是临床上常见的感染致病菌，但其引起的TSS是一种严重危及生命的疾病，希望通过本病例进一步提高感染科医生对于链球菌感染的认识。

病史摘要

　　患者，男性，37岁。浙江省嘉兴市人，2023-02-24收入我科。

主诉

　　左下肢红肿热痛1周，加重伴呼吸困难5天。

现病史

　　患者2023-02-17无明显诱因出现左侧大腿后方疼痛不适，影响活动，当时无发热，无皮损、胸闷气促等其他不适，于外院A就诊，诊断"左侧大腿肌肉拉伤"，给予口服药物(具体不详)治疗。02-18患者自觉疼痛加重，左侧下肢腘窝上方局部皮肤红肿，伴细小水疱，患者继续口服药物治疗，未进一步就诊。02-19左侧大腿红肿加重，伴有头晕、多汗，于外院B就诊时测血压偏低(具体不详)，收入重症监护室。入院时血常规：白细胞计数4.52×10^9/L，中性粒细胞百分比92.3%，血红蛋白149 g/L，血小板计数117×10^9/L；血气分析：pH 7.41，二氧化碳分压27.7 mmHg，氧分压101.0 mmHg，乳酸5.5 mmol/L；凝血功能：凝血酶原时间16.2秒，凝血酶原时间比值1.41，国际标准化比值1.39，活化部分凝血酶原时间32.6秒，纤维蛋白原7.47 g/L，D-二聚体3 690 μg/L；血生化：总胆红素87.4 μmol/L，直接胆红素45.3 μmol/L，间接胆红素42.1 μmol/L，白蛋白36.7 g/L，谷丙转氨酶89 U/L，谷草转氨酶72 U/L，肌酐335.4 μmol/L，钾

3.0 mmol/L，钠 133.3 mmol/L，氯 93.6 mmol/L，总钙 2.12 mmol/L；心肌标志物：肌酸激酶同工酶（CK-MB）1.34 ng/mL，肌红蛋白 313.5 ng/mL，高敏肌钙蛋白 T 14 ng/L；炎症指标：降钙素原 74.5 ng/mL，C 反应蛋白 278.29 mg/L；下肢血管 B 超：双侧股、腘、胫前、胫后动、静脉及肌间静脉血流通畅，附见左大腿内后侧软组织肿胀；胸腹部 CT 见两肺多发实性小结节，两上肺局部间隔旁型肺气肿，未见明显急腹症征象；左股骨 CT 左股骨背侧肌肉及软组织明显肿胀。入院诊断为"脓毒症休克；皮肤软组织感染；急性肾功能不全；肝功能不全；血小板减少；低蛋白血症"，予以亚胺培南和利奈唑胺抗感染治疗。02-21 血培养回报：化脓链球菌（A 群）；药敏：氯霉素 22 mm（S），克林霉素 6 mm（R），头孢曲松 30 mm（S），头孢噻肟 32 mm（S），红霉素 6 mm（S），头孢吡肟 32 mm（S），利奈唑胺 25 mm（S），左旋氧氟沙星 21 mm（S），青霉素 G 0.064 μg/mL（S），万古霉素 17 mm（S）。调整抗生素方案为哌拉西林/他唑巴坦抗感染治疗。病程中，患者病情仍进展快速，相继出现肾功能衰竭和呼吸衰竭，即予连续性肾脏替代治疗（CRRT）维持内环境，气管插管，机械通气维持氧合。02-23 复查血常规：白细胞计数 18.49×10⁹/L，中性粒细胞百分比 86.9%，血红蛋白 100 g/L，血小板计数 13×10⁹/L；血气分析：pH 7.41，二氧化碳分压 44 mmHg，氧分压 130 mmHg，乳酸 1.7 mmol/L；凝血功能：凝血酶原时间 13.8 秒，国际标准化比值 1.12，活化部分凝血酶原时间 36.1 秒，纤维蛋白原 7.17 g/L，D-二聚体 > 4 400 μg/L；血生化：总胆红素 205.0 μmol/L，直接胆红素 135.2 μmol/L，间接胆红素 69.8 μmol/L，白蛋白 26.3 g/L，谷丙转氨酶 18 U/L，谷草转氨酶 30 U/L，肌酐 252.7 μmol/L，钾 3.43 mmol/L，钠 139.8 mmol/L，氯 103.2 mmol/L，钙 2.54 mmol/L；心肌标志物：CK-MB 0.66 ng/mL，肌红蛋白 77.72 ng/mL，高敏肌钙蛋白 T 531 ng/L；炎症指标：降钙素原 13.8 ng/mL，C 反应蛋白 179.38 mg/L。现患者为进一步诊治转入我科。

患病以来患者精神差，胃纳差，二便正常。

既往史及个人史

患者否认有肝炎、结核等传染病史，否认手术史，否认输血史，否认食物、药物过敏史。各系统回顾无特殊。出生于原籍。否认疫区接触史、疫情接触史，否认化学性物质、放射性物质、有毒物质接触史，否认吸毒史，否认吸烟史，否认饮酒史，否认冶游史，否认家族遗传病史，否认家族肿瘤史。

入院查体

体温 37.9℃，脉搏 98 次/分，呼吸 21 次/分，血压 125/72 mmHg。意识欠清（镇静状态），营养尚可，被动体位，查体不合作，气管插管状态。平车推入病房。全身皮肤黏膜轻度黄染，巩膜黄染。全身浅表淋巴结无肿大。未见皮下出血点，未见皮疹。双侧瞳孔等大等圆，对光反射灵敏。颈软，无抵抗。甲状腺无肿大。双肺呼吸音粗糙，双肺底可闻及干、湿啰音。心率 98 次/分，律齐。腹平坦，腹壁软，全腹无压痛，无肌紧张及反跳痛，肝脾肋下未触及，肝肾脏无叩击痛。左大腿背侧红肿，伴水疱，局部水疱融合、破溃，有渗液，皮温升高，右下肢不肿（图 2-1）。肌力正常，肌张力正常，生理反射正常，病理反射未引出。尿袋内见少量浓茶色尿液。

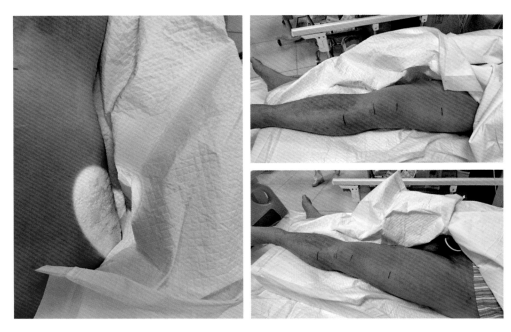

图2-1 左大腿红肿,伴水疱,局部水疱融合、破溃,有渗液,皮温升高,右下肢不肿。

入院后实验室检查和辅助检查

• 血气分析：pH 7.427,氧分压46.5 kPa（↑）,二氧化碳分压4.56 kPa（↓）,实际碳酸氢根浓度22 mmol/L（↓）,剩余碱－2.0,乳酸浓度1.4 mmol/L。

• 血常规：白细胞计数13.71×10⁹/L,中性粒细胞百分比77.5%（↑）,淋巴细胞百分比20.1%,血红蛋白76 g/L,血小板计数38×10⁹/L。

• 尿常规：白细胞25.6/μL,红细胞312.2/μL,白细胞酯酶（－）,蛋白质（+）。

• 炎症指标：C反应蛋白119.6 mg/L（↑）,降钙素原15.3 ng/mL（↑）,血沉45 mm/h（↑）,白介素-2受体6 915 U/mL（↑）,中性粒细胞CD64指数24.75（↑）,铁蛋白636 ng/mL（↑）。

• 肝肾功能：谷丙转氨酶15 U/L,谷草转氨酶18 U/L,总胆红素85 μmol/L（↑）,碱性磷酸酶124 U/L,γ-谷氨酰转移酶46 U/L,白蛋白22 g/L（↓）,球蛋白23 g/L,肌酸激酶54 U/L,乳酸脱氢酶196 U/L,肌酐473 μmol/L（↑）,尿素31.8 mmol/L（↑）。

• 电解质：钾3.9 mmol/L,钠139 mmol/L,氯化物103 mmol/L,钙2.11 mmol/L,磷0.59 mmol/L（↓）,镁1.04 mmol/L（↑）。

• 心肌标志物：肌钙蛋白T 0.919 ng/mL（↑）,肌红蛋白241.7 ng/mL（↑）,CK-MB mass 0.76 ng/mL,N末端B型钠尿肽前体（NT-proBNP）17 619 pg/mL（↑）。

• 凝血功能：国际标准化比值1.19（↑）,凝血酶原时间13.8秒（↑）,部分凝血活酶时间33秒（↑）,纤维蛋白原定量5.1 g/L（↑）,D-二聚体5.39 FEUmg/L（↑）,纤维蛋白原降解产物11.8 μg/mL（↑）。

• 免疫球蛋白：IgG 8.6 g/L,IgA 2.47 g/L,IgM 1.84 g/L。

- 补体C3片段0.933 g/L，补体C4 0.097 g/L（↓）。
- 血、尿免疫固定电泳阴性。
- 自身抗体均阴性。
- 病原学相关指标：血隐球菌荚膜多糖抗原检测（−），血GM试验（−），血G试验< 10 pg/mL，EBV DNA（全血和血浆）低于检测下限，CMV DNA低于检测下限，结核分枝杆菌特异性细胞免疫反应检测（−）。
- B超：双下肢动脉血流通畅，未见明显异常；双下肢伴行深静脉未见明显血栓；左侧颈动脉、椎动脉、颈内静脉未见明显异常；见肝脏脂肪肝；胆囊、脾脏、双肾未见明显异常。
- 胸腹部CT：双肺多发炎症，双侧胸腔积液伴双肺下叶膨胀不全、部分实变（图2-2）。胆囊炎可能；后腹膜多发肿大淋巴结；横结肠及降结肠肠壁水肿可能；两侧侧腹壁皮下水肿。

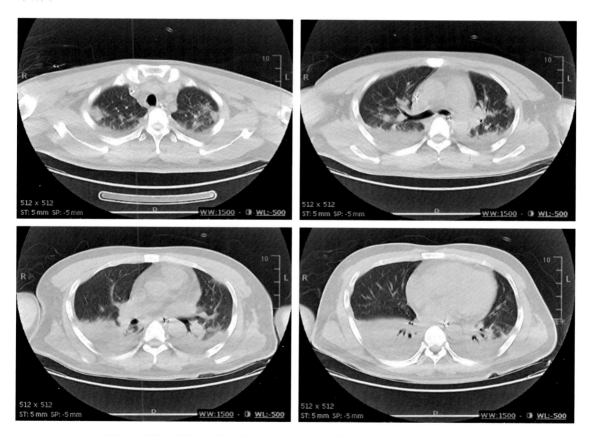

图2-2　胸部CT平扫：双肺多发炎症，双侧胸腔积液伴双肺下叶膨胀不全、部分实变。

- 大腿MR增强（图2-3）：左侧大腿肿胀，肌肉软组织内多发异常信号伴脓肿形成，局部皮下积液伴筋膜水肿，可符合感染性病变表现。

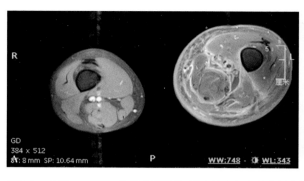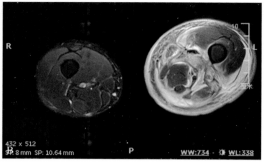

图2-3　大腿MR增强：左侧大腿肿胀，肌肉软组织内多发异常信号伴脓肿形成，局部皮下积液伴筋膜水肿。T1WI+增强（A），T2WI（B）。

临床关键问题及处理

关键问题1　患者多脏器损害尚未得到纠正，多项炎症指标均处于高位应如何考虑？

患者外院血培养回报化脓链球菌，左下肢皮肤软组织感染伴局部脓肿形成，且病程中快速出现多脏器功能损害（累及肺、肝脏、肾脏、心脏），重症感染所致脓毒性休克是首先需要考虑的诊断。然而，患者在入院前已根据药敏结果进行了积极抗感染治疗，入院后复查血培养已转阴，外周血mNGS阴性，考虑血流感染治疗有效，但患者多脏器功能损害仍未得到有效纠正，且炎症指标仍处于高位，结合患者血培养结果，需要考虑患者存在链球菌感染所致中毒性休克综合征（toxic shock syndrome, TSS）。

链球菌TSS是侵袭性A组链球菌（化脓性链球菌，GAS）病的并发症，链球菌毒素诱导炎症细胞因子释放，到时毛细血管渗漏和组织损伤，从而患者出现休克和多器官功能衰竭。有文献报道，TSS在GAS病中的发生率约为10%，病死率可达56%。

美国疾病预防控制中心在2010年发表了链球菌TSS诊断的定义，见表2-1。

表2-1　TSS的诊断标准

临床标准

（1）低血压：成人收缩压≤90 mmHg

（2）两个或以上器官受累

- 肾脏：肌酐≥2 mg/dL（177 μmol/L）或大于基线肌酐水平2倍以上
- 血液系统：血小板≤100 000/mm³（≤100×10⁹/L）或出现弥散性血管内凝血（DIC）
- 肝脏：总胆红素，谷丙转氨酶或谷草转氨酶高于正常上限2倍以上或超过基线水平2倍以上
- 肺脏：急性呼吸窘迫综合征（ARDS）
- 皮肤：弥漫性脱屑性红色斑疹
- 肌肉骨骼：软组织坏死，包括坏死性筋膜炎、肌炎或坏疽

实验室标准

从相关部位分离出GAS

疑似病例：符合临床标准，没有其他疾病原因，并从非无菌部位分离出GAS

确诊病例：符合临床标准，且从无菌部位分离出GAS

此患者在病程中出现过血压下降,肾脏(急性肾功能不全)、血液系统(血小板下降)、肝脏(总胆红素大于2倍上限)、肺部(出现ARDS)均有累及,左下肢见弥漫性红色皮疹,伴水疱。大腿MR提示左侧大腿肿胀,肌肉软组织内多发异常信号伴脓肿形成。外院血培养回报:化脓链球菌(A群)。可确诊为链球菌TSS。

关键问题2　针对该患者应如何制订链球菌TSS治疗方案?

(1)治疗脓毒性休克和相关并发症:该患者于外院已经过积极抗休克治疗,入院后已停用相关血管活性药物,血压稳定。针对其他并发症,继续予以呼吸机辅助通气,CRRT维持内环境稳定,肝素钠注射液抗凝,人血白蛋白输注纠正低蛋白血症。

(2)外科清创:患者大腿MR增强提示左侧大腿肿胀,肌肉软组织内多发异常信号伴脓肿形成,外科会诊后考虑患者目前无坏死性筋膜炎或肌肉坏死表现,脓肿无明显液化,建议先积极抗感染治疗,密切随访腿部脓肿。

(3)静脉用免疫球蛋白:免疫球蛋白在治疗链球菌TSS中可能的作用机制包括:毒素中和作用,改善细菌的吸收、吞噬和杀伤功能,通过Fc受体和免疫细胞的相互作用产生免疫调节反应。其有效性目前仍具有争议,我们考虑到该患者目前仍处于高炎症反应状态,为进一步调节患者的免疫状态,在透析后予以免疫球蛋白10 g ivgtt治疗。

(4)抗生素治疗:结合患者血培养结果[化脓链球菌(A群)][药敏:氯霉素22 mm(S),克林霉素6 mm(R),头孢曲松30 mm(S),头孢噻肟32 mm(S),红霉素6 mm(S),头孢吡肟32 mm(S),利奈唑胺25 mm(S),左旋氧氟沙星21 mm(S),青霉素G 0.064 μg/mL(S),万古霉素17 mm(S)],入院后根据患者肾功能情况予以青霉素钠400万 U q6h抗感染治疗,入院后的血培养结果均回报阴性,但患者体温始终维持于38℃(图2-4)。

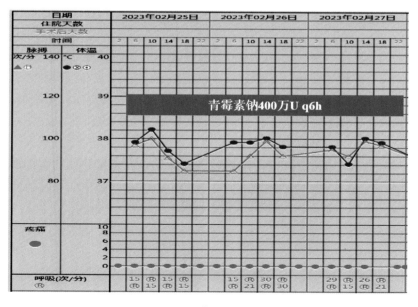

图2-4　体温单(1)。

关键问题3　患者根据药敏结果选择敏感抗生素治疗,血培养持续阴性,但体温无明显好转,是否需要进一步调整抗感染方案?

化脓性链球菌对青霉素仍普遍敏感,但对于可产生中毒性休克综合征毒素-1（TSST-1）的GAS感染,采用青霉素单药治疗的失败率较高,其可能原因为在细菌生长阶段的不同时间,表面可利用的青霉素结合蛋白（penicillin-binding protein, PBP）数量不同。因此,在青霉素治疗同时通常建议加用克林霉素,其可能机制在于克林霉素通过阻断链球菌核糖体50S亚单位转录抑制蛋白合成,减少超抗原生成,抑制细菌生成毒素。在得到药敏试验结果后,对克林霉素敏感的GAS菌株所致TSS应给予青霉素+克林霉素治疗。利奈唑胺的作用方式与克林霉素相似,对克林霉素耐药的GAS菌株所致TSS应给予青霉素+利奈唑胺联合治疗。

根据该患者的药敏结果,02-27在原有青霉素治疗的基础上,加用利奈唑胺600 mg q12h,患者体温逐渐恢复正常（图2-5）。

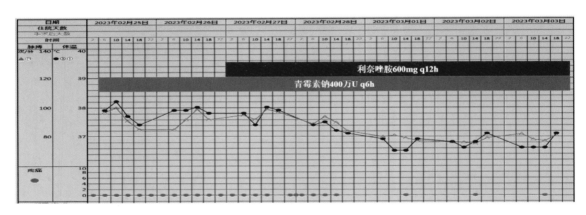

图2-5　体温单（2）。

经过上述治疗,患者体温平稳,炎症指标逐步下降,各脏器功能逐步恢复（图2-6）,2023-02-28撤离呼吸机及拔除气管插管,2023-03-03拔除血透管,患者左大腿脓肿破溃,给予换药及纱条引流。03-16予以出院,于当地医院继续青霉素治疗。2023-04-20患者再次入院复查左大腿增强MR:左侧大腿感染后改变,较前好转,皮下积液大致吸收（图2-7）。

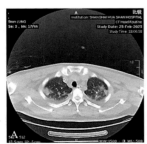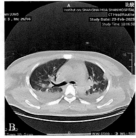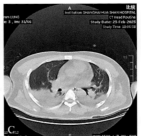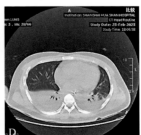

图2-6　肺部CT对比（A～D. 2023-02-23；E～H. 2023-03-07）。

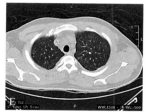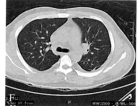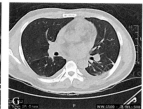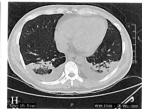

图2-6 （续）

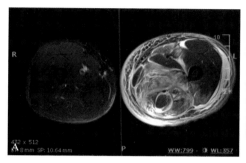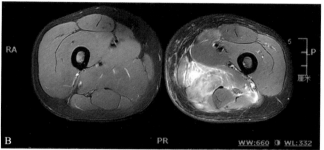

图2-7 大腿MR对比。A. 2023-3-7，T2WI；B. 2023-4-20，T2WI。

背景知识介绍

链球菌中毒性休克综合征（*Streptococcal* toxic shock syndrome, STSS）是一种严重危及生命的疾病，主要由A组链球菌（GAS，又称化脓性链球菌）侵袭性感染所致。链球菌感染在临床并不少见，临床表现多样，包括自限性咽峡炎、菌血症、肺炎、脑膜炎、心内膜炎、关节炎、鼻窦炎和深部软组织感染，如坏死性筋膜炎和坏死性肌炎。中毒性休克综合征（TSS）由产外毒素的球菌引起，患者常是相对健康的儿童和成人，常见金黄色葡萄球菌和化脓性链球菌感染。链球菌性TSS即使给予积极治疗，病死率仍较高（20%～60%）。此外，约50%的病例合并化脓性链球菌菌血症，合并坏死性筋膜炎者也高达50%，而这两者在葡萄球菌性TSS中均不常见。

STSS的发病机制尚不明确，可能与链球菌毒素、具有超抗原活性的肠毒素、其他链球菌酶和毒素及宿主对于感染的免疫应答状态相关。

STSS的临床特征为侵袭性GAS感染伴早期休克和器官衰竭，伴有低血压和心动过速。患者大多表现为轻微创伤（如挫伤、肌肉拉伤或踝关节扭伤）部位疼痛，在感染体征出现前通常就有不适感，之后可以出现局部红肿、瘀斑和皮肤脱落坏死。患者可能在24～72小时内发生深部感染，无软组织表现的患者可以出现类似于肺炎、心脏病变、腹膜炎、胆囊炎、肝周围炎、盆腔炎症或眼内炎，多脏器衰竭可表现为肾衰竭、肝衰竭、ARDS及DIC。

STSS的治疗包括：治疗脓毒性休克和相关并发症，按需对感染进行外科清创，抗生素治疗，以及使用静脉用免疫球蛋白，通常需要多学科团队协作治疗。

点 评

　　链球菌属是临床上常见的感染致病菌，以社区获得性感染为主，适当的抗感染治疗即可控制感染。但对于合并TSS的化脓性链球菌感染而言，患者可在短期内进展至休克，并累及多个脏器，以急性呼吸窘迫综合征和急性肾功能不全常见。这些重症患者的救治常涉及多个维度，包括脏器功能支持、抗感染药物优化、病灶的密切随访及外科处理、能量和白蛋白的补充等，且救治措施的评估和调整需要贯穿治疗全过程，对于感染科医生的临床技能和耐心是一个考验。本例患者的诊疗过程为类似重症感染患者的救治提供了一个可供借鉴的参考。

（邱　玲　陈木春　李双凤　喻一奇　徐　斌　卢　清）

参·考·文·献

[1] Ekelund K, Skinhøj P, Madsen J, et al. Reemergence of emm1 and a changed superantigen profile for group A streptococci causing invasive infections: results from a nationwide study[J]. J Clin Microbiol, 2005, 43(4): 1789−1796.

[2] Burnham JP, Kollef MH. Understanding toxic shock syndrome[J]. Intensive Care Med, 2015, 41(9): 1707−1710.

[3] Schmitz M, Roux X, Huttner B, et al. Streptococcal toxic shock syndrome in the intensive care unit[J]. Ann Intensive Care, 2018, 8(1): 88.

3

播散性结核感染经过抗结核治疗后，以肺部病灶持续增多长达 4 个月为表现的"矛盾反应"

结核病在应用抗结核药物进行治疗的初期，出现一过性、可逆性的临床症状恶化、病灶增多等与预期治疗反应不相符的现象，称之为"矛盾反应"（paradoxical reaction），一般发生在抗结核治疗 2 ～ 12 周，以淋巴结、肺和中枢神经系统较为常见。虽然"矛盾反应"并非罕见情况，但像本例患者颅内病灶明显吸收，肺部结节伴空洞病灶持续增多长达 4 个月的病例实属罕见，因此整理诊疗过程，讨论诊疗思路，并与读者分享。

病史摘要

患者，女性，48 岁。江苏泰州人，工人，2022-08-22 入院。

主诉

午后低热伴干咳 1 年，头晕 9 个月。

现病史

患者 1 年前（2021-08）出现反复午后低热，T_{max} 37.8℃，伴刺激性干咳、畏寒、盗汗、偶有胸闷，无咳痰，自行服用消炎药后（具体不详）后好转。2021-09 患者出现畏寒、发热、夜间盗汗、无头晕、头痛，无恶心、呕吐，无咳嗽、咳痰，无腹痛、腹泻，无消瘦等不适，至上海某医院，胸部 CT 示两肺明显粟粒影，至上海市某医院查 T-SPOT.*TB* 阳性，患者 2021-09-24 至当地医院住院治疗，做痰涂片、支气管镜刷检以及肺泡灌洗液（BALF）宏基因组学二代测序（mNGS）检查，未见结核感染证据，肺部病灶性质不明，予抗感染治疗（具体不详），体温下降后出院。2021-12 患者开始出现头晕，偶有恶心，无眩晕，至社区医院就诊，予输液治疗（具体不详），症状未缓解。2022-01 患者出现左下肢膝以下乏力、麻木、刺痛感，至当地医院就诊，头颅 MRI 提示右丘脑、脑干多发占位。2022-02 至我院神经内科门诊就诊，头颅 MR 增强显示右侧基底节、桥臂可见异常信号占位，T1WI 上呈低信号，FLAIR 上呈高信号，周围见斑片状水肿带；增强后病灶呈明显强化,一枚较大病灶直径约10 mm;两侧额顶叶另见多发散在强化结节灶,考虑颅内多发占位,转移瘤待排;头颅MRS示右侧桥臂占位轻度代谢升高;胸部CT增强显示两肺多发实性小结节,以两上肺为著,请结合临床及相关病史除外肺结核可能,转移性病灶不能除外;肝多发低密度灶,必要时超声检查。MET-PET显示右侧丘脑、脑干右侧份和右侧小脑多发混杂密度结节影,蛋氨酸代谢异常增高,SUV最大值3.4,结合病史,考虑肿瘤浸润不能除外。故于2022-02-28至我院神经外科住院治疗,完善血常规:白细胞计数5.87×10^9/L,中性粒细胞绝对值4.20×10^9/L,中性粒细胞百分比71.6%,C反应蛋白1.64 mg/L。2022-03-09在全麻下行脑干肿瘤切除活检术,术后予常规脱水、止血、抑酸、预防感染及对症支持治疗等。病理结果回报:(脑干)少量组织,首先考虑炎性病变,请结合临床检测有无感染可能。免疫组化结果:CD2(部分+),CD3(部分+),CD20(个别+),PAX-5(-),Ki67(15%+),GFAP(脑组织+),CD68(部分+),Bcl-6(-),MUM-1(-),CD10(-),MBP(+),NF(+),CD4(+),CD8(-);特殊染色结果:特染PAS(-),抗酸(-),银染(-)。患者出院后头晕症状加重,出现右侧舌部、左侧躯干及肢体触觉减退,左下肢膝以下乏力、麻木、刺痛感症状无明显变化。2022-05出现视物重影,脚踩棉花感,后出现言语不清、吞咽困难症状,无头痛,无反应迟钝,无视物模糊,无饮水呛咳,双上肢无乏力等。2022-05-12入我院感染科住院,血常规:白细胞计数4.9×10^9/L,血红蛋白136 g/L,血小板计数222×10^9/L,C反应蛋白1.76 mg/L,血沉19 mm/h,降钙素原< 0.02 ng/mL,D-二聚体0.28 mg/L。05-16 B超提示左侧颈根部淋巴结肿大,较大13.5 mm×6 mm,边界清,考虑反应性增生可能;右侧腋下淋巴结(15 mm×8 mm)异常肿大,反应性? 05-17行左侧锁骨上淋巴结活检,淋巴结组织宏基因组学二代测序阴性;淋巴结印片:片上所见大部分未分化较好的中小淋巴细胞,偶见双核型,其间夹杂一些转化型淋巴细胞、浆细胞、少量肥大细胞及中性粒细胞;淋巴结病理:(左锁骨上淋巴结)淋巴结反应性增生,伴淋巴窦扩张及组织细胞增生,抗酸(-)。复查头颅MR增强:颅内多发异常信号灶,右侧桥臂一枚较大,考虑感染性病变可能。因病灶部位在脑干区,暂未行腰椎穿刺。3月份脑干活检行病理会诊:(脑干)少量组织见大量淋巴细胞浸润,异型不明显,以T细胞为主,局部伴坏死、肉芽肿形成,符合炎性病变伴坏死性肉芽肿性炎,特殊染色未见明确病原菌。免疫组化结果:梅毒螺旋体(-),EBER(-),抗酸(-),特染PAS(-)。根据临床表现及辅助检查结果,考虑诊断播散性结核感染可能(脑+肺),给予HRZE+阿米卡星抗结核治疗,患者左下肢刺痛感、头晕症状逐渐好转。2022-05-30出现发热、畏寒和寒战,考虑利福平药物热可能,予停用利福平,停药后体温正常,继续异烟肼、吡嗪酰胺、乙胺丁醇联合阿米卡星抗结核治疗。2022-06-02颅脑MRI示颅内多发异常信号灶,均较前图像(2022-05-15)缩小,右侧桥臂病灶周围水肿与前图像相仿,感染可能大,考虑抗结核治疗有效。但2022-06-07胸部CT提示较前图像(05-24)部分有所增大,06-08加用环丝氨酸胶囊0.25 g tid po治疗。患者病情平稳,2022-06-18出院。

2022-07-14为复查收入我院,入院后完善相关辅助检查。血常规:白细胞计数6.88×10^9/L,红细胞计数3.91×10^{12}/L,血红蛋白118 g/L,血小板计数253×10^9/L,血沉19 mm/h,C反应蛋白5.14 mg/L,铁蛋白43.60 ng/mL,降钙素原< 0.02 ng/mL;行腰椎穿刺检查,脑脊液常规、生

化正常；颅脑MRI：颅内多发异常信号灶，与前次MRI（2022-06-02）对比，部分数目减少、范围缩小及强化程度减低；胸部CT：两肺多发结节，部分伴空洞形成，以两上肺为著，较前次CT（2022-06-07）部分有所增大，部分结节空洞形成，较前次MRI新发。因患者肺部病变较前进展，行纤维支气管镜检查，支气管镜肺泡灌洗液细胞学检查可见朗格汉斯巨细胞，涂片未发现细菌，未找到抗酸杆菌，真菌荧光染色检查阴性，真菌培养阴性，细菌培养阴性；肺泡灌洗液见炎细胞，未见恶性肿瘤细胞。建议进一步行肺穿刺检查，患者拒绝。患者脑部病灶较前好转，肺部病灶较前进展，患者无明显咳嗽、咳痰及呼吸困难等情况。目前情况不排除肺部影像学滞后于临床症状改善，予嘱定期复查肺部CT，如病灶较前继续增大，建议进一步检查。07-27予出院，继续异烟肼、乙胺丁醇、吡嗪酰胺、环丝氨酸抗结核治疗，嘱半个月或1个月后复查胸部CT，必要时肺部病灶穿刺活检进一步检查。出院后患者咳嗽加重，无发热，现为进一步诊治收入我院。

既往史及个人史

患者2010年在织布厂工作，工作环境有棉絮等物质。2018年左右在工地工作，自诉既往体健。否认接触肺结核病史。

入院查体

体温36.4℃，血压108/66 mmHg，呼吸18次/分，脉搏62次/分。神志清楚，精神可。未见贫血貌、皮肤黏膜苍白，未见皮肤、巩膜黄染及皮疹。双肺呼吸音粗，未闻及明显干湿啰音。心律齐，无杂音。腹部平软，无压痛、反跳痛。双下肢无明显水肿。

入院后实验室检查和辅助检查

- 血常规（2022-08-26）：白细胞计数5.51×10^9/L，中性粒细胞绝对值3.58×10^9/L，中性粒细胞百分比65.0%，血小板计数286×10^9/L。
- C反应蛋白3.32 mg/L，血沉12 mm/h，中性粒细胞CD64指数7.13，白介素-2受体355 U/mL。
- G试验（血浆1-3-B-D葡聚糖）< 10.00 pg/mL，GM试验（曲霉半乳甘露聚糖检测）0.144。
- 结核感染T细胞检测阳性，抗原刺激孔 > 50，阴性对照孔0，阳性对照孔≥20。
- 痰抗酸染色涂片阴性，革兰染色涂片阴性，呼吸道标本培养阴性。
- 头颅MR增强（2022-08-26）：颅内多发异常信号灶，与前次MRI（2022-07-16）对比，部分数目减少、范围缩小及强化程度减低，请结合临床随诊（图3-1）。
- 胸部CT（2022-08-26）：两肺多发结节，部分伴空洞形成，以两上肺为著，较前次CT（2022-07-18）部分有所增大，部分结节空洞形成较前片新发，请结合临床随诊；肝多发低密度灶，必要时增强检查（图3-2）。

入院后诊疗经过

入院后完善影像学检查，对比阅片后发现该患者经诊断性抗结核治疗后，颅内病灶明显吸收，神经系统症状明显好转，但是肺CT病灶持续进展。为进一步明确肺部病灶性质，08-30行气管镜灌洗，肺泡灌洗液Xpert MTB/RIF阴性，细胞学检查（2022-08-31）：肺泡巨噬细胞增生为主，可见较多中性粒细胞、纤毛柱状上皮细胞及少量淋巴细胞，未见恶性肿瘤细胞证据，请结合临床综合判断。BALF宏基因组学二代测序：咽峡炎链球菌（序列数425），结核分枝

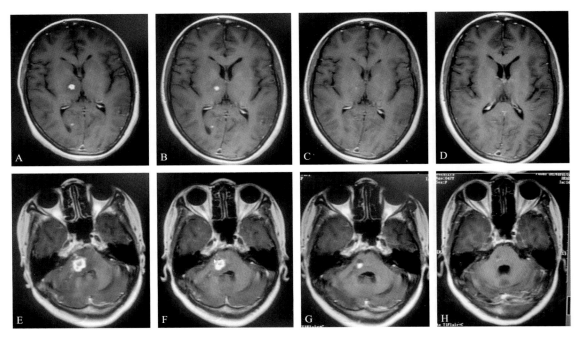

图3-1 头颅MRI增强提示颅内病灶经过抗结核治疗后明显吸收。A、E. 检查日期为2022-05-15；B、F. 检查日期为2022-06-02；C、G. 检查日期为2022-07-16；D、H. 检查日期为2022-08-26。

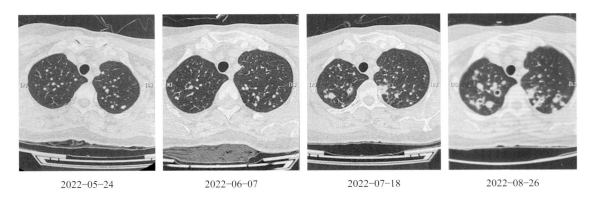

| 2022-05-24 | 2022-06-07 | 2022-07-18 | 2022-08-26 |

图3-2 胸部CT提示两肺病灶逐渐进展，以两上肺为著，多发结节，部分伴空洞形成。

杆菌复合群（序列数10）。继续HZECs抗结核，因宏基因组学二代测序检查到咽峡炎链球菌，加头孢曲松2 g qd ivgtt抗感染，1周后复查肺CT与前大致相仿。2022-09-13行CT引导下肺穿刺：肺组织宏基因组学二代测序：阴性；病理：（肺）送检组织内见化脓性炎症伴凝固性坏死，周围肺组织伴有肺泡上皮增生及间质纤维增生，特染未发现明确病原菌，请结合临床。免疫组化结果：CK（上皮+），VIM（+），CgA（－），Syn（－），TTF-1（上皮+），WT-1（－），Ki67（炎症15%+），P63（－），NapsinA（部分+），P40（－）。特殊染色结果：特染PAS（－），银染（－），抗酸（－）。经过科室疑难病例讨论，考虑诊断播散性结核感染（肺＋脑），肺部病灶加重为结核治疗过程中的"矛盾反应"，继续抗结核治疗。因肺泡灌洗液宏基因组学二代测序合并肺炎链球菌，保留异烟肼、乙胺丁醇和吡嗪酰胺抗结核，停用环丝氨酸，加莫西沙星 0.4 g qd po 治疗。患者咳嗽症状逐渐改善，予以出院。出院后定期入院复查，最近一次复查为 2023-03，颅内病灶基本吸收（图 3-3），肺 CT 病灶较前片略吸收（图 3-4），予以停用乙胺丁醇，继续异烟肼、吡嗪酰胺和莫西沙星抗结核治疗，目前仍在治疗、随访中。

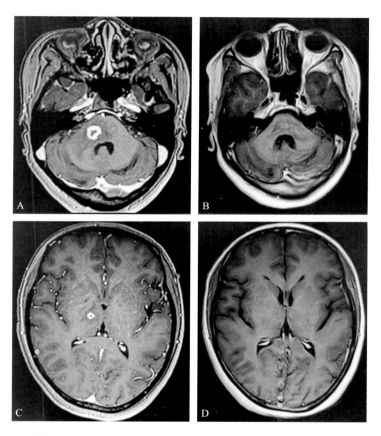

图 3-3　患者 2023-03 随访头颅 MRI 增强，显示颅内病灶基本吸收。A、C. 检查日期为 2022-05-15；B、D. 检查日期为 2023-03-03。

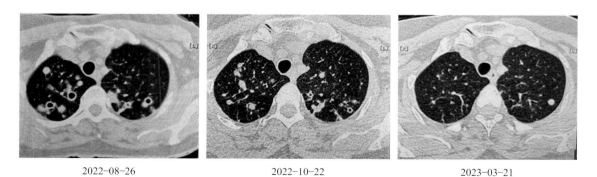

| 2022-08-26 | 2022-10-22 | 2023-03-21 |

图 3-4　该患者 2022-09 经本科室疑难病例讨论后，考虑为结核感染的"矛盾反应"，继续予以异烟肼、乙胺丁醇、吡嗪酰胺和莫西沙星抗结核治疗后，复查肺 CT，病灶逐渐吸收。

临床关键问题及处理

关键问题1 本病例自2021-09发现双肺粟粒影,后每次随访肺CT病灶一直进展,针对该患者肺CT的特点,临床需注意鉴别哪些疾病?

该患者肺CT病灶的特点为两肺多发结节,以两上肺为著,部分伴空洞形成,与前片对比部分有所增大,部分结节空洞形成较前片新发,需与以下疾病鉴别。

（1）感染性疾病

1）结核:空洞大小不均,可为薄壁及厚壁。鉴别诊断时,应注意到空洞可能偏向肺门侧,有引流支气管,周围有卫星灶,肺内其他部位合并斑点和索条影像,病变密度不均,可有钙化灶。病变在两肺尖后段和下叶背段较多。

2）真菌:以新型隐球菌、曲霉较多见,空洞外缘模糊,合并片状及模糊的结节影像,动态变化较快。

3）寄生虫:常见的疾病为肺吸虫病和肺包虫病。肺吸虫病的空腔为多囊性,空腔周围有炎症浸润,大囊肿常见有液平,虽可单个存在但患者多诉有血痰（即果酱色或巧克力色痰）。肺包虫病其空腔有一定的特征,为圆形,囊壁平整,腔内可见包虫原头节或原头蚴,牧区人群好发。

4）细菌:肺脓肿的空洞大小均匀或不均匀、空洞壁多较厚,洞内可有液平、肺内合并有多发斑片和模糊的结节病灶者较多见。

（2）非感染性疾病

1）转移瘤:肺内多发的空洞往往合并多发结节。空洞与结节在总体分布上具有随机分布结节的特点,即可位于胸膜下、支气管血管束周围和肺实质内,在各个部位的分布大致相同。病灶的大小不一,病变的密度较为均匀。

2）嗜酸性肉芽肿:在细支气管周围有由嗜酸性粒细胞为主的肉芽肿病变,形成多发的小结节及结节内的空洞,病变在小叶中心分布,上叶多见。

关键问题2 本病例为中年女性,病程中有午后低热、咳嗽、盗汗,后出现头晕、右侧舌部、左侧躯干及肢体触觉减退,左下肢膝以下乏力、麻木、刺痛感等中枢神经系统受累症状,辅助检查中血T-SPOT.*TB*强阳性,颈部淋巴结、脑干病灶活检病理均提示炎症改变,不支持肿瘤的诊断,病原学依据阴性,因此临床予以诊断性抗结核治疗。抗结核治疗后神经系统症状改善,但肺CT检查见病灶进展明显,下一步需完善哪些检查以协助鉴别诊断?

结核分枝杆菌感染的免疫学检查有γ干扰素释放试验（IGRA）,包括T-SPOT.*TB*等方法,但该方法仅能诊断结核分枝杆菌感染,很难区分是活动性结核还是潜伏结核感染。而肺结核的诊断方法有痰/BALF找抗酸杆菌、痰/BALF分枝杆菌培养、痰/BALF Xpert MTB/RIF或Xpert MTB/RIF ultra、mNGS和CRISPR-MTB等。患者肺内病灶性质不明时,临床需行以下措施鉴别:再次行气管镜灌洗,灌洗液送病原学检查、细胞学检查;行CT引导下肺穿刺,肺组织送检病原学、病理检查。本病例再次行气管镜灌洗,BALF送检宏基因组学二代测序回报结核分枝杆菌复合群，序列数 10，病原诊断明确，符合临床诊断播散性结核感染（肺 + 脑）。但患者抗结核治疗，肺部病灶持续增多，为除外在结核感染的基础上是否合并其他疾病，因此行肺组织穿刺检查，肺组织病理见化脓性炎症伴凝固性坏死，亦符合结核感染的表现。

关键问题 3　肺泡灌洗液宏基因组学二代测序结果明确诊断结核感染，如何解释经过抗结核治疗后，颅内病灶吸收，肺内病灶却在进展？

患者诊断播散性结核明确，治疗结核初期出现一过性、可逆性的临床症状恶化、病灶增多等与预期治疗反应不相符的现象，称之为"矛盾反应"。在接受抗结核治疗的患者中，部分中青年及免疫功能不全的患者多见"矛盾反应"，而且多发生在抗结核治疗开始后的 2 ～ 12 周，继续坚持抗结核治疗，其临床症状及病灶会逐渐改善。本病例继续坚持抗结核治疗后肺 CT 病灶逐渐吸收，符合"矛盾反应"的表现，但是肺部病灶持续增多长达 4 个月，实属罕见。

背景知识介绍

结核病在应用抗结核药物进行治疗的初期，出现一过性、可逆性的临床症状恶化、病灶增多等与预期治疗反应不相符的现象，称之为"矛盾反应"。因为这种现象与钩端螺旋体感染后使用青霉素进行抗感染治疗中出现的赫克斯海默反应相似，所以又称为"类赫氏反应"。在接受抗结核治疗的患者中，"矛盾反应"以中青年及免疫功能不全的患者多见，多发生在抗结核治疗开始后的 2 ～ 12 周。

"矛盾反应"的发病机制目前仍在研究当中，可能与宿主对分枝杆菌产物的免疫反应有关。经过抗结核有效治疗后，体内活跃增殖的结核分枝杆菌在治疗初期被异烟肼、利福平等杀菌剂急剧大量杀死，菌体裂解后产生磷脂、多糖和蛋白质等，从而引发超敏反应，在肺、浆膜、淋巴结等组织器官产生强烈炎性反应，出现局部毛细血管扩张，炎性细胞渗出、聚集，进而造成原本不活跃的结核病灶扩大，从而出现相应的临床或影像表现，病理学检查以伴或不伴慢性炎症或坏死的肉芽肿最为常见。

"矛盾反应"最常见的受累部位是淋巴结、肺和中枢神经系统。淋巴结受累主要表现为原淋巴结增大或出现新淋巴结肿大；肺部表现包括原有病灶增大或出现新发病灶，新出现胸膜腔、心包等浆膜腔积液或原有浆膜腔积液量增多，新发胸壁病变及支气管内病变等；中枢神经系统表现多为头痛、精神错乱、局限性癫痫发作、脑神经麻痹及因颅内结核瘤、脑积水进展产生的相关症状，如偏瘫、截瘫和偏身麻木等。在影像学表现上，结核性脑膜炎患者发生的"矛盾反应"这种临床症状加重、病灶增多等现象，往往易被误诊为合并感染、结核疾病恶化、耐多药结核导致的抗结核治疗失败，甚至被认为是恶性肿瘤性病变等。临床应注意鉴别，以免引起误诊，延误治疗。

抗结核治疗后"矛盾反应"并非罕见情况，但无明确临床诊断标准，诊断"矛盾反应"可参照以下原则：① 抗结核治疗一段时间后，结核病相关症状和/或影像学表现初步改善；② 抗结核治疗后，原发部位或新部位的结核病相关症状和/或影像学表现出现矛盾恶化；

③ 排除其他原因，包括治疗失败、耐药、再次感染和药物不良事件等。

矛盾现象并非病原播散，而是炎性反应或超敏反应的结果。因此，抗结核治疗过程中出现的轻型"矛盾反应"，一般情况下只需坚持原方案抗结核治疗并对症处理，症状很快消失，无须更改治疗方案，必要时可加用糖皮质激素治疗。但是对于一些具有严重伴发症状者，如结核性脑膜炎患者出现大面积颅内感染而导致梗阻性脑积水，原有胸膜腔积液大量增多、纵隔淋巴结增多增大所致急性呼吸衰竭等情况，则应考虑内、外科综合治疗。大多数研究表明，临床诊断"矛盾反应"可以继续原方案抗结核治疗，无需调整。目前尚无推荐的"矛盾反应"治疗方案，常见治疗选择是加用糖皮质激素治疗或手术切除。当HIV与结核共感染患者发生免疫重建综合征时，推荐使用糖皮质激素调节宿主炎性反应。非HIV感染患者出现"矛盾反应"时，使用糖皮质激素的方案还未统一。研究显示结核性脑膜炎患者出现"矛盾反应"，接受糖皮质激素治疗后临床症状得到明显改善。有些病例在使用糖皮质激素时，则需要更高剂量和更长疗程，如视交叉和脊髓蛛网膜炎造成的视力丧失和截瘫，往往需要更积极的治疗手段，包括免疫调节药物和手术干预。多篇文献报道了可以使用肿瘤坏死因子-α（TNF-α）受体拮抗剂治疗对糖皮质激素治疗不敏感的"矛盾反应"。TNF-α受体拮抗剂仅作为二线治疗方案，主要用于早期发病的"矛盾反应"，即结核治疗开始后的中位时间为6周，研究报道中的使用TNF-α受体拮抗剂治疗的病例大多数预后良好，耐受性良好。

本例患者在开始抗结核治疗后，中枢神经系统受累症状逐渐好转，但是咳嗽加重、CT检查发现肺部病灶持续增大。抗结核治疗后"矛盾反应"并非罕见情况，但难于严格界定，诊断"矛盾反应"需排除其他原因，包括治疗失败、耐药、再次感染和药物不良事件等。本病例"矛盾反应"持续时间长达4个月，实属罕见，但在完善两次气管镜灌洗和一次肺穿刺检查后，综合临床判断排除治疗方案不合理或结核耐药等因素，考虑肺部病灶可能为"矛盾反应"。因患者呼吸系统症状较轻，故未予以加糖皮质激素治疗，调整抗结核治疗方案后继续坚持抗结核治疗，肺部病灶逐渐吸收。

点 评

本病例抗结核治疗后神经系统症状改善，但肺CT病灶进展明显。临床再次完善相关检查鉴别肺部病灶性质后，通过肺泡灌洗液宏基因组学二代测序找到结核分枝杆菌复合群，明确诊断为结核感染，肺部病灶加重考虑为结核治疗过程中的"矛盾反应"，继续坚持抗结核治疗后肺部病灶逐渐吸收。

"矛盾反应"通常指在抗结核治疗过程中，原有结核病变出现临床和/或放射学进展，或者出现新病变。淋巴结结核、播散性结核及HIV感染患者更容易出现矛盾反应。在定义方面，矛盾反应与免疫重建炎症综合征（immune reconstitution inflammatory syndrome, IRIS）有重叠之处，二者均发生于有效病原治疗之后，实质为过度和/或失调的炎性反应。

一般而言，IRIS 用来代表 HIV 感染者接受抗反转录病毒治疗时出现的 "矛盾反应"，多见于低外周血 CD4$^+$T 淋巴细胞计数、高血浆 HIV 载量的个体；非 HIV 感染患者也可以观察到很多抗结核治疗相关矛盾反应，往往会造成严重后果。低蛋白血症、淋巴细胞减少是发生矛盾反应的独立危险因素，结核分枝杆菌负荷也是重要危险因素。

　　"矛盾反应" 或 IRIS 是宿主针对入侵微生物产生的过度、失调的炎性反应。广义上，此类现象还可出现于隐球菌感染、巨细胞感染等，越来越多的临床医师认识到这种现象与某些宿主免疫状态之间的联系，了解 "矛盾反应" 发生机制及临床特点，有助于临床医师深入认识针对病原体治疗中的炎性反应。

（刘其会　郑建铭　李　宁）

参·考·文·献

[1] Gafoor K, Patel S, Girvin F, et al. Cavitary lung diseases: a clinical-radiologic algorithmic approach[J]. Chest, 2018, 153(6): 1443−1465.

[2] Ai JW, Zhou X, Xu T, et al. CRISPR-based rapid and ultra-sensitive diagnostic test for Mycobacterium tuberculosis[J]. Emerg Microbes Infect, 2019, 8(1): 1361−1369.

[3] Armange L, Lacroix A, Petitgas P, et al. The use of TNF−α antagonists in tuberculosis to control severe paradoxical reaction or immune reconstitution inflammatory syndrome: a case series and literature review[J]. Eur J Clin Microbiol Infect Dis, 2023, 42(4): 413−422.

[4] Chou PS, Liu CK, Lin RT, et al. Central nervous system tuberculosis: a forgotten diagnosis[J]. Neurologist, 2012, 18(4): 219−222.

[5] 周晛, 艾静文, 崔鹏, 等. 二代测序技术对活动性结核病患者的诊断价值[J]. 中国防痨杂志, 2018, 40 (2): 153−156.

[6] 徐勇胜. 结核病治疗中的矛盾反应[J]. 中华实用儿科临床杂志, 2019, 34 (9): 646−649.

[7] Stone SF, Price P, French MA. Immune restoration disease: a consequence of dysregulated immune responses after HAART[J]. Current HIV research, 2004, 2(3): 235−242.

[8] Breen RAM, Smith CJ, Bettinson H, et al. Paradoxical reactions during tuberculosis treatment in patients with and without HIV co-infection[J].Thorax: The Journal of the British Thoracic Society, 2004, 59(8): 704−707.

[9] Gupta M, Bajaj BK, Khwaja G. Paradoxical response in patients with CNS tuberculosis[J].The Journal of the Association of Physicians of India, 2003, 51: 257−260.

4

病程长达 3 年的结核性肥厚性硬脑膜炎

题 记

　　一例慢性头痛3年余的患者，出现头晕、四肢无力、行走不稳等症状，头颅MRI增强示大脑镰及邻近皮质多发结节。腰椎穿刺提示颅压220 mmH$_2$O，脑脊液无色透明，脑脊液蛋白1 066 mg/L，白细胞8×10^6/L。脑膜活检抗酸染色（+），病原学宏基因组学二代测序示结核杆菌（序列数1），术中冰冻病理提示（大脑镰旁）肉芽肿性炎。最终诊断患者为结核性硬脑膜炎，予利福平、异烟肼、吡嗪酰胺、乙胺丁醇四联抗结核治疗，效果良好。

病史摘要

患者，男性，38岁。江苏人，2021-10-08收入我院神经内科。

主诉

反复头痛3年余，加重伴头晕近1个月。

现病史

患者3年前无明显诱因下出现右后枕部头痛，以刺痛为主，非持续性，否认恶心、呕吐、视物模糊、头晕、行走不稳等伴随症状，发作数分钟可好转。该症状反复发作，患者至外院就诊。头颅MRI提示两侧大脑皮质下少许缺血灶，右侧脑室前角小软化灶；MRA提示颅内动脉及其分支未见明显狭窄及扩张征象，两侧筛窦少许炎症。考虑血管性头痛，予盐酸氟桂利嗪胶囊对症治疗，患者服用后症状改善不明显，仍有反复发作。2年前患者开始服用天麻，自觉症状好转，头痛发作频率降低，疼痛不剧。2021-09-13患者再次出现频繁头痛，伴加重，伴有发作性头晕、出汗、四肢无力、持物不能、行走不稳，每次持续半小时到1小时不等，性质与前相同。至外院行头颅MRI平扫示两侧额叶、大脑镰旁异常信号，2天后行头颅MRI增强示大脑镰及邻近皮质多发结节，考虑特发性肥厚性脑膜炎，侵袭性脑膜瘤待排。患者遂至我院门诊查头颅MRI示双侧额顶叶大脑中线旁多发占位，附件双侧筛窦炎症，为进一步治疗，收住入我院。

既往史及个人史

患者否认肝炎史，否认结核史，否认手术史，否认外伤史，否认输血史，否认食物、药物过敏史。

婚育史和家族史

已婚已育，否认家族遗传病史。

入院查体

体温36.3℃，脉搏84次/分，呼吸16次/分，血压111/76 mmHg，身高171 cm，体重59 kg。患者神志清楚，发育正常，营养好，回答切题，自动体位，查体合作，步入病房。全身皮肤黏膜未见异常，无肝掌，全身浅表淋巴结无肿大，未见皮下出血点，未见皮疹。头颅无畸形，眼睑正常，睑结膜未见异常，巩膜无黄染，双侧瞳孔等大等圆，对光反射灵敏，耳郭无畸形，外耳道无异常分泌物，无乳突压痛。外鼻无畸形，鼻通气良好，鼻中隔无偏曲，两侧鼻旁窦区无压痛，口唇无发绀。颈软，无抵抗，颈静脉无怒张，气管居中，甲状腺无肿大。胸廓对称无畸形，胸骨无压痛。双肺呼吸音清晰，未闻及干湿性啰音。心率84次/分，律齐。腹平坦，腹壁软，全腹无压痛，无肌紧张及反跳痛，肝脾肋下未触及，肝肾脏无叩击痛，肠鸣音4次/分。脊柱、四肢无畸形，关节无红肿，无杵状指（趾），双下肢无水肿。肌力正常，肌张力正常，生理反射正常，病理反射未引出。

入院后实验室检查

• 血常规：血红蛋白138 g/L，白细胞计数5.31×10^9/L，中性粒细胞绝对值3.02×10^9/L，中性粒细胞百分比56.9%，淋巴细胞百分比32.2%，单核细胞百分比6.2%，嗜酸性粒细胞百分比0.19%，血小板计数209×10^9/L。

• 全血C反应蛋白3.02 mg/L，血沉38 mm/h。

• 肝肾功能、电解质：谷丙转氨酶11 U/L，谷草转氨酶14 U/L，白蛋白45 g/L，肌酐70 μmol/L，尿素5.8 mmol/L，血钙2.25 mmol/L。

• 糖化血红蛋白5.2%；空腹血糖5.7 mmol/L。

• HIV抗体、PRP、TPPA抗体、乙肝表面抗原、丙肝抗体：阴性。

• 结核感染T细胞检测阳性，抗原刺激孔10，阴性对照孔0，阳性对照孔≥20。

• 血培养（需氧、厌氧、分枝杆菌/真菌）均阴性。

辅助检查

• 头颅MR增强T2 FLAIR+T1（2021-10-14）：额顶部大脑镰增厚伴异常强化，呈条片样及结节，周围脑组织明显水肿，脑室系统大小形态未见明显异常，中线结构无移位（图4-1）。

• 胸部CT扫描（2021-10-14）：胸廓双侧对称，两肺纹理增多；右肺下叶条片影，右肺上叶纤维灶，两肺数枚2～5 mm小结节，气管及支气管分支通畅，双侧肺门、纵隔内未见明显肿大淋巴结；心脏不大；双侧胸腔未见明显积液。

• 脑电图（2022-10-12）：清醒安静闭眼时双侧可见9～10 Hz中波幅α节律，夹杂散在θ波，左右基本对称，调节调幅欠佳。睁眼时节律抑制完全。过度换气时同背景节律。双侧

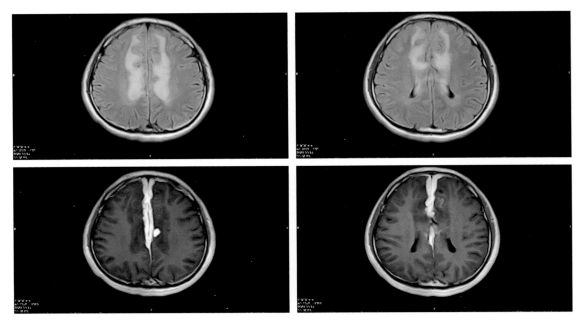

图4-1 2021-10-14头颅MR增强。

见较多尖波发放。

临床关键问题及处理

关键问题1 该患者的诊断是什么，如何进一步明确？

患者反复头痛3年余，加重伴头晕近1个月，入院后行头颅MR增强示额顶部大脑镰增厚伴异常强化。进一步完善腰椎穿刺，提示脑脊液压力220 mmH$_2$O，脑脊液清亮无色，潘氏试验阴性，红细胞$1×10^6$/L，白细胞$8×10^6$/L，脑脊液糖3.0 mmol/L（同步血糖：5.7 mmol/L），脑脊液氯122 mmol/L，脑脊液蛋白1 066 mg/L，脑脊液乳酸1.07 mmol/L。脑脊液隐球菌乳胶凝集试验、G试验、中性粒细胞CD64指数、病原学涂片和培养均为阴性，脑脊液送病原学宏基因学组二代测序阴性。血GM试验阴性，血结核感染T细胞检测阳性。患者病程中无发热、咳嗽、咳痰、视野缺损等不适，肺部CT未见明显炎症。患者目前感染依据不足，结合影像学表现及患者临床表现，怀疑肥厚性硬脑膜炎。请神经外科及感染科会诊后建议行脑膜活检。2021-10-25外科全麻下行大脑镰旁病变活检术，活检脑组织送病原学宏基因组学二代测序提示结核杆菌序列数为1，术中冰冻病理示：（大脑镰旁）肉芽肿性炎，结核或其他抗酸分枝杆菌感染可能。特殊染色结果：抗酸（-）。术后病理结果见抗酸分枝杆菌荧光染色(+)，真菌荧光染色（-）。

至此，结合患者既往病史，考虑该患者为结核性硬脑膜炎可能大。

关键问题2 该患者如何选择抗结核药，如何进行疗效评估？

患者在术后出现间断发热，最高体温37.6℃。感染科会诊建议充分征得患者知情同意的情况下可予抗结核治疗：予以利福平 0.45 g qd（空腹顿服）、异烟肼 0.4 g qd、吡嗪酰胺 0.5 g tid、乙胺丁醇 0.75 g qd 口服抗结核治疗。用药后患者症状减轻，对抗结核方案反应良好。

用药期间每两周复查血常规、肝肾功能。用药两个月后，患者因血常规检查白细胞降低，停用吡嗪酰胺，加用利可君片。复查头颅增强 MRI 示病灶稍有缩小。继续予以利福平 0.45 g qd、异烟肼 0.4 g qd、乙胺丁醇 0.75 g qd 口服抗结核治疗，加用升白细胞药物。门诊随访，评估疗效。2022-10-16 复查头颅 MR 增强示颅脑术后改变，额顶部仍见大脑镰增厚伴异常强化，符合硬脑膜炎改变，较前片减轻（图 4-2）。因硬脑膜增厚可能导致抗结核药物穿透硬脑膜的程度较低，因此该疾病需要在影像学的指导下，根据个体情况延长抗结核药物治疗时间。

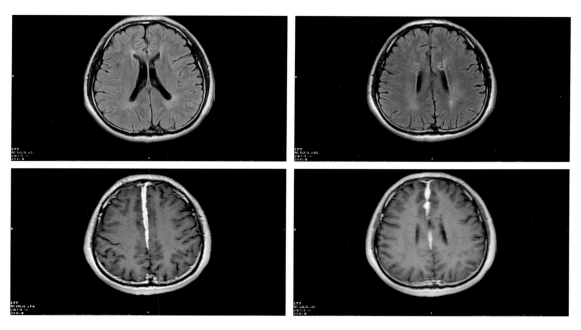

图 4-2　头颅 MR 增强（2022-10-16）。

背景知识介绍

硬脑膜炎和软脑膜炎是两种不同类型的脑膜炎。硬脑膜炎是指硬脑膜的炎症，硬脑膜是位于大脑和脊髓表面的厚膜，它具有较强的粘连性并围绕神经组织。常见的病原菌包括结核杆菌、铜绿假单胞菌、金黄色葡萄球菌、黄曲霉、梅毒等，也可与患者自身免疫性疾病及肿瘤相关，如韦格纳肉芽肿、类风湿关节炎、贝赫切特综合征、恶性肿瘤、脑膜瘤等。硬脑膜炎常伴随头痛、发热、恶心、呕吐、颈部僵硬、意识改变等症状，但神经系统症状常较轻。MRI 根据脑膜不同层的增强方式，可分辨软脑膜炎（累及软脑膜、蛛网膜和充满脑脊液的蛛网膜下腔）和硬脑膜炎（累及硬脑膜）。当脑膜强化延伸至皮质沟和/或累及基底池时，可认为脑膜强化为软脑膜炎；当强化沿颅骨、镰部或幕的内表面呈增厚或结节状，但未延伸至皮质沟时，可认为脑膜强化为硬脑膜炎。

肥厚性硬脑膜炎是一种慢性、纤维性炎性疾病，主要表现为局限性或弥漫性的硬脑膜肥厚而引起神经功能障碍的一类罕见病，病变多好发于颅底、小脑幕、大脑镰等部位。头颅MRI是诊断硬脑膜炎的首选方法，硬脑膜炎的影像学特征包括硬脑膜增厚、硬脑膜肿块、窦血栓形成或静脉充血伴白色改变，但放射学表现可能具有误导性，提示其他诊断，如脑膜瘤。因此，在疑似脑膜炎的情况下，仍然需要结合临床症状、体征及脑脊液分析等综合判断。由于增厚的硬脑膜压迫，这种疾病的进展性可导致慢性头痛伴局灶性神经系统体征，包括头痛、嗜睡、精神状态改变等。脑脊液检查可能显示颅内压增高，蛋白质含量轻度升高，以淋巴细胞为主的多细胞增多症或无异常。患者多无体温升高，早期可出现血沉加快。

肥厚性硬脑膜炎根据特征大致可以分为感染性或非感染性，居住地区、旅行史、免疫状态和基础疾病是确定鉴别诊断的最初基础要素，对肺部、皮肤、肝、脾、关节、眼部和淋巴结系统性检查可提供关于炎症和肉芽肿性疾病的信息，这常是发病的基础原因。许多以前被认为是特发性硬脑膜炎的病例实际上是由IgG4病或累及脑膜的类风湿关节炎所引起的。硬脑膜活检结合组织学检查或使用宏基因组学二代测序的微生物学新诊断法有助于确诊。

如果经过无创检查甚至经过脑膜活检后仍未确诊，一般选择抗结核治疗或糖皮质激素进行经验性治疗，除非暴露史或其他信息提示存在敏感的微生物，否则不推荐经验性抗生素治疗。在结核病流行地区，排除隐球菌性脑膜炎后，经验性抗结核治疗是合理的，且经验性抗结核治疗往往在脑膜炎诊断检查完成之前已经开始。但并非此类病例都推荐采用经验性抗结核治疗，如果对神经结节病的怀疑程度高于对结核病的怀疑程度，则会经验性尝试使用糖皮质激素治疗。在结核病不常见的地区，对于经过大量评估后仍无法确诊的硬脑膜炎病例，应仅使用糖皮质激素经验性治疗，并在4～8周进行随访临床评估和影像学检查。值得注意的是，临床激素治疗应缓慢减量，或考虑减量过程中加用免疫抑制剂来防止复发。结核性硬脑膜炎的抗结核药物治疗持续时间不确定，已有报道证实，结核瘤即使经过18个月的抗结核治疗，仍有超过2/3的组织学变化不明显。因硬脑膜增厚可能导致抗菌药物穿透硬脑膜的程度较低，该疾病需要在影像学的指导下，根据个体情况延长抗结核药物治疗时间。对于药物治疗反应不佳或硬脑膜明显增厚伴脑实质损伤时，应考虑外科手术治疗。

点 评

这个病例给我们很大的启示：① 肥厚性硬脑膜炎是一种不常见的肺外结核，硬脑膜增厚的MRI表现和脑脊液分析有助于诊断，脑膜活检有助于确诊。② 结核性硬脑膜炎对抗结核药物反应良好，但需要适度延长治疗时间。一些特发性硬脑膜炎病例对抗结核治疗反应良好，提示一部分病例是由于未确诊的结核所致。③ 在结核性肥厚性硬脑膜炎的临床诊疗过程中，医疗工作者需要充分认识其影像学表现以便于早期识别和介入，同时积极完善病原学检查,有条件的情况下应进行脑膜活检确诊,从而控制疾病的进展,降低疾病的重症率和病死率。

(孙钰涵　阮巧玲　庄冬晓　韩　翔　金嘉琳)

参·考·文·献

[1] Yoshida M, Ishizuka N, Mizuno M, et al. Rare presentation of tuberculous hypertrophic pachymeningitis diagnosed by a biopsy of abdominal lymphadenopathy[J]. SAGE Open Med Case Rep, 2022, 2050313X221085866.

[2] Thurtell MJ, Keed ABR, Yan M, et al. Tuberculous cranial pachymeningitis[J]. Neurology, 2007, 68(4): 298−300.

[3] Kang K, Yoon RG, Kim BK, et al. Restricted diffusion abnormalities on magnetic resonance imaging in a patient with tuberculous pachymeningitis[J]. J Clin Neurol, 2021, 17(1): 147−149.

[4] Senapati SB, Mishra SS, Das S, et al. Cranio cervical tuberculous hypertrophic pachymeningitis[J]. Surg Neurol Int, 2014, 5: 52.

[5] Tariq R, Ahmed R. Tuberculous hypertrophic pachymeningitis presenting as visual blurring and headaches[J]. J Pak Med Assoc, 2012, 62(9): 966−968.

[6] Okada T, Yoshida T, Asai T, et al. Unusual meningeal tuberculoma-case report[J]. Neurol Med Chir (Tokyo), 1993, 33(10): 710−712.

[7] Shobha N, Mahadevan A, Taly AB, et al. Hypertrophic cranial pachymeningitis in countries endemic for tuberculosis: diagnostic and therapeutic dilemmas[J]. J Clin Neurosci, 2008, 15(4): 418−427.

[8] Hatano N, Behari S, Nagatani T, et al. Idiopathic hypertrophic cranial pachymeningitis: clinicoradiological spectrum and therapeutic options[J]. Neurosurgery, 1999, 45(6): 1336−1342; discussion 1342−1344.

[9] Fonseka CL, Kanakkahewa TE, Singhapura SDAL, et al. Tuberculous pachymeningitis presenting as a diffused dural thickening in a patient with chronic headache and recurrent neurological abnormalities for more than a decade: a case report and a review of the literature[J]. Case Rep Infect Dis, 2018: 3012034.

[10] Parney IF, Johnson ES, Allen PBR. "Idiopathic" cranial hypertrophic pachymeningitis responsive to antituberculous therapy: case report[J]. Neurosurgery, 1997, 41(4): 965−971.

[11] Aksamit AJ. Chronic meningitis[J]. N Engl J Med, 2021, 385: 930−936.

5

辅助生殖术后急性血行播散
性结核合并脑积水

题 记

　　一例既往体健的女性患者，在辅助生殖术后妊娠3个月时出现发热伴头痛，考虑宫内感染后终止妊娠，结合患者肺CT及头颅MRI，考虑急性血行播散性结核。胎盘病理提示胎盘组织抗酸染色阳性，抗结核治疗3个月时因停用部分抗结核药物（环丝氨酸及丙硫异烟胺）患者再次出现头晕、头痛加重伴恶心、呕吐，头颅CT提示脑积水严重，经神经外科介入治疗和积极抗结核治疗，最终预后良好。

病史摘要

患者，女性，35岁。上海人，2022-05-27收入我科。

主诉

间断发热、头痛4个月。

现病史

患者2022-01底（孕3月）时开始出现发热伴头痛，否认咳嗽、咳痰或阴道出血，外院考虑宫内感染可能，予以头孢西丁抗感染治疗后效果欠佳，患者仍高热，经妇产科医生评估后予终止妊娠；其间痰涂片抗酸染色镜检3次阴性，结核感染T细胞检测阳性：阴性对照管IFN-R（N）10.30 pg/mL；测试管IFN-R（T）161.60 pg/mL，测试管阴性对照管IFN-R（T-N）151 pg/mL；妊娠物排出后行胎盘病理提示：胎盘组织内部分绒毛间质疏松化伴纤维化，胎膜炎细胞浸润伴局灶性炎性坏死，抗酸染色（+），PAS染色（－），六胺银染色（－），革兰染色（－），考虑结核。2022-02-07胸部CT提示两肺弥漫随机分布粟粒样病灶，考虑两肺急性血行播散性肺结核；头颅MRI平扫及DWI提示两侧小脑半球、大脑半球多发小结节，左侧脑室室管膜异常强化，考虑血行播散性结核。外院予以异烟肼、利福平、吡嗪酰胺、乙胺丁醇标准四联抗结核治疗，体温恢复后出院。2022-03-08患者因全身多发皮疹至外院住院治疗，予以倍他米松抗炎及抗过敏对症支持治疗,并调整抗结核药物为异烟肼、环丝氨酸、吡嗪酰胺、左氧氟沙星、丙硫异烟胺抗结核治疗;其间行腰椎穿刺术,测得脑脊液压力 13 cmH$_2$O,脑脊液糖 3.4 mmol/L(同步血糖未测),脑脊液氯 124 mmol/L(↓),脑脊液蛋白 937 mg/L(↑),乳酸脱氢酶 33 U/L,腺苷脱氨酶 3.8 IU/L;脑脊液常规示白细胞增多,以单核细胞为主;脑脊液涂片抗酸杆菌阴性,结核抗体阴性,脑脊液 Xpert MTB/RIF 结核分枝杆菌未检出。患者皮疹好转出院后因疫情原因停用环丝氨酸、丙硫异烟胺,05-01 出现头晕、头痛加重伴恶心、呕吐,至上海某医院就诊,入院后腰椎穿刺术,脑脊液生化(2022-05-18):糖 6.9 mmol/L(同步血糖未测),氯 132 mmol/L(↓),蛋白质 297 mg/L(↑),乳酸脱氢酶 25 U/L,腺苷脱氨酶 0.30 IU/L;脑脊液常规:无色,透明,潘氏蛋白定性试验阴性,白细胞 25×10^6/L;脑脊液结核涂片荧光染色抗酸杆菌阴性,Xpert MTB/RIF 结核分枝杆菌未检出。积极予抗结核(AmHZMfxLzd/阿米卡星+异烟肼+吡嗪酰胺+莫西沙星+利奈唑胺)、脱水降颅压、倍他米松抗炎、美罗培南抗感染及对症支持治疗,患者仍剧烈头痛,伴恶心、呕吐,头颅 CT 提示病灶较前进展,于 05-25 转我院神经外科,入院后经讨论考虑患者脑积水严重,05-27 行脑室 Ommaya 泵置入术,术后症状缓解,继续抗结核治疗并转入我科。

既往史及个人史

患者否认既往结核病史,否认结核病患者接触史,否认肝炎及其他传染病史。否认手术史或外伤史。患者 2021-11 底因原发性不孕进行体外受精-胚胎移植(in vitro fertilization and embryo transfer, IVF-ET)并成功受孕。

婚育史和家族史

已婚未育,否认家族遗传病史。

入院查体

体温 36.5℃,脉搏 85 次/分,呼吸 12 次/分,血压 112/80 mmHg,身高 164 cm,体重 62 kg。患者神志清,发育正常,查体合作,对答基本切题。全身浅表淋巴结无肿大。头颅无畸形,脑室 Ommaya 泵置入术后引流中。眼睑及颜面无水肿,睑结膜未见异常,巩膜无黄染,双侧瞳孔等大,对光反射灵敏。外鼻无畸形,鼻中隔无偏曲,鼻翼无扇动,双侧鼻唇沟基本对称,伸舌居中,两侧鼻旁窦区无压痛。耳郭无畸形,外耳道无异常分泌物,无乳突压痛。胸廓对称无畸形,胸骨无压痛;双肺呼吸音清晰,未闻及干、湿性啰音。心率 85 次/分,律齐。腹平坦,腹壁软,全腹无压痛,无肌紧张及反跳痛,肝脾肋下未触及,肝区、肾区无叩击痛,肠鸣音 3 次/分。双下肢无水肿。四肢肌力Ⅵ级,肌张力正常,病理征均阴性。

入院后实验室检查

• 血常规:白细胞计数 8.86×10^9/L,中性粒细胞百分比 92.3%(↑),淋巴细胞百分比 5.3%(↓),单核细胞百分比 2.4%(↓),红细胞计数 3.73×10^{12}/L(↓),血红蛋白 110 g/L(↓),血小板计数 115×10^9/L(↓)。

• 肝肾功能及电解质:钠 136 mmol/L(↓),乳酸脱氢酶 272 U/L(↑),钾 3.3 mmol/L(↓),谷丙转氨酶 17 U/L,谷草转氨酶 14 U/L,余均未见明显异常。

• 凝血功能未见异常,C 反应蛋白 2.04 mg/L。

- 结核感染 T 细胞检测阳性，抗原刺激孔 > 30，阴性对照孔 0，阳性对照孔 ≥ 20。
- 脑脊液抗酸染色涂片、结核分枝杆菌 *rpoB* 基因和突变检测阴性（Xpert MTB/RIF 及 Xpert MTB/RIF Ultra 均阴性）。
- 脑脊液生化：糖 4.3 mmol/L（同步血糖 9.2 mmol/L），氯 125 mmol/L，蛋白质 241 mg/L，乳酸 1.88 mmol/L，乳酸脱氢酶 54.00 U/L。
- 脑脊液常规：无色澄清，白细胞 1×10^6/L，红细胞 1×10^6/L，潘氏试验阴性。
- 脑脊液细胞学检查：有核细胞计数 1×10^6/L，成熟淋巴细胞 98%，肿瘤细胞未查见，真菌未查见，细菌未查见，寄生虫未查见。细胞学诊断及意见:(脑脊液)淋巴细胞轻度增生，可见少量单核巨噬细胞，未见恶性肿瘤细胞证据。
- 隐球菌凝集试验阴性。
- 血培养＋鉴定（需氧＋厌氧）2 套阴性。
- 肌炎抗体谱、CCP 抗体及 ENA 抗体谱等未见异常。

辅助检查
- 头颅 CT 扫描：脑室引流术后改变，胼胝体、左侧基底节区、颞枕顶岛叶及侧脑室旁异常密度伴水肿，中心结构右偏。附见双侧上颌窦炎症伴囊肿。
- 头颅 MR 增强（图 5-1）：胼胝体、左侧额顶叶异常强化，室管膜强化，感染性病变可能大；左侧脑室扩大积水，中线结构右移；请结合临床。

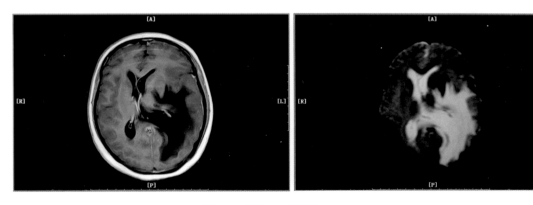

图 5-1　头颅 MRI 增强（2022-05-25）。

- 经腹妇科（子宫、附件）彩色多普勒超声检查：未见明显异常。

临床关键问题及处理

关键问题 1　该患者的抗结核治疗及脑积水的处理？

结核性脑膜炎是一种常见的中枢神经系统结核，具有高病死率和致残率。脑积水是结核性脑膜炎最常见的并发症之一，且已被证明对预后不利。结核性脑膜炎患者通常有两种类型的脑积水(交通性和阻塞性):当第四脑室出口被基底部渗出物、软脑膜炎或当中脑导水管梗阻时会出现阻塞性脑积水;当脑脊液过多或蛛网膜下腔吸收不足时会出现交通性脑积水;其中交通性脑积水更为常见。尽管轻中度脑积水内科治疗效果良好,但当颅内高压出现时即需要手术治疗。脑室-腹腔分流术(ventriculo-peritoneal shunt)是首选的手术治疗方式,其他治疗方式包括内镜下第三脑室造口术、脑室外引流术和Ommaya泵置入术。

该患者因头晕、头痛加重伴恶心、呕吐在外院就诊,遂转入我院考虑脑积水后,请神经外科于2022-05-27行脑室Ommaya泵置入,术后继续予以异烟肼+吡嗪酰胺+利奈唑胺+左氧氟沙星+环丝氨酸抗结核治疗,转回我科后每日脑脊液外引流量约50～100 mL,术后第20天(06-16)尝试拔除脑室外引流管,但48小时后复查头颅CT提示脑积水较前明显加重,请神经内科及外科会诊,复查脑脊液细胞学检查:有核细胞计数$1×10^6$/L,成熟淋巴细胞百分比95%,未查见肿瘤细胞、真菌、细菌或寄生虫,细胞学诊断及意见为淋巴细胞轻度增生,可见少量单核组织巨噬细胞,未见恶性肿瘤细胞证据;脑脊液生化:糖4.1 mmol/L,氯125 mmol/L,蛋白质525 mg/L,乳酸1.80 mmol/L,乳酸脱氢酶46.00 U/L;脑脊液常规:无色澄清,白细胞计数$1×10^6$/L,红细胞计数$1×10^6$/L,潘氏试验阴性。充分评估后即于06-22行VP分流术,手术顺利,术后患者头痛明显缓解,一般情况稳定,恢复可(图5-2)。

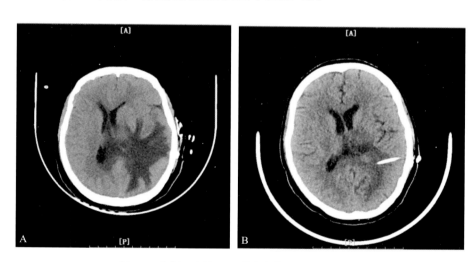

图5-2 头颅CT平扫:VP分流术前(A)及术后(B)。

关键问题2　关于妊娠合并活动性结核病的及时诊断及治疗?

人体从感染结核分枝杆菌到发病是一个复杂连续的过程,而妊娠状态下母体复杂的免疫环境改变可能是结核感染或发病的危险因素。有研究显示与未妊娠状态相比,孕妇和产后结核病的发病率分别为1.4倍和1.9倍。尽管结核病是一种可治愈和预防的疾病,妊娠合并结核病发病时往往并不能得到明确诊断和及时治疗,目前临床诊断困难的原因主要是结核病的临床表现不典型,以及用于检测结核分枝杆菌的各种标本菌量低,使得病理学和病原学诊断的敏感性仍不理想。多数情况下妊娠合并活动性结核病的诊断为基于γ干扰素释放试验、累及器官部位的影像学、宫/腹腔镜等内镜检查的临床诊断，而对于妊娠状态下的孕产妇来说，以上具有放射性或有创操作的检查手段往往应用时要更加谨慎和困难，这很可能会加重妊娠合并结核病的诊断难度，无法及早进行干预导致孕产妇和新生儿的不良结局，使得新生儿和孕产妇病死率增加。

患者起病时3次痰涂片抗酸染色阴性，依据典型的肺CT和头颅MRI影像学结果诊断为血行播散型结核，同时胎盘组织抗酸染色阳性，诊断较为明确。患者本次入院期间行3次脑脊液常规、生化及脱落细胞检查均未见异常，3次培养均为阴性，脑脊液乳胶凝集试验、自免脑抗体、脑脊液结核Xpert MTB/RIF Ultra检查均为阴性，可见获得患者的中枢系统结核的病原学依据仍十分困难，尤其是在接受抗结核治疗之后。

尽管患者诊断为血行播散型结核，同时胎盘组织抗酸染色阳性，不排除为肺结核血行播散导致的中枢神经系统及胎盘结核感染。但有研究认为，妊娠尤其是IVF-ET，可能通过机械原因或免疫因素导致原发于女性生殖系统的结核病灶经血行播散，因此无法确定该患者的生殖系统结核/胎盘结核是否为本次播散的原发病灶。可能未来对于这类患者，特别是拟行辅助生殖手术的女性，进行孕前结核筛查以进一步明确结核感染进展或活动性结核病。此外，尽管国外已有相当多的研究证明目前多种抗结核药物对于孕妇的药代动力学及药物的不良反应并不影响原剂量的抗结核治疗效果，但是出于孕产妇心理因素及其他社会因素影响，孕前及时诊断并发现结核感染风险才能进一步改善妊娠合并结核的妊娠结局。

背景知识介绍

近年来随着结核分枝杆菌耐药性增多，育龄女性生殖器结核发病率呈上升趋势，根据世界卫生组织的报告估计，15岁以上女性结核感染的比例高达31%，包括肺结核和肺外结核。生殖器结核在肺外结核中占比近1/10，女性生殖器结核多继发于肺结核或其他脏器的结核感染，结核分枝杆菌可经淋巴系统或血行播散至输卵管（＞90%）、子宫内膜（50%～80%）、卵巢（20%～30%），邻近部位结核病灶还可直接蔓延感染，由性接触所致女性生殖器结核感染则较罕见。

结核感染播散会影响多个器官和系统，如中枢神经系统、骨髓和泌尿生殖系统。妊娠合并结核病往往预后不良，不仅可能导致胎儿死亡，还可能导致孕产妇生命危险。此前已经报道数个自然妊娠或涉及IVF-ET后血行播散性结核病的病例报告，但缺少系统性回顾研究。与此同时，IVF-ET作为目前改善不孕症的最普遍和有效的手段，在辅助生殖术后妊娠合并结核病正逐渐被国内外研究者所重视，尤其是血行播散型结核感染，包括可能造成血行播散的肺结核及生殖器结核，以及播散后造成不良预后的中枢神经系统结核病和新生儿原发性结核病。在IVF-ET前未被发现和治疗的结核感染可能是妊娠期间结核播散的主要原因，因为处于静息状态的病灶重新激活可通过血行传播。

妊娠期结核病发病往往病情危重，妊娠结局较差，一旦发生妊娠期间结核病发病或结核感染播散对于行辅助生殖的不孕家庭来说更为不幸。妊娠合并结核感染往往临床诊断困难，导致病情延误和不良妊娠的结局，造成对孕产妇和新生儿健康的严重威胁，对寻求辅助生殖治疗的不孕人群及具有结核感染高危因素的备孕女性进行有效的结核感染筛查，将有助于实现提前干预，早发现，早诊断，早治疗，最终减少妊娠合并结核感染的发病，改善妊娠的结局。

在既往本系列书中也曾介绍过类似患者，因不孕而辅助生殖后播散性结核感染时要高度怀疑不孕症本身即为结核导致。本例患者则更体现了妊娠期活动性结核病临床诊断的困难，由于孕妇人群特殊性和结核病诊断的困难性，往往难以获得病原学依据以明确诊断，以致不能及时抗结核治疗。因此，对于疑似结核感染的高危人群进行辅助生殖术前筛查，将有助于预防妊娠合并结核感染的发病，或许有助于实现提前干预。妊娠合并活动性结核病累及中枢神经系统时，结核性脑膜炎合并脑积水是重要的并发症，往往病情危重、治疗难度大且预后较差，及时的外科干预或将成为预后逆转的关键。

（徐昊心　阮巧玲　庄冬晓　金嘉琳）

参·考·文·献

[1] Raut T, Garg RK, Jain A, et al. Hydrocephalus in tuberculous meningitis: Incidence, its predictive factors and impact on the prognosis[J]. J Infect, 2013, 66(4): 330−337.

[2] Miele K, Bamrah Morris S, et al. Tuberculosis in pregnancy [J]. Obstet Gynecol, 2020, 135(6): 1444−1453.

[3] Sobhy S, Babiker Z, Zamora J, et al. Maternal and perinatal mortality and morbidity associated with tuberculosis during pregnancy and the postpartum period: a systematic review and meta-analysis [J]. BJOG: An International Journal of Obstetrics & Gynaecology, 2017, 124(5): 727−733.

[4] Chakaya J, Khan M, Ntoumi F, et al. Global Tuberculosis Report 2020 − Reflections on the Global TB burden, treatment and prevention efforts [J]. International Journal of Infectious Diseases, 2021, 113 Suppl 1(Suppl 1): S7−S12.

[5] Gould JM, Aronoff SC. Tuberculosis and pregnancy—maternal, fetal, and neonatal considerations [M]. Tuberculosis and Nontuberculous Mycobacterial Infections, 2017.

[6] Bagcchi S. WHO's Global Tuberculosis Report 2022 [J]. The Lancet Microbe, 2023, 4(1): e20.

[7] Grace GA, Devaleenal DB, Natrajan M. Genital tuberculosis in females [J]. Indian J Med Res, 2017, 145(4): 425−436.

[8] Dahiya B, Kamra E, Alam D, et al. Insight into diagnosis of female genital tuberculosis [J]. EXpert Rev Mol Diagn, 2022, 22(6): 625−642.

6

Q 热引起的不明原因发热伴腹泻

题记

　　Q热（Q fever）是由贝纳科克斯体所致的一种人畜共患疾病，因人们对其认识不足，缺乏典型临床表现，检验可有多种免疫抗体阳性，容易被漏诊和误诊。在近年来随着mNGS技术相对广泛的应用，Q热的诊断率有所上升。在2021年本系列书中，我们也曾经介绍过一例急性发热通过mNGS技术诊断为Q热的病例，但本病例的临床表现、诊治过程甚至流行病史都更有意义，因此通过这样一例似乎只表现为发热伴腹泻的患者，与大家分享Q热的临床特点和诊疗经验。

病史摘要

患者，男，53岁。上海市崇明区人，工人，2022-07-11收入我科。

主诉

发热伴腹胀、腹泻2周。

现病史

患者2周前无明显诱因下出现发热，体温高峰波动在39～42℃，自行服用美林（布洛芬混悬液）后大量出汗，体温可下降至正常；伴有畏寒、腹胀、腹泻、乏力不适，腹泻为黄色水样便，每日10次，每次量少。否认头晕、头痛、鼻塞、流涕、咳嗽、咳痰、胸闷气促、恶心、呕吐、腹痛、便秘、肌肉关节酸痛、四肢麻木等不适。否认近期不洁饮食史。入院8天前，患者至外院住院诊治，血常规正常，总胆红素24 μmol/L，乳酸脱氢酶437 U/L，肌酸激酶480 U/L，血淀粉酶66 U/L；腹部超声示脂肪肝、双肾囊肿；先后予氨苄西林、比阿培南抗感染，甲泼尼龙琥珀酸钠40 mg及地塞米松5 mg治疗，均效果不佳。3天前至复旦大学附属华山医院门诊就诊，血常规未见明显异常，血清钾3.4 mmol/L，谷草转氨酶213 U/L，谷丙转氨酶211 U/L，总胆红素31.6 μmol/L，乳酸脱氢酶652 U/L，C反应蛋白80.57 mg/L，降钙素原2.62 ng/mL，N末端前体脑利钠肽（NT-pro BNP）468.4 pg/mL；国际标准化比值1.22，D-二聚体7.46 mg/L（FEU），纤维蛋白原降解产物85.6 μg/mL。予头孢哌酮/舒巴坦抗感染，谷胱甘肽保肝治疗，患者仍有发热。为进一步诊治，拟"发热待查"，收入我科治疗。

既往史

患者20年前无明显诱因下出现进食后腹泻，每天3～4次，大便不成形，持续腹泻20年，未予重视。患者2018年患急性胰腺炎，经治疗后好转，2019年患尿路结石，未治疗。2020-10突发双眼视力下降，伴黑影，有光感，考虑为视神经炎，予甲泼尼龙1 g冲击治疗后逐渐减量，视力改善不明显，目前距眼10 cm可见模糊影。否认肝炎、结核、伤寒等传染病史；否认手术、外伤史、输血史；否认食物、药物过敏史；预防接种史不详；否认高血压、冠心病、糖尿病等慢性病史。

个人史

居住于上海市崇明区，否认牲畜、宠物接触史；吸烟30年，平均每天一包，已戒烟2年；饮酒史：饮酒30年，平均1 kg/d，常饮黄酒，已戒酒2年。

家族史

否认高血压、糖尿病等慢性病家族史、肿瘤家族史。母亲有慢性腹泻，持续数十年，有便血，具体不详。

入院查体

体温36.8℃，脉搏84次/分，呼吸20次/分，血压100/75 mmHg。神志清楚，回答切题，查体合作。全身皮肤无出血点、瘀斑、皮疹，全身浅表淋巴结无肿大。睑结膜充血，巩膜无黄染，双眼视物模糊，距眼10 cm可见模糊影，对光反射灵敏。双肺呼吸音清晰，未闻及干、湿性啰音。心率84次/分，律齐，腹平坦，腹软，全腹无压痛及反跳痛，肝脾肋下未触及，肠鸣音4次/分。双下肢不肿。

入院后实验室检查

- 血常规：白细胞计数7.84×10^9/L，红细胞计数3.78×10^{12}/L，血红蛋白111 g/L（↓），血小板计数162×10^9/L，中性粒细胞百分比67.0%。

- 生化检查：谷丙转氨酶112 U/L（↑），谷草转氨酶93 U/L（↑），总胆红素26.9 μmol/L（↑），肌酐145 μmol/L（↑），eGFR 47 mL/min（↓）。

- 凝血功能：国际标准化比值1.24（↑），D-二聚体9.55 mg/L（↑）。

- 炎症指标：C反应蛋白＞300.00 mg/L（↑），降钙素原2.40（↑），血沉41 mm/h（↑），CD64感染指数55.24（↑）；白介素-1β 20.10 pg/mL（↑），白介素-10 12.60 pg/mL（↑），白介素-2受体2 398.00 U/mL（↑），白介素-6 32.10 pg/mL（↑），白介素-8 80.30 pg/mL（↑），肿瘤坏死因子 α 64.00 pg/mL（↑）。

- 自身免疫抗体：抗心磷脂抗体IgA 88.0 PLIgA-U/mL（↑），抗心磷脂抗体IgG＞120.0 PLIgG-U/mL（↑），抗心磷脂抗体IgM＞120.0 PLIgM-U/mL（↑），抗核抗体阳性，抗核抗体颗粒型阳性（1：320），抗核抗体胞质颗粒型阳性（1：100），抗β2-糖蛋白1抗体＞

200.0 RU/mL（↑），抗环瓜氨酸肽抗体10.9 RU/mL（↑）；类风湿因子：RF-IgA 19.5 U/mL（↑），RF-IgG 121.7 U/mL（↑），RF-IgM > 300.0 U/mL（↑），RF 562.00 IU/mL（↑）。

• 感染标志物：EB病毒衣壳抗原IgG抗体578.0 U/mL，EB病毒、抗单纯疱疹病毒1+2、抗风疹病毒、抗巨细胞病毒的抗体IgM均为阳性，RPR阳性，HIV抗体可疑阳性。

• 肿瘤标志物：CA 12-5 41.79 U/mL（↑），CA 15-3 25.25 U/mL（↑）。

辅助检查

• 超声：胆囊壁局部增厚，胆囊腺肌症？脂肪肝，双肾囊肿；所见脾、胰、后腹膜、膀胱、双输尿管、甲状腺、甲状旁腺未见明显异常；双侧颈部、双侧锁骨上、双侧腋窝、双侧腹股沟未见明显肿大淋巴结及异常包块。

• 心脏超声：二叶式主动脉瓣可能，升主动脉扩张。

• 胸主动脉CTA：升主动脉增宽，需警惕动脉瘤可能。

• 腹主动脉CTA：腹主动脉粥样硬化；主动脉、两侧髂总动脉管壁局部见混合斑块形成，管腔轻度狭窄。

入院后诊疗经过

患者急性发热，伴有腹泻乏力症状。多次血培养为阴性，抗生素治疗无效，结合患者既往有慢性腹泻，有视神经炎激素治疗的病史以及多种自身抗体阳性，一度认为患者为自身免疫疾病。

但仔细观察患者化验情况可以发现多种病原体抗体呈阳性（EBV、CMV、HSV、RPR、HIV），而临床表现并不支持这些病原体合并感染，因此需考虑上述抗体为假阳性。同时患者抗心磷脂抗体强阳性，有主动脉扩张的表现，结合既往临床病例报道Q热可以存在多种病原体抗体假阳性，因此需警惕有Q热可能。腹泻非Q热常见表现，但文献复习中有类似病例报道。患者否认有牲畜、宠物接触。多次追问病史后得知，患者1年前曾按偏方服用羊眼珠。遂送复旦大学附属华山医院感染病实验室行立克次体抗体检测，结果呈淡的灰带，判断为可疑阳性。

为进一步明确诊断，于2022-07-16送检外周血行病原微生物高通量基因检测，结果回报：贝纳特柯克斯体，检出序列数4（图6-1）。

三、检测结果
3.1 检出细菌列表

类型	属		种		相对丰度
	名称	检出序列数	名称	检出序列数	
G	柯克斯体属 Coxiella	4	贝纳特柯克斯体 Coxiella burnetii	4	44.87%

图6-1 患者外周血病原微生物高通量基因检测报告。

病原体的阳性结果，结合患者抗心磷脂抗体强阳性，同时胸主动脉CTA提示升主动脉扩张，诊断为Q热、贝纳柯克斯体感染。治疗方案初为：羟氯喹0.2 g bid+多西环素0.1 g bid；

后因有视力可疑下降,考虑为羟氯喹不良反应,调整方案为:多西环素0.1 g bid+左氧氟沙星0.5 g qd。

抗感染治疗后,患者体温平,腹泻好转。复查炎症指标如C反应蛋白等较前明显下降,外送疾控中心HIV确证实验为阴性。进一步完善相关辅助检查,胃肠镜及PET-CT未见明显异常。

临床关键问题及处理

关键问题1　Q热的诊断标准

由于Q热的临床表现是非特异性的,甚至可能不出现或仅出现轻微症状,难以通过典型的临床症状和体征诊断Q热。Q热患者白细胞计数多正常,仅30%患者可有白细胞计数升高,血沉常增快(慢性Q热尤为显著),典型Q热还会出现碱性磷酸酶、谷丙转氨酶和谷草转氨酶升高至正常的2～3倍,发热期可出现轻度蛋白尿,Q热心内膜炎患者可出现镜下血尿。在本例病例中,患者实验室检查发现有多种病原体抗体阳性(EBV、CMV、HSV、RPR、HIV),同时患者抗心磷脂抗体强阳性,存在临床诊断上的矛盾。查阅既往文献报道,Q热可在部分患者中诱发非特异性免疫活化,导致部分病原体抗体或者自身免疫抗体交叉阳性。因此,若检查发现多个病原体抗体阳性,需引起重视。

贝纳科克斯体分为1相和2相,1相是一种毒性强、传染性强的形式,在胚胎卵或细胞培养的一系列实验室传代过程中,它会转变为2相,即无毒形式。在急性感染中,2相抗体首先出现,并且滴度显著高于1相抗体。基于上述现象,Q热的实验室诊断也大致分为如下几类。

（1）病原体分离和培养。

（2）血清学试验:包括免疫荧光分析、酶联免疫吸附试验(ELISA)和乳胶凝集试验等。

- 急性Q热血清学诊断:急性期贝纳科克斯体2相免疫荧光IgG或IgM抗体滴度超过1：4,或恢复期贝纳科克斯体2相免疫荧光IgG抗体滴度超过1：128可以诊断。
- 慢性Q热血清学诊断:贝纳科克斯体1相免疫荧光IgG抗体滴度超过1：1 024可以诊断。

（3）临床组织标本(如心瓣膜)免疫组化染色提示贝纳柯克斯体感染。

（4）聚合酶链式反应(PCR)核酸检测技术,血液或血清等临床样本中经PCR检测发现贝纳柯克斯体DNA。

（5）病原体宏基因组学二代测序(mNGS)。

关键问题2　Q热治疗中,应该密切监测哪些指标,可能出现哪些并发症?

根据美国疾病预防控制中心Q热工作小组建议,对于急性感染患者:① 应进行经胸超声心动图检查,评估是否存在赘生物或心脏瓣膜病;② 在治疗开始后3个月及6个月进行血清学检查,如果没有持续性局灶性感染的临床征象且贝纳科克斯体1相IgG抗体 < 1：800,应在6个月时停止临床和血清学监测;③ 如果血清学检查显示贝纳科克斯体1相IgG抗体持续≥

1：800和/或有临床表现恶化的征象，则应进行PET-CT扫描以及PCR检测。

对于慢性感染患者：① 患者接受抗微生物治疗时，以及在抗生素停药后的前6个月，必须结合临床随访，每月进行血清学和药物浓度监测（即多西环素浓度维持在5～10 mg/L，羟氯喹维持在0.8～1.2 mg/L），此后每6个月1次，持续5年。② 临床结局良好的患者，经过完整的18～24个月（在心血管相关性贝氏柯克斯体感染患者中）治疗，并且血清学结果良好（贝纳科克斯体1相IgG抗体稀释滴度降低4倍并且不存在2相IgM抗体），可以认为已治愈。

在抗生素使用期间，应密切随访心电图，关注可能由羟氯喹导致心律失常，包括心脏传导阻滞和QT间期延长；规律性视力评估，关注可能由药物引起的视网膜病变；长期及高剂量药物使用还可诱发肝肾毒性及一定的造血功能障碍，应规律随访血常规及肝肾功能。

然而需要注意的是，并非所有医疗机构均具备检测贝氏柯克斯体抗体滴度和外周血药物浓度的能力，在实际临床实践中，可以根据患者的临床表现、血清学炎症指标、血清学病原体交叉抗体的动态变化、同时结合辅助检查结果等综合手段来评估治疗效果。

关键问题3　本例患者为何选用羟氯喹治疗？

根据临床推荐意见，急性Q热可使用多西环素单药治疗，而慢性Q热感染中，首选治疗药物是多西环素联合羟氯喹。其中，感染性心内膜炎、局灶感染、产后感染是慢性Q热的几大主要危险因素。羟氯喹的作用机制是碱化吞噬溶酶体，可以增加多西环素的细胞内作用，加强对贝纳柯克斯体这种胞内寄生菌的杀伤作用；而利福平、红霉素和克拉霉素等大环内酯类、喹诺酮类药物对贝纳柯克斯体感染的效果相对较弱，可作为替代疗法。

在本病例中，患者胸主动脉CTA提示升主动脉增宽，需警惕动脉瘤可能。同时，患者抗心磷脂抗体强阳性，提示炎症反应较强。结合患者病史，考虑患者存在慢性贝纳柯克斯体感染风险，因此选用羟氯喹联合治疗。

背景知识介绍

Q热（Q fever）是一种被忽视的人畜共患疾病，容易被误诊和漏报，由贝纳柯克斯体（*Coxiella burnetii*）感染引起。贝纳柯克斯体是一种胞内寄生的革兰阴性菌，目前归类于军团菌目、柯克斯菌，对理化因素的抵抗力较强，且毒力较强。其宿主范围广泛，包括蜱、鱼、爬行动物、鸟类、反刍动物和人类，其中羊是人类感染的主要风险来源。贝纳柯克斯体的主要传播途径是气溶胶传播，其次为接触牲畜和农场产品，皮肤/黏膜接触污染物、输血或性传播少见。在我国多个省市自治区均有Q热的病例报道，人群对Q热病原体普遍易感，病后有持久免疫力。

人类感染贝纳柯克斯体的潜伏期一般在2～4周，甚至更长时间。Q热表现为急性和慢性感染。急性感染通常是自限性的，约60%的感染者无症状，部分患者有轻微的流感样症状，肺炎和肝炎少见。通常表现为发热，体温可达40℃，通常持续2～14天，尚有盗汗、寒战、烦躁、剧烈头痛、肌痛、关节炎、厌食、恶心、腹泻、咳嗽、胸膜胸痛、意识障碍等表现。大约有20%的急性Q热患者会出现Q热疲劳综合征，尽管这种持续性疲劳并不危及生命，但会使患者无法工作，丧失生活质量。3%～5%的患者发展为慢性Q热（初次感染后几周至几年内）。感染性心内膜炎是最常见的表现，患者多存在免疫缺陷，或伴有心脏瓣膜病变、人工心脏瓣膜等，可伴有发热、肝脾肿大、动脉栓塞、动脉炎、紫癜、杵状指等；其次为肝炎，肝活检呈肉芽肿性肝炎，病理表现为特征性"炸面包圈样肉芽肿"。孕妇可有流产和死产。心包炎、心肌炎、甲状腺炎、骨髓炎、肾炎、脑膜脑炎、溶血性贫血、噬血细胞综合征、严重头痛和眶后疼痛是慢性感染的罕见表现。慢性Q热患者的病死率在1%～11%，心内膜炎患者的病死率更高。

　　该患者急性发热，多种传统手段无法获得明确诊断。但是，在有经验的临床医生发现患者有多种病原体抗体假阳性可能，同时患者抗心磷脂抗体强阳性，又有主动脉扩张的表现，已警惕有Q热感染可能，又询问到患者曾按偏方服用羊眼珠，其实诊断已经呼之欲出了。再进行病原体mNGS并获得确认，序列数即使少但也印证了临床预期。至此，整个证据链就较为完整了。

　　虽然Q热的临床表现往往呈现非特异性，可能不出现或仅出现轻微症状和病变，积极应用实验室血清学检查及新的测序技术（二代测序、纳米测序等）确实有助于实现Q热的快速诊断，但在条件有限或者患者经济有限时，临床感染科医生的丰富经验依旧是极为珍贵的。Q热一旦确诊应立即开始抗菌药物治疗，虽然急性Q热大多是自限性的，及时使用抗菌药物可以减少感染的持续时间和症状的严重程度。急性Q热的治疗疗程多为2～3周。慢性Q热，尤其是有瓣膜病变的心内膜炎，建议用多西环素和羟氯喹联合治疗，疗程应延至18～24个月。慢性Q热晚期，可出现严重心力衰竭或心脏瓣膜脓肿形成，如抗菌治疗无效，建议心脏手术。Q热治疗期间，除了关注抗菌药物的不良反应外，还应关注可能出现的并发症（如心瓣膜病变等），并采取积极的措施及早处理和调整治疗方案。

（杨思宇　林　可　艾静文　虞胜镭　李　谦）

参·考·文·献

[1] Vardi M, Petersil N, Keysary A, et al. Immunological arousal during acute Q fever infection[J]. Eur J Clin Microbiol Infect Dis, 2011, 30(12): 1527−1530.

[2] Anderson A, Bijlmer H, Fournier P-E, et al. Diagnosis and management of Q fever—United States, 2013: recommendations from CDC and the Q Fever Working Group[J]. MMWR Recomm Rep, 2013, 62(Rr−03): 1−30.

[3] Raoult D, Houpikian P, Tissot Dupont H, et al. Treatment of Q fever endocarditis: comparison of 2 regimens containing doxycycline and ofloxacin or hydroxychloroquine[J]. Arch Intern Med, 1999, 159(2): 167−173.

[4] Patil SM, Regunath H. Q Fever, in Sta Pearls[M]. Treasure Island (FL): StatPearls Publishing LLC, 2023.

[5] Eldin C, Mélenotte C, Mediannikov O, et al. From Q Fever to Coxiella burnetii Infection: a Paradigm Change[J]. Clin Microbiol Rev, 2017, 30(1): 115−190.

7

脑外伤后中枢神经系统念珠菌病

题记

中枢神经系统念珠菌病的临床诊断较为困难,治疗疗程长,疗效差,对于患者、家属以及医护人员都是极大的挑战。本例患者脑外伤后发生了中枢神经系统念珠菌病,在克服了漫长的抗真菌治疗难关、复杂的合并感染难关后,顺利地进行了脑室-腹腔分流术,治愈感染的同时也保留、恢复了部分神经系统功能。

病史摘要

患者,男,59岁。江西人,工人,2022-08-09收入我科。

主诉

头部外伤后5个月余,头痛、头晕3个月。

现病史

患者2022-03-10自高处坠落后出现右侧鼻腔和耳道出血、咯血,伴意识障碍、呕吐,无发热、胸痛、呼吸困难。当日即送至急诊,血常规:白细胞计数14.43×10^9/L,血红蛋白133 g/L,血小板计数170×10^{12}/L;胸部CT示双肺挫伤,左侧肺大疱,双肺炎症;头颅CT示双侧额顶颞部硬膜下血肿,双额叶脑挫裂伤,左枕部硬膜外血肿,创伤性蛛网膜下腔出血,枕骨左侧骨折,颅内积气,考虑蛛网膜下腔出血合并颅骨骨折,脑脊液鼻漏。03-11行脑血管造影术,未见明显异常。患有吸入性肺炎,先后给予头孢曲松、头孢哌酮/舒巴坦抗感染治疗,病情逐渐好转后出院,出院时意识清,可借外物辅助行走,出院后居家康复锻炼。2022-05-07患者自觉头晕,并逐渐出现意识障碍、行走困难;05-10于外院查头部CT示右额脑挫裂伤、脑室系统扩张,左枕颅骨骨折。住院后出现寒战、发热,05-11留置腰穿持续引流,脑脊液常规:浅黄色浑浊,潘氏定性(++),总细胞$2\,100 \times 10^6$/L,白细胞计数$2\,050 \times 10^6$/L,单核细胞百分比10%,多核细胞百分比90%;脑脊液生化:葡萄糖0.17 mmol/L,蛋白质2.17 g/L,乳酸10.0 mmol/L,氯

113 mmol/L；脑脊液宏基因组学二代检测到白念珠菌（序列23）；05-18脑脊液培养回报：白念珠菌生长；药物敏感试验结果示两性霉素B、氟康唑、伊曲康唑、伏立康唑敏感，氟胞嘧啶耐药。考虑念珠菌性脑膜炎，05-15开始给予氟康唑400 mg ivgtt qd抗真菌治疗（使用4天），05-19起氟康唑加量至600 mg ivgtt qd（使用2天），由于脑脊液好转不明显，06-11起改用伏立康唑200 mg ivgtt q12h抗真菌治疗（使用26天）。06-28脑脊液培养（06-23采样）仍回报白念珠菌生长，药物敏感试验结果示两性霉素B、氟康唑、伊曲康唑、伏立康唑、氟胞嘧啶均敏感，考虑疗效欠佳，遂于07-07更换为两性霉素B抗感染治疗（逐渐加量至30 mg qd）。经以上治疗后患者意识状态有好转、随访脑脊液常规、生化检查结果逐渐好转，其间曾两次拔除腰穿持续引流后出现意识状态下降伴有呕吐，重新置入腰大池引流。08-02复查脑脊液常规：潘氏试验（±），无色透明，白细胞计数40×10^6/L，单核细胞20/40，多核细胞20/40；脑脊液生化：葡萄糖3.09 mmol/L，蛋白质0.68 g/L，乳酸3.0 mmol/L，氯121 mmol/L。脑脊液培养转为阴性。2022-08-02脑脊液厌氧瓶培养人葡萄球菌、2022-08-04静脉血厌氧瓶培养人葡萄球菌，未予特殊处理。08-06改为氟康唑片200 mg qd（首日400 mg）口服抗真菌治疗后出院。现留置腰大池引流，每日引流量$100 \sim 200$ mL，为进一步治疗收入我科。患病以来体重下降15 kg。

既往史及个人史

有支气管哮喘病史10余年，发作时予对症处理。个人史无殊。

入院查体

体温36.5℃，脉搏100次/分，呼吸18次/分，血压137/92 mmHg，身高180 cm，体重58 kg。GCS评分为15分：E 4（自动睁眼），V 5（对话判断正常），M 6（能按要求活动），但脑神经Ⅷ受累，具体表现为右耳听力障碍。双侧瞳孔等大等圆，对光反射灵敏，颈稍抵抗。心肺听诊无殊。腹平软，无压痛、反跳痛，肝脾肋下未及。双下肢无水肿，四肢活动自如。肌力4级，肌张力无异常，克氏征阴性，病理征未引出。带入背部腰大池引流管一根，敷料干燥无渗液，持续脑脊液引流中，引流液清。

入院后实验室检查

• 血常规：白细胞计数3.54×10^9/L，中性粒细胞百分比67.2%，淋巴细胞百分比21.2%，单核细胞百分比9.3%，嗜酸性粒细胞百分比2.0%，红细胞计数3.75×10^{12}/L，血红蛋白114 g/L（↓），血小板计数199×10^9/L。

• 生化检查：谷丙转氨酶20 U/L，谷草转氨酶14 U/L，γ-谷氨酰转移酶53 U/L，碱性磷酸酶72 U/L，总胆红素10.2 μmol/L，直接胆红素3.1 μmol/L，球蛋白24 g/L，白蛋白37 g/L（↓），肌酐65 μmol/L。

• 凝血功能：凝血酶时间16.5秒，纤维蛋白原降解产物2.7 μg/mL，部分凝血活酶时间34.3秒（↑），国际标准化比值0.96，D-二聚体1.68 FEUmg/L（↑），纤维蛋白原定量2.6 g/L，凝血酶原时间11.4秒。

• 血沉（2022-08-09）5 mm/h。

- 脑脊液生化：糖2.4 mmol/L（↓），氯109 mmol/L（↓），蛋白质574 mg/L，乳酸2.36 mmol/L。
- 脑脊液常规：无色，透明度清，白细胞计数68×10⁶/L，红细胞计数2×10⁶/L，单核细胞56/68，多核细胞12/68，潘氏试验弱阳性（±）。
- 淋巴细胞亚群绝对计数（2022-08-10）：T淋巴细胞绝对值518 cells/μL（↓），Th淋巴细胞绝对值329 cells/μL（↓），Tc淋巴细胞绝对值168 cells/μL（↓），B淋巴细胞绝对值38 cells/μL（↓），NK自然杀伤细胞绝对值97 cells/μL（↓），T淋巴细胞相对值77.96%，Th淋巴细胞相对值49.48%，Tc淋巴细胞相对值25.20%，$CD4^+/CD8^+$比值1.96，B淋巴细胞相对值5.68%，NK自然杀伤细胞相对值14.56%。
- 血免疫球蛋白（2022-08-09）：IgM 0.61 g/L，IgG 11.20 g/L，IgA 2.09 g/L。
- 自身免疫抗体谱、血免疫固定电泳、隐球菌荚膜多糖抗原、结核感染T细胞检测、血G试验、GM试验、乙肝表面抗原、丙肝病毒抗体、HIV抗体均阴性。
- 血培养（需氧、厌氧、真菌）均阴性。

辅助检查

- 胸部CT（2022-08-10）：双肺多发小结节，考虑良性病灶，随诊；右肺上叶及左肺下叶钙化灶两肺下叶纤维灶。
- 头颅MR增强（2022-08-10）：双侧乳突炎症，右侧累及邻近硬脑膜可能，请结合脑脊液生化检查；两侧额叶软化灶伴胶质增生可能；左侧额顶叶皮质下微出血灶；两侧额叶少许缺血灶；脑积水可能，请结合临床。附见蝶窦潴留囊肿（图7-1）。

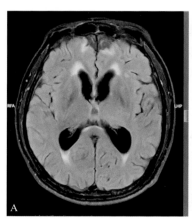 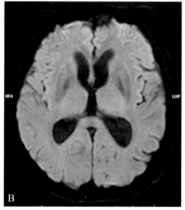 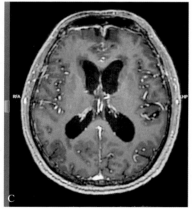

图7-1　2022-08-10头颅增强MRI。A. T2WI；B. DWI；C. T1+C。

- 腹部B超（2022-08-11）：胆囊结石；左肾小结石可能；肝脏、胰腺、脾脏、右肾未见明显异常；门静脉、脾静脉、肝静脉未见明显异常。
- 经胸壁心超（2022-08-15）：极少量心包积液，左心收缩功能正常，左心舒张功能正常。

临床关键问题及处理

关键问题1 念珠菌性脑膜炎如何进行抗真菌治疗？

患者入院后完善相关检查,脑脊液生化(2022-08-09):糖2.4 mmol/L(↓),氯109 mmol/L(↓),蛋白质574 mg/L,乳酸2.36 mmol/L,乳酸脱氢酶68.00 U/L;脑脊液常规(2022-08-09):无色,透明度清,白细胞计数68×10⁶/L(↑),红细胞计数2×10⁶/L,单核细胞56/68,潘氏试验弱阳性(±),脑脊液和血培养阴性,脑脊液和血G试验、GM试验均为阴性,脑脊液ddPCR测得较多念珠菌序列(1 159.2copies/mL),患者念珠菌性脑膜炎诊断明确。中枢神经系统念珠菌病的治疗,根据2016年IDSA念珠菌病诊治指南,首选脂质体两性霉素B[5 mg/(kg·d)],联合或不联合氟胞嘧啶治疗。考虑到药物可及性等因素,2019年中国成人念珠菌病诊断与治疗专家共识推荐两性霉素B[0.5 ～ 0.7 mg/(kg·d)]或两性霉素B脂质体单用或联合氟胞嘧啶作为首选,氟康唑400 ～ 800 mg/d[6 ～ 12 mg/(kg·d)]单用或联合氟胞嘧啶作为次选方案,适用于两性霉素B不能耐受,或病情相对较轻的患者。初始单用两性霉素B或联合氟胞嘧啶治疗后病情得到改善后,可单用氟康唑400 ～ 800 mg/d或氟康唑联合氟胞嘧啶维持治疗。根据药物可及性,我们首先选用两性霉素B胆固醇硫酸酯复合物(ABCD)联合氟胞嘧啶进行初始治疗。2022-08-15开始予两性霉素B脂质体(安复利克)抗真菌治疗(逐渐加量至100 mg qd),并联合氟胞嘧啶1.5 g qid口服抗真菌治疗。至2022-09-24患者症状稳定,脑脊液细胞数降至正常,予停用两性霉素B脂质体,改为氟康唑400 mg ivgtt q12h联合氟胞嘧啶口服继续抗真菌治疗,其间随访脑脊液ddPCR仍可测得念珠菌拷贝数(表7-1)。坚持该方案抗真菌治疗,脑脊液ddPCR念珠菌序列数逐渐减少,2022-12-08脑脊液ddPCR转为阴性,此后脑脊液未再测得念珠菌拷贝数。抗真菌治疗期间反复多次尝试减少腰穿引流量或拔除腰大池引流,患者随即出现意识下降、脑积水表现。

表7-1　患者脑脊液观察表

日　期	白细胞(×10⁶/L)	蛋白质(mg/L)	糖(mmol/L)	G试验(pg/mL)	培养	ddPCR(copies/mL)
2022-05-11	2 050	2 170	0.17		白念珠菌	
05-13	2 400	1 030	0.9			
05-17	1 200	1 810	1.24			
06-16	100	910	2.17			
06-23					白念珠菌	
08-01	120	650	3.44			
08-02	40	680	3.09		人葡萄球菌	
08-09	68	574	2.4	阴性	阴性	念珠菌属(1 159.2)

续　表

日　期	白细胞 （×10⁶/L）	蛋白质 （mg/L）	糖（mmol/L）	G试验（pg/ mL）	培养	ddPCR（copies/mL）
08–18	51	468	2.6		阴性	念珠菌属（949.5）
08–22	19	763	2.7	12.61	阴性	念珠菌属（486）
08–25	27	833	2.4	30.02	阴性	念珠菌属（658.8）
09–05	16	890	1.7		阴性	念珠菌属（544.5）
09–13	6	596	3	< 10.00	阴性	念珠菌属（1 098）
09–21	16	777	2.7	43.26	阴性	念珠菌属（1 098）
09–23	7	670	2.4	< 10.00	阴性	念珠菌属（4 956.3）
09–28	2	950	2.3	29.96	阴性	念珠菌属（1 146.6）
10–09	5	555	2.4	88.37	阴性	念珠菌属（1 653.3）
10–18	3	804	2.3	< 10.00	阴性	念珠菌属（303.3）
10–26	1	853	2.2	260.24	阴性	念珠菌属（142.2）
11–11	0	486	2.4	< 10.00	阴性	阴性
11–15	7	780	1.8	< 10.00	阴性	念珠菌属（724.5）
11–25	4	814	2.1	< 10.00	阴性	念珠菌属（61.2）
12–01	4	924	2.2	< 10.00	阴性	念珠菌属（85.5）
12–08	1	883	2.24	26.29	阴性	阴性
12–013	23	1 120	1.75	26.29	阴性	
2023–01–04	1	794	2.2	< 10.00	阴性	阴性
01–13	0	863	2.42	< 10.00	阴性	
01–16	1	735	2.47	< 10.00	阴性	阴性
02–02	0	1 909	2.0	80.00	阴性	阴性

同时，患者的抗感染治疗过程也并非一帆风顺，2022-08出现导管相关的头状葡萄球菌血流感染，予拔除PICC，并予达托霉素抗感染治疗两周。2022-09 ～ 2022-12反复出现铜绿假单胞菌肺部感染，根据药敏试验结果先后使用美罗培南、头孢他啶+阿米卡星、头孢他啶/阿维巴坦抗假单胞菌治疗。2022-12患者新型冠状病毒感染，无明显肺部炎症，予对症处理（图7-2）。

关键问题2　经积极抗真菌治疗后患者仍无法脱离外引流，如何处理脑积水？

对于中枢神经系统念珠菌病的治疗，移除感染的中枢神经系统装置也是重要的一环，得到了国内外相关指南的一致推荐，因此我们在入院留取脑脊液标本后，就首先移除了患者带

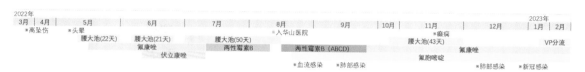

图7-2 患者病程中诊疗关键事件。

入的腰大池引流，又在抗感染治疗过程中规律更换引流装置以避免念珠菌附着形成生物膜，但经过了正规、强化的抗真菌治疗后，患者脑积水仍无法缓解。念珠菌的中枢神经系统感染病死率30%～70%，而后遗症比例也高达30%，部分队列显示近50%的患者可能并发脑积水。但对于脑积水的处理存在着两难：一方面如果脑积水得不到及时改善，有可能导致意识障碍进行性加重，有神经系统功能受损不能恢复的风险；但另一方面念珠菌极易在人工材料上形成生物膜，如果在感染未控制时进行带有植入物的手术操作，念珠菌则很容易再次附着其上，最终造成治疗失败甚至死亡。对于有分流指征的念珠菌中枢神经系统感染患者，何时进行手术目前并没有明确的时间推荐，但"感染控制后"是一个基本共识。

对于该例患者的治疗，我们在积极抗感染的同时，间断使用腰椎穿刺引流、甘露醇脱水对症处理脑积水，为抗真菌治疗争取更充足的时间。2023-01，在抗真菌治疗5个月后，患者脑脊液已持续培养阴性，脑脊液ddPCR阴性，复查头颅MR增强示：两侧额叶软化灶伴胶质增生可能；左侧额顶叶皮质下微出血灶；脑积水伴侧脑室周围间质水肿；附见右侧额窦及双侧筛窦、蝶窦及右侧上颌窦炎症，双侧乳突炎；与前片（2022-10-11）大致相仿。连续3次复查脑脊液常规、生化均未见明显异常，脑脊液ddPCR检测阴性，排除禁忌后于2023-01-19在全麻下行脑室-腹腔分流术，术后患者精神、意识、认知较前明显改善，可沟通交流，逐渐恢复饮水、进食及肢体活动，无头晕、恶心、呕吐。2023-02-01复查头颅CT示脑积水较前改善（图7-3）。02-

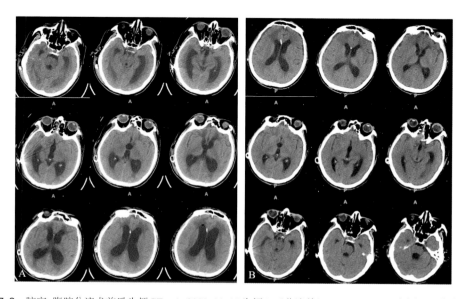

图7-3 脑室-腹腔分流术前后头颅CT。A. 2023-01-19头颅CT（分流前）；B. 2023-02-01头颅CT（分流后）。

02复查腰穿,脑脊液常规:颜色无色,透明度清,白细胞0×10^6/L,红细胞0×10^6/L,潘氏试验（+）;糖2.00 mmol/L（↓）,氯121 mmol/L,蛋白1909 mg/L（↑）,乳酸2.30 mmol/L,乳酸脱氢酶67.00 U/L;脑脊液G试验、涂片、培养及ddPCR均为阴性。遂于02-07带药出院,继续口服氟康唑400 mg q12h联合氟胞嘧啶抗真菌治疗,定期复查。

背景知识介绍

中枢神经系统念珠菌病

念珠菌是一类少见的中枢神经系统感染病原体,以白念珠菌（*C. albicans*）最为多见。一项来自中国医院侵袭性真菌病监测网（National China Hospital Invasive Fungal Surveillance Net, CHIF-NET）的研究显示,在162例中枢神经系统念珠菌病的病原菌中,白念珠菌占49%,热带念珠菌占21%,近平滑念珠菌占13%,光滑念珠菌占8%,其他类型的念珠菌占9%。感染者常有免疫功能低下的因素或入侵途径,易感因素包括高龄、长期体内置管、早产儿、恶性肿瘤、腹部手术、肠穿孔、免疫功能低下或缺陷病患者,以及长期大剂量糖皮质激素、广谱抗菌药物、免疫抑制剂和新型生物制剂的使用。最常见于早产新生儿和神经外科手术后,早期的尸检结果表明在侵袭性念珠菌病死亡的患者中半数累及中枢神经系统。既往有反复甲癣或鹅口疮的患者需警惕*CARD9*基因缺陷或*STAT1*基因缺陷可能,本系列书2019年病例12曾介绍一例合并*CARD9*基因缺陷的成人原发中枢神经系统的念珠菌病,在此不作赘述。虽然临床少见,但据报道中枢神经系统念珠菌病病死率为10%～70%,多为30%～60%,即使近年来因为更积极标准的抗真菌治疗,病死率较既往有所下降,致残率或中枢神经系统并发症比例仍高达30%～50%。在2010—2019年北京儿童医院报道的33例儿童中枢神经系统念珠菌病中,28例患者出现神经系统并发症,其中约一半患者出现脑积水（16例）,其他并发症包括室管膜炎、硬膜下积液、脑出血、脑梗死、静脉窦血栓形成等。而法国2005—2018年一项全国性回顾性研究显示58%的患者在随访期间死亡,30%的患者出现神经系统后遗症。

根据感染方式和累及的部位,将中枢神经系统念珠菌病主要分为以下3种类型。① 脑膜脑炎型:好发于低体重早产儿,以及患有严重免疫功能低下基础疾病的患者,多经血流播散所致。病变常位于灰质和白质的交界处,呈弥漫性改变,伴多发性微小脓肿形成。累及脑实质后可发展为脑炎,其中基底节和小脑是最常受累的部位。② 脑膜炎型:常继发于颅脑手术或颅脑外伤后,尤其是脑室外引流术后。③ 原发性颅脑念珠菌肉芽肿病:临床较少见,感染方式尚不明确,可见颅内孤立性大脓肿或肉芽肿形成,疾病进展通常较为缓慢,极易误诊为脑肿瘤。根据免疫和病理情况,中枢神经系统念珠菌病的临床表现不尽相同,大部分患者可表现为发热、不同程度的意识障碍、头痛、脑膜刺激征、局灶性神经功能缺损、癫痫等。中枢神经系统念珠菌病的临床表现特异性不高,通常难以与细菌性脑膜炎、原虫感染、脑肿瘤等疾病相鉴别。

脑脊液通常细胞数轻度增多,糖含量偏低,蛋白质含量明显升高,但确诊有赖于脑组织或脑脊液标本中找到真菌，但脑脊液早期检查不易发现真菌，往往需多次送检脑脊液培养以提高阳性率，脑脊液G试验对于诊断有一定的参考价值，但诊断界值仍有争议。近年来，脑脊液或组织标本送检病原学mNGS或分子测序技术对念珠菌的诊断起到了很大的帮助，但在检测到序列时需要结合临床鉴别污染物。本例患者应用的微滴式数字PCR技术（droplet digital PCR, ddPCR）是继第一代普通PCR和第二代荧光定量PCR之后的第三代核酸检测技术，具有超高灵敏度、绝对定量、不依赖标准曲线、高稳定性的特点，尤其适合极微量的核酸分子检测，直接对标本中的致病菌核酸进行快速检测，报告时间缩短到4～5小时，展现出对感染性疾病快速诊疗以及在致病菌定量和动态监控方面的巨大潜力。

中枢神经系统念珠菌病的治疗，除了去除免疫抑制因素，静脉抗真菌治疗是其重要的部分。根据2016年IDSA指南，对于成人念珠菌中枢神经系统感染，建议两性霉素B脂质体每天5 mg/kg，联合或不联合口服氟胞嘧啶，每次25 mg/kg，每日4次；对于初始治疗有反应后的降阶梯治疗，推荐每日400～800 mg（6～12 mg/kg）氟康唑。伏立康唑在脑脊液中浓度较高，应考虑用于两性霉素B进行初步治疗后对氟康唑不耐药的光滑念珠菌或克柔念珠菌脑膜炎。棘白菌素类抗菌药物中枢通透性不佳，虽然有成功治疗的病例报道，但也有报道接受棘白菌素治疗念珠菌血症的患者发生中枢神经系统突破性感染，原则上不推荐棘白菌素用于中枢神经系统念珠菌病的治疗。抗真菌治疗若过早停药，极易复发，故疗程不宜过短，但目前尚无可靠的临床研究提供疗程参考。初始治疗后患者若中枢神经系统症状、体征消失、脑脊液检查改善、影像学所见病灶缩小，则可根据药敏试验结果予降阶梯治疗。当临床症状、体征恢复正常，脑脊液检查无异常改变，且影像学上颅内病灶消失后方可考虑停药。

需要特别指出的是，如果条件允许，应移除感染的任何中枢神经系统植入物，经验表明必须移除这些装置才能治愈感染。移除受感染装置，必须平衡保留装置延长感染发生的风险和重新插入替代装置的风险。然而，不同人群移除装置的迫切性、所植入装置的更换周期、植入时间与患病风险的关系等均是亟待回答的问题，仍需大规模的临床研究予以验证。治疗中枢神经系统念珠菌感染通常不需要脑室内给予抗真菌药物，对于因颅内压显著升高而移除脑室分流器或脑室外引流管风险太大的患者，或对全身抗真菌治疗无反应的患者，可以脑室内注射两性霉素B脱氧胆酸盐，建议每天0.01～1 mg加入2 mL 5%葡萄糖水溶液中缓慢注射。

经积极抗真菌治疗后，部分患者还需考虑外科手术治疗。其手术指征包括（中国成人念珠菌病诊断与治疗专家共识组2020）：① 诊断不明患者，需行脑实质或脑膜活检；② 急性或慢性颅内压升高者，需行脑室引流术（包括脑室内引流和脑室外引流）；③ 脑脓肿或肉芽肿者可考虑手术切除。

点 评

中枢神经系统念珠菌病往往起病隐匿、临床表现不典型，同时抗感染疗程长、病原体难以完全清除,给临床诊治带来了很大的挑战,而其致残率高、并发症多见的特点又给患者带来了极大的困扰。尽管既往念珠菌病诊治的IDSA指南及国内共识给出了抗感染用药的普遍指导,但对于抗感染的疗程、脑脊液分流时机等的把握仍然有待更多的临床证据支持。在该病例的诊治过程中,mNGS、ddPCR等分子检测技术在疾病的诊断、疗效的随访、疗程的判断方面分别提供了不同的价值,有望在临床、理化、影像之外为中枢神经系统念珠菌病的诊治提供更精确的参考。

（周　昵　王　璇　朱榕生　林　可　葛师佳　周晶雨　朱利平）

参·考·文·献

[1] Pappas PG, Kauffman CA, Andes DR, et al. Clinical practice guideline for the management of candidiasis: 2016 update by the Infectious Diseases Society of America[J]. Clinical Infectious Diseases, 2016, 62(4): e1–e50.

[2] 阙春杏,周泠宏,朱利平. 中枢神经系统念珠菌病的诊疗进展[J]. 菌物学报,2020,39 (11)：2172–2183.

[3] 中国成人念珠菌病诊断与治疗专家共识组. 中国成人念珠菌病诊断与治疗专家共识[J]. 中华内科杂志,2020, 59 (1)：5–17. DOI: 10.3760/cma.j.issn.0578–1426.2020.01.002.

[4] Xiao H, Miao Y, Liu L, et al. Clinical characteristics of central nervous system candidiasis due to Candida albicans in children: a single–center experience [J]. BMC Infect Dis, 2022, 22: 945.

[5] Chaussade H, Cazals X, Desoubeaux G, et al.Central nervous system candidiasis beyond neonates: Lessons from a nationwide study[J] . Medical Mycology, 2021, 59: 266–277.

[6] Lin K, Zhao Y, Xu B, et al. Clinical diagnostic performance of droplet digital PCR for suspected bloodstream infections[J]. Microbiology Spectrum, 2023: e01378–22.

8

急性单核细胞白血病合并肝细胞癌治疗后慢性播散性念珠菌病

题记

　　本例患者在确诊急性单核细胞白血病和肝细胞癌的基础上，又出现了肝脾新发的多个病灶，临床医生没有先入为主地认定肝脏新发病灶一定是转移性肿瘤，而是通过组织活检明确了慢性播散性念珠菌病的诊断，并通过多学科讨论为该病情复杂的患者制订了最优治疗方案。

病史摘要

患者，男，59岁。上海人，2022-09-09收入我科。

主诉

白血病化疗、肝癌术后1年余，发现肝脏多发病灶3个月余。

现病史

患者2021-03无明显诱因下出现纳差，乏力，伴低热、盗汗、咽痛、头晕，2021-04-13于我院血液科完善相关检查后诊断为急性单核细胞白血病（M5b）并开始化疗，此后先后化疗9次，第4次、第7次、第8次化疗后曾发生血流感染，血培养分别为大肠埃希菌、口腔链球菌、铜绿假单胞菌，目前处于急性单核细胞白血病缓解期。患者在2021-04住院期间04-16行肝脏MR增强（图8-1），提示肝右叶S7段异常信号，考虑脓肿或不典型血管瘤可能，白血病侵犯肝脏不除外。2021-07-07（第3次白血病化疗结束后2天）进食油腻后夜间出现腹部隐痛并进行性加重，07-12腹痛加重并出现全身皮肤及巩膜黄染，肝脏MR增强示肝脾大小形态如常，T2WI及DWI上信号降低，肝右叶S7段散在团片状异常信号，较大者大小约46.5 mm×49.6 mm，T1WI上呈等略低信号、T2WI上呈稍高信号、DWI上呈稍高信号，增强后动脉期边缘强化，静脉期与延迟期强化程度有所减轻。2021-08-05于外科行右肝特殊肝段切除、胆囊切除术、膈肌修补术，术后肝脏病理为"肝细胞癌伴坏死"。患者术后服用靶向药物索拉非尼，2021-09-09复查肝脏增强 MRI（图 8-2）示：肝脏肿瘤术后改变，术区未见明显异常强化，脾大小形态如常。此后继续于血液科规律化疗、随访肝脏超声及 MRI。2022-05-16（第 8 次化疗前）我院查肝脏 MR 增强示（图 8-3）：肝右叶 S7、S8 段多发异常信号小结节（16.0 mm）；与前片对照为新发病灶。综合考虑新发病灶为肿瘤肝内转移可能，故 2022-06-29 行经导管肝动脉栓塞术。2022-08-18 复查肝脏 MRI 增强示肝实质内多发小病灶较前片（2022-05-16）明显增多。08-30 排除禁忌后于超声引导下行肝脏病损射频消融术、肝穿刺活检术，消融肝右叶多个 0.5 ～ 1.5 cm 病灶，16G 活检枪穿入肝脏右叶 1.5 cm 病灶，穿得组织 2 条送检，肝穿刺病理示急慢性炎症伴纤维增生，

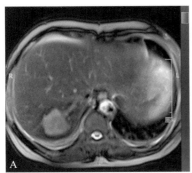
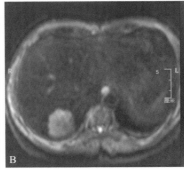
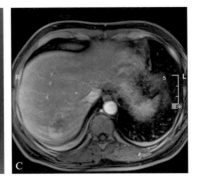

图 8-1　肝脏增强 MRI（2021-04-16）。A. T2WI；B. DWI；C. 增强。

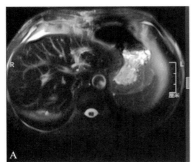
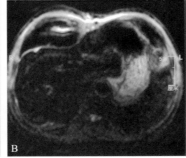
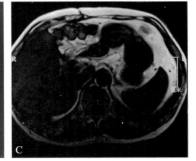

图 8-2　肝脏增强 MRI（2021-09-09）。A. T2WI；B. DWI；C. 增强。

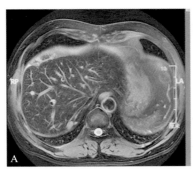
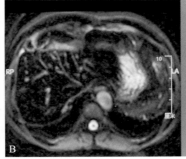
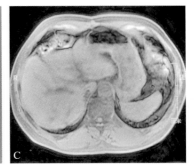

图 8-3　肝脏增强 MRI（2022-05-16）。A. T2WI；B. DWI；C. 增强。

局灶区见脓肿形成。特染显示脓肿灶,内见酵母相真菌,伴有假菌丝形成,形态提示念珠菌感染可能,未见肿瘤性病变,请结合临床。患者现无发热、腹痛等不适,为进一步诊治收住入院。

近期患者精神好,胃纳可,睡眠好,大小便正常,无体重、体力明显下降。

既往史及个人史

急性单核细胞白血病(M5b):2021-04-13确诊急性单核细胞白血病,后分别于2021-04-15、2021-05-21、2021-07-02、2021-09-10、2021-11-02、2021-12-13、2022-01-25、2022-05-18、2022-07-21先后行9次化疗。

肝细胞癌:2021-08-05手术确诊肝细胞癌,术中见:肿瘤一枚,位于肝右叶Ⅶ段,大小约5 cm×4 cm×3 cm,肿块质韧,边界尚清,有包膜,部分侵犯膈肌。胆囊明显萎缩,大小4 cm×3 cm×1 cm,质硬。术中诊断为肝恶性肿瘤,胆囊萎缩,手术顺利。术后病理:① 肝细胞癌伴坏死;② 标本类型:特殊肝段切除;③ 标本肿瘤大小:单发,直径4 cm;④ 包膜:有(不完整)卫星灶有(1枚);⑤ 肉眼脉管癌栓:无;⑥ 周围肝组织:无肝硬化;⑦ 大体类型:结节型;⑧ 组织学类型:肝细胞癌(梁型);⑨ 特殊类型:/;⑩ 组织学分级:肝细胞癌(Ⅲ);⑪ MVI分级:M1;⑫ 门静脉:有;⑬ 肝静脉:无;⑭ 肝动脉:无;⑮ 胆管:无;⑯ 淋巴管:无;⑰ 胆管侵犯:无;⑱ 神经侵犯:无;⑲ 邻近器官/组织侵犯:无;⑳ 切缘情况:阴性;㉑ 非癌肝组织肝病背景:CHB-G1S1;㉒ 胆囊:/;㉓ 淋巴结转移情况:未见淋巴结。

免疫组化结果:① CD34(血管+),CK18(+),CK7(−),CK8(+),HBsAg(+),CEA(−),HEP1(部分+),CK19(部分+),EMA(部分+),GPC-3(+);② CD34(血管+);特殊染色结果:网状染色(肿瘤肝网状支架减少),网状染色(周围肝小叶结构完好),MASSON(周围肝小叶结构完好)。

高血压:有高血压病史20年,平日服用缬沙坦降压,血压控制良好。

糖尿病:有糖尿病史3年,服用二甲双胍药物,血糖控制满意。

传染病史:发现慢性乙肝10余年,现口服恩替卡韦抗病毒治疗中。

手术史:2021-08-05患者曾行"右肝特殊肝段切除术、胆囊切除术、膈肌修补术";2022-06-29行经导管肝动脉栓塞术;2022-08-30于超声引导下行肝脏病损射频消融术、肝穿刺活检术。

个人史无殊。

入院查体

体温36.8℃,脉搏87次/分,呼吸19次/分,血压134/88 mmHg,身高178 cm,体重65 kg。神清,贫血貌,皮肤黏膜苍白。双侧瞳孔等大等圆,对光反射存在。颈软无抵抗,气管居中。双肺听诊未及明显干湿啰音。心律齐,未及明显病理性杂音。腹部可见手术瘢痕,未见膨隆凹陷,肝脾肋下未触及,肝肾区无叩痛。双下肢无水肿,四肢肌力正常。

入院后实验室检查

• 血常规:白细胞计数$5.89×10^9$/L,中性粒细胞绝对值$4.19×10^9$/L,中性粒细胞百分比71.2%,淋巴细胞百分比17.7%(↓),单核细胞百分比10.5%(↑),嗜酸性粒细胞百分比0.3%(↓),红细胞计数$2.55×10^{12}$/L(↓),血红蛋白74 g/L(↓),红细胞压积24.8%(↓),平均红细胞体积97.3 f1，平均红细胞血红蛋白量29.0 pg，平均红细胞血红蛋白浓度298 g/L（↓），血小板计数203×10⁹/L。

- 炎症指标：血沉37 mm/h（↑），全血C反应蛋白36.71 mg/L（↑），降钙素原0.05 ng/mL，白介素-6 17.23 pg/mL（↑），白介素-2受体516 U/mL，铁蛋白3 223.00 ng/mL（↑）。
- 生化检查：谷丙转氨酶28 U/L，谷丙转氨酶21 U/L，γ-谷氨酰转移酶65 U/L（↑），碱性磷酸酶91 U/L，总胆红素5.4 μmol/L，直接胆红素1.5 μmol/L，球蛋白38 g/L，白蛋白37 g/L（↓），肌酐76 μmol/L，eGFR（EPI公式计算）94.9 mL/min，钠137 mmol/L，钾5.2 mmol/L，乳酸3.11 mmol/L（↑），葡萄糖5.0 mmol/L，糖化血红蛋白5.7%。
- 尿常规：白细胞计数1.5/μL，红细胞计数5.6/μL，白细胞脂酶阴性。
- 感染标志物：G试验（血浆1-3-B-D葡聚糖）< 10.00 pg/mL，GM试验（曲霉半乳甘露聚糖检测）0.106，隐球菌荚膜多糖抗原检测阴性。
- EBV-DNA（血浆）低于检测下限，CMV-DNA低于检测下限。
- 乙型肝炎病毒核心抗体（A）8.3（+）s/co，乙型肝炎病毒表面抗原（A）37.24（+）IU/mL，乙型肝炎病毒表面抗体（A）0.1（－）IU/L，乙型肝炎病毒e抗原（A）0.35（－）s/co，乙型肝炎病毒e抗体（A）0.1（+）s/co。
- 肿瘤标志物：甲胎蛋白 < 1.50 ng/mL，甲胎蛋白异质体比率 < 0.5%，异常凝血酶原38.16 mAU/mL，癌胚抗原3.02 ng/mL，游离前列腺特异抗原（FPSA）2.350 ng/mL，前列腺特异抗原（PSA）14.700 ng/mL（↑），FPSA/PSA 0.160，CA 12-5 10.80 U/mL，CA 15-3 7.90 U/mL，CA 19-9 10.90 U/mL。
- 免疫球蛋白：IgM 0.77 g/L，IgE < 44.16 g/L，IgG 15.90 g/L，IgA 2.71 g/L。
- 淋巴细胞亚群绝对计数：T淋巴细胞绝对值950 cells/μL（↓），Th淋巴细胞绝对值315 cells/μL（↓），Tc淋巴细胞绝对值630 cells/μL，B淋巴细胞绝对值3 cells/μL（↓），NK自然杀伤细胞绝对值125 cells/μL（↓），T淋巴细胞相对值87.91%（↑），Th淋巴细胞相对值29.14%，Tc淋巴细胞相对值58.33%（↑），CD4⁺/CD8⁺比值0.50（↓），B淋巴细胞相对值1.00%（↓），NK自然杀伤细胞相对值11.58%。
- 外周血白血病/淋巴瘤免疫分型：外周血未发现明显表型异常细胞群。
- 血培养：需氧、厌氧、真菌血培养均阴性。
- 尿培养：尿真菌培养、尿细菌培养均阴性。

临床关键问题及处理

关键问题1　患者在肝癌术后、白血病多次化疗后，肝内出现多发异常信号小结节，如何诊断和鉴别诊断？

患者在诊断急性白血病的同时发现肝脏占位，经手术切除，病理确诊为肝细胞癌，且病理提示有卫星灶、微血管侵犯（MVI）分级：M1，有门静脉侵犯，故而术后9个月时发现肝内新发异常信号小结节多枚,首先考虑的是肝细胞癌肝内转移。同时患者由于白血病多次化疗、粒缺,肝脾出现的多发异常信号还需要鉴别感染性疾病(肝脾脓肿、血行播散性结核以及播散性念珠菌病)。但发现肝脾新发病灶时患者无明显发热、腹痛症状,外周血白细胞及炎症指标无明显升高,更需警惕低毒力病原体的播散性感染,所幸肝穿刺病理看到了酵母样真菌伴有假菌丝形成,慢性播散性念珠菌病诊断明确。即使得到了病理确诊,我们仍需要回答:是否肝脾每一个新发的病灶都是念珠菌感染造成的? 抑或同时合并有肿瘤转移?

关键问题2 考虑肝脾念珠菌病诊断后,如何进一步评估和治疗?

患者肝脏病灶穿刺证实为肝脏念珠菌病,入院后2022-09-15复查上腹部增强MRI示(图8-4):肝实质内多发病灶,较前明显增多、增大,肝脏术后改变,肝实质铁质过度沉积,脾多发异常信号灶,结合病史,考虑脾内多发感染可能;双肾多发小囊肿;附见多发椎体信号不均匀。胸部CT示(图8-5):两肺多发结节,部分为新增;两肺下叶胸膜下纤维灶;右肺尖小肺大疱;纵隔内多发淋巴结、部分稍大。09-13 PET-CT示(图8-6):急性单核细胞白血病、肝脏肿瘤治疗后,骨髓FDG代谢弥漫性轻度增高,结合病史,考虑治疗后改变,建议结合临床随诊;双肺结节(部分伴空洞形成),肝、脾多发病变,伴FDG代谢异常增高,结合病史,首先考虑感染性病变;肝脏另见多发稍低密度影,未见FDG代谢异常增高,结合病史,考虑治疗后改变。血培养及尿培养均为阴性,心超未见瓣膜赘生物,请眼科会诊提示"双眼玻璃体混浊,左眼玻璃体后脱离"。综合以上检查结果,考虑患者为慢性播散性念珠菌病,累及肝脏、脾脏、肺可能。入院后09-09开始予卡泊芬净(首日70 mg,次日开始50 mg qd)静滴联合氟胞嘧啶1.5 g qid口

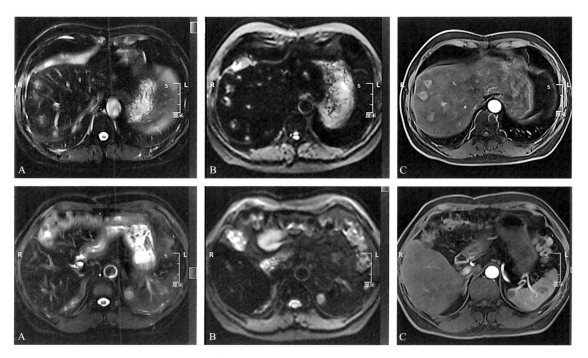

图8-4 肝脏增强MRI(2022-09-15)。A. T2WI;B. DWI;C. 增强。

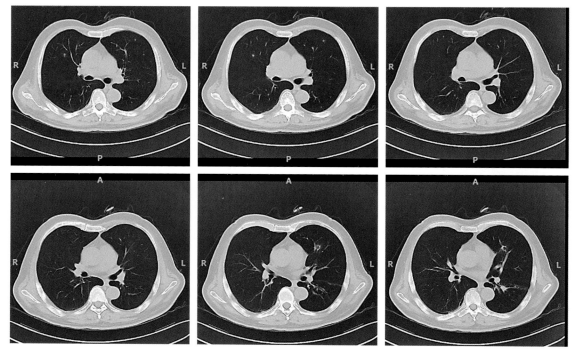

图 8-5　胸部 CT（2022-09-15）。

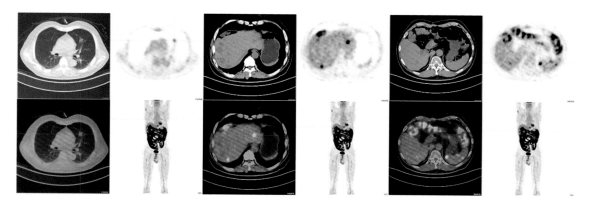

图 8-6　PET-CT（2022-09-13）。

服抗真菌治疗，并继续予索拉菲尼抗肿瘤、恩替卡韦片抗乙肝病毒、盐酸二甲双胍片联合西格列汀二甲双胍片控制血糖、缬沙坦胶囊控制血压、谷胱甘肽片保肝治疗。其间查外周血涂片及流式细胞学检查未见明显异常。请血液科及肝脏介入科专家讨论，考虑患者目前肝脾多发病灶为念珠菌感染所致可能性大，建议充分抗真菌治疗后随访病灶变化，同时密切监测血液病进展，必要时可行化疗。经以上治疗后患者无发热、腹痛等不适，09-16复查血常规：白细胞计数 4.11×10^9/L，血红蛋白 98 g/L（↓），血小板计数 102×10^9/L（↓）；2022-10-08复查上腹部增强MRI示肝脾病灶与前相仿。鉴于患者病情稳定，10-10起开始改为氟康唑 400 mg q12h 联合氟胞嘧啶 1.5 g qid 口服抗真菌治疗。2023-01-05 复查肝脏增强 MRI（图 8-7）示：肝脏多发病灶，其中肝右叶 S7 段一病灶较明显强化；部分病灶较前片略有缩小；肝脏术后改变；肝脾实质铁质过度沉积；脾脏多发小病灶；较前片缩小。

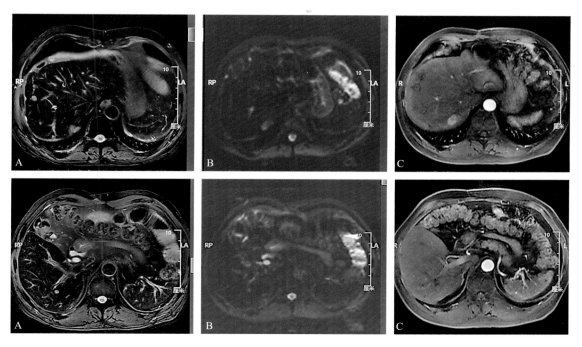

图 8-7 肝脏增强 MRI（2023-01-05）。A. T2WI；B. DWI；C. 增强。

关键问题 3 患者肝脾多发病灶是否都可以用念珠菌感染解释？

患者经过了近 4 个月的规律抗真菌治疗后复查肝脏增强 MRI，大部分肝脾病灶较前有缩小、无明显强化，但肝右叶仍有一病灶有明显的强化（图 8-7），同时异常凝血酶原逐渐上升至 104.8 mAU/mL，根据随访结果，考虑合并有肿瘤肝内转移不能完全除外，但该部位病灶穿刺较为困难，故 2023-02-14 我科介入组专家再次行超声引导下肝病损射频消融术，超声引导下 15～3 cm 射频针消融肝右后叶包膜下 1.7 cm 低回声病灶。

关键问题 4 慢性播散性念珠菌病是否影响患者白血病、肝肿瘤的治疗？

既往研究和 IDSA 指南均提示，不应因治疗慢性播散性念珠菌病而延误对血液系统肿瘤的治疗，包括化疗和骨髓/造血干细胞移植。既往研究显示，在化疗或者造血干细胞移植的免疫抑制期中持续进行抗真菌治疗不会造成肝脾念珠菌病的进展。2022-12-09 及 2023-04-27 患者经血液科评估后，又分别进行了两次白血病的化疗。2023-04-21 末次随访肝脏增强 MRI 示肝脾病灶与前相仿，2023-05-19 末次复查胸部 CT 示两肺结节较前缩小（图 8-8）。

我们没有查到肝肿瘤合并肝脾念珠菌病的报道，既往报道的肝脾念珠菌病的高危因素中也没有肝肿瘤或者介入治疗，并且从发病机制上说，局部介入治疗肝脾念珠菌病的可能性极小。而患者目前服用的索拉非尼和氟胞嘧啶一起使用时，需要更加注意是否出现骨髓抑制的情况，密切随访血常规。

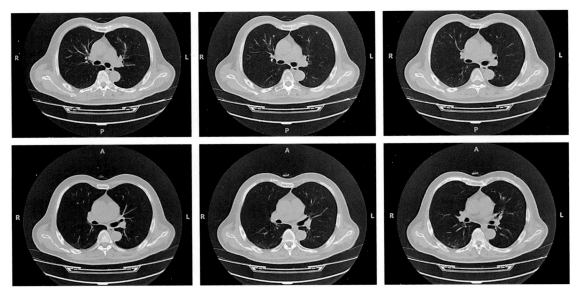

图8-8　胸部CT（2023-05-19）。

背景知识介绍

　　慢性播散性念珠菌病（chronic disseminated candidiasis, CDC）也称为肝脾念珠菌病（hepatosplenic candidiasis, HISC），是一种特殊类型的侵袭性念珠菌感染，主要累及肝脏和脾脏，偶尔累及肾脏等其他器官。主要见于急性白血病患者粒细胞缺乏恢复期，也有少数病例发生于淋巴瘤、再生障碍性贫血和肉瘤患者中。在急性白血病化疗或干细胞移植后的患者中发病率2.5%～29.1%。病原菌以白念珠菌最为常见，其次为热带念珠菌，近平滑念珠菌、光滑念珠菌及克柔念珠菌等偶见报道。其发病机制不是很明确，可能包括长期粒细胞缺乏以及黏膜屏障破坏后念珠菌属自胃肠道入血，由门脉系统累及肝脏，以及宿主的炎症反应—免疫重建炎症综合征（immunereconstitution inflammatory syndrome, IRIS）等多种学说。高危因素包括急性白血病、长期粒细胞缺乏（多见于化疗后）、留置静脉导管、黏膜屏障破坏、应用广谱抗菌药物以及未预防性应用抗真菌药物等。

　　CDC通常在中性粒细胞恢复后2周内发病，罕见情况下，患者可能延迟至中性粒细胞恢复后数月才发病，极少数病例发生在粒缺期间。CDC的临床表现无明显特异性，很多患者仅表现为广谱抗菌药物无效的持续高热（尤其是粒缺患者中性粒细胞数量恢复正常时），部分患者伴有右上腹不适、疼痛、恶心、呕吐、食欲下降等非特异性症状。可伴有碱性磷酸酶轻度升高（3～5倍）并持续数月，少数可有转氨酶和胆红素升高。30%左右患者在前驱期可合并有念珠菌血症,但在就诊时血培养结果通常为阴性。影像学检查中MRI敏感性可达100%,特异性高达96%,相比而言,CT(57%～90%)和B超(33%～75%)的敏感性则要低得多,因此高危患者持续高热时建议行肝脏MRI检查以提高检测率。PET-CT作为近年来新兴的检查手段,可以在早期就发现病灶,并有助于判定停药时机,但因其价格昂贵,应用受到一定的限制。

CDC确诊需依赖于肝组织活检,病理提示多发肉芽肿性病变而非化脓性病变,特殊染色下可见念珠菌假菌丝,但白血病化疗后患者通常伴有血小板减少,因此肝穿刺风险很高,多数患者无法进行该项检查,并且肝组织培养通常无阳性结果,因此组织培养阴性并不能排除CDC的诊断。故诊断需结合宿主因素、临床表现以及影像学检查。

根据2016年美国感染学会(IDSA)念珠菌病治疗指南,治疗CDC首选两性霉素B脂质体(每天3～5 mg/kg)或棘白菌素(米卡芬净100 mg/d;卡泊芬净首剂70 mg,其后每日50 mg;阿尼芬净首剂200 mg,其后每日100 mg)作为初始治疗方案,数周后氟康唑400 mg(6 mg/kg)每日口服序贯治疗。抗真菌治疗疗程相当长,一般需影像学提示病灶吸收或者钙化后方可停药,通常6个月左右。值得注意的是,由于粒细胞缺乏发生时影像学检查显示肝内病灶可自发消失,因此粒细胞缺乏时的影像学改变不能作为评价抗真菌治疗成功与否的标准。当感染风险增加时(如化疗、造血干细胞移植等),抗真菌治疗必须继续以防止复发。但若患者需要进行化疗或造血干细胞移植时,并不需要因慢性播散性念珠菌病而推迟。

关于糖皮质激素的应用仍有争议,有学者提出持续高热患者短期(1～2周)应用中等剂量激素(每天0.5～1.0 mg/kg)可迅速缓解发热、腹痛等症状(平均4～5天)、减轻炎症反应,但激素并不能缩短影像学改善的时间。IDSA念珠菌病治疗指南也提出短期应用非激素类抗炎药物或糖皮质激素,但非强烈推荐,而且糖皮质激素的使用有可能会不利于感染控制,因此临床上还应权衡利弊后才能使用。

点 评

肿瘤患者并发感染是临床医生经常面临的棘手问题,由低毒力病原体导致的感染其临床表现往往更加具有隐匿性和迷惑性,所以在现有的技术条件下将病原菌和病理诊断做到极致才能避免漏诊、误诊。在该例患者的诊治和随访过程中,相关科室充分发挥各自的优势,在对患者肿瘤和感染的治疗中相得益彰。

(王　璇　周　晓　张巨波　朱利平)

参·考·文·献

[1] Pappas PG, Kauffman CA, Andes DR, et al. Clinical practice guideline for the management of candidiasis: 2016 update by the Infectious Diseases Society of America[J]. Clinical Infectious Diseases, 2016, 62(4): e1-e50.

[2] 中国成人念珠菌病诊断与治疗专家共识组. 中国成人念珠菌病诊断与治疗专家共识[J]. 中华内科杂志, 2020, 59 (1)：5-17.

[3] Walsh TJ, Whitcomb PO, Revankar SG, et al. Successful treatment of hepatosplenic candidiasis through repeated cycles of chemotherapy and neutropenia[J]. Cancer, 1995, 76(11): 2357-2362.

[4] Chaussade H, Bastides F, Lissandre S, et al. Usefulness of corticosteroid therapy during chronic disseminated candidiasis: case reports and literature review[J]. Journal of Antimicrobial Chemotherapy, 2012, 67(6): 1493-1495.

<h1 style="text-align:center">9</h1>

非免疫缺陷成人中枢神经系统曲霉病

题记

　　中枢神经系统曲霉病通常发生在免疫缺陷的患者,以侵袭性曲霉病为主,常侵袭多个部位,临床预后差。非免疫缺陷人群出现中枢神经系统曲霉病少见,由于其临床表现缺乏特异性,在缺乏病理和病原菌证据时诊断困难,从而延误治疗。本病例为反复发热伴头痛患者,脑脊液检查提示中枢神经系统感染但病原菌不明,经验性抗细菌感染等治疗后疗效不佳,经脑脊液宏基因组学二代测序(mNGS)和脑脊液GM检测诊断为中枢神经系统曲霉病,最终获得良好治疗效果。

病史摘要

患者,男,18岁。安徽宿州人,学生,2022-11-01入院。

主诉

反复发热、头痛2个月,左侧肢体无力1个月。

现病史

患者于2022-08-30无明显诱因出现发热,体温波动于38℃,当地医院查血常规示白细胞偏高(未见报告),予头孢类抗生素抗感染联合抗病毒治疗,体温降至正常后返校。09-12起患者再次出现发热伴头痛,以双侧颞部为主,呈阵发性胀痛,疼痛持续10分钟到1天不等,于当地医院输注"头孢类抗生素、利巴韦林"等治疗后体温下降不明显,伴头痛加重,并出现反应迟钝及左侧肢体无力,09-30住外院治疗。住院期间查头颅MRI:脑干异常信号,结合病史考虑脑干脑炎可能,双侧脑室旁白质高信号;脑脊液常规:白细胞计数1.27×10^9/L,脑脊液病原微生物基因组检测(DNA+RNA)及自免脑抗体未见明显异常;给予头孢曲松、地塞米松、甘露醇等治疗后患者仍有低热体温波动于37.6℃,头痛及左侧肢体无力,复查腰椎穿刺,脑脊液为血性,脑脊液常规:白细胞计数737×10^6/L;进一步完善头颅磁共振血管造影(MRA):左侧大脑后动脉P1段局限性狭窄，右侧胚胎型大脑后动脉，头颅磁共振静脉造影（MRV）未见明显异常，为进一步明确诊断收治我科。

患病以来患者神清，精神稍萎，胃纳可，睡眠可，大小便正常，无明显体重下降。追问病史，患者起病前有"甲沟炎"病史。

既往史及个人史

幼时因"脑炎（具体不详）"住院治疗1周。否认肝炎及结核等传染性疾病史。否认疫水、疫区接触史，否认化学性物质、放射性物质、有毒物质等接触史。

入院查体

体温36.6℃，脉搏88次/分，呼吸18次/分，血压110/70 mmHg。神清，发育正常，自主体位，查体合作，步入病房。皮肤、巩膜无黄染，全身皮肤黏膜未见皮疹、瘀点、瘀斑，全身浅表淋巴结未触及肿大。双侧瞳孔等大等圆，对光反应（+）。颈稍抵抗。双肺呼吸音清，未闻及干湿啰音，心率88次/分，律齐，各瓣膜区未闻及病理性杂音。腹部平坦，全腹软，无压痛及反跳痛，肝脾肋下未触及，肝区及双肾区叩痛（－），肠鸣音存在，约5次/分。行走不稳，左侧肢体肌力5⁻，病理征（－），双下肢无水肿。

入院后实验室检查和辅助检查

- 血常规：白细胞计数7.53×10^9/L，红细胞计数4.92×10^{12}/L，血红蛋白146 g/L，中性粒细胞百分比57.4%，淋巴细胞百分比33.7%，单核细胞百分比7.4%，嗜酸性粒细胞百分比1.2%，血小板计数202×10^9/L。

- 肝功能：谷丙转氨酶25 U/L，谷草转氨酶16 U/L，总胆红素9.1 μmol/L，碱性磷酸酶60 U/L，γ-谷氨酰转移酶35 U/L，白蛋白43 g/L，球蛋白23 g/L，白球蛋白比例1.87。

- 肾功能：尿素4.7 mmol/L，肌酐58 μmol/L，尿酸0.323 mmol/L。

- 全血C反应蛋白< 0.50 mg/L，血沉38 mm/h（↑）。

- 抗核抗体、抗核抗体谱及抗自免肝抗体全套：阴性。

- 淋巴细胞分型：T细胞相对值76.78%，Th细胞相对值27.99%，Tc细胞相对值43.29%，B细胞相对值14.16%，NK细胞相对值8.73%，T细胞绝对值1 425 cells/μL，Th细胞绝对值519 cells/μL，Tc细胞绝对值803 cells/μL，B细胞绝对值263 cells/μL，NK细胞绝对值162 cells/μL。

- 血结核感染T细胞斑点实验阴性，血GM试验及G试验均阴性。

- EBV-DNA（血浆）、CMV-DNA：阴性。

- 3次血培养+药敏试验（需氧+厌氧）：阴性。

- 脑脊液常规：无色，清，潘氏试验弱阳性（±），白细胞计数168×10^6/L，多核细胞百分比31%，单核细胞百分比69%。

- 脑脊液生化：蛋白质988 mg/L（↑），糖2.7 mmol/L（同步血糖6.0 mmol/L），氯123 mmol/L。

- 脑脊液Xpert MTB/RI阴性，脑脊液培养（细菌、真菌）均阴性。

- 脑脊液GM试验0.890（↑），G试验174.35 pg/mL（↑）。

- HBsAg（－），HBsAb > 1 000 IU/L，HBeAb（－），HBcAb（－）；Anti-HCV（－）；HIV

（一）。

- 肿瘤指标：甲胎蛋白（AFP）< 1.50 ng/mL，癌胚抗原（CEA）1.06 ng/mL，CA 12-5 8.58 U/mL，CA 15-3 13.20 U/mL，CA 19-9 8.97 U/mL，CA 72-4 23.90 U/mL，细胞角蛋白19片段 1.54 ng/mL，PSA 0.656 ng/mL，FPSA 0.340，神经元特异性烯醇酶 15.40 ng/mL，SCC 1.5 ng/mL。
- 脑脊液细胞学涂片未见恶性肿瘤细胞。
- 腹部B超：胆囊结石，肝脏、胰腺、脾脏及双肾未见明显异常。
- 胸部CT平扫：未见明显异常。
- 心脏超声：静息状态下经胸超声心动图未见明显异常，左心收缩及舒张功能正常。
- 脑电图：清醒安静闭眼时双侧可见9～10 Hz中波幅 α 节律，夹杂 θ 波，左右基本对称，调节调幅尚可。睁眼时节律抑制完全。过度换气时同背景节律。双侧见较多散在 θ 波，尖波。结论：不正常脑电图。
- 头颅SWI：脑干低信号，微出血可能。
- 头颅增强MRI：脑干多发腔隙灶伴胶质增生可能。
- 头颅MRV：左侧乙状窦及横窦较对侧稍纤细，请结合临床或其他检查。

临床关键问题及处理

关键问题1 本病例患者以"反复发热伴头痛"起病，脑脊液常规检查考虑"脑膜炎"，但经抗感染等治疗后疗效不佳，此类患者的鉴别诊断思路及处理？

患者以反复发热伴头痛起病，多次查脑脊液常规及生化，提示细胞数升高伴蛋白质升高，至入院前病程已8周，符合慢性脑膜炎诊断。慢性脑膜炎病因诊断较为困难，详细的病史询问如流行病学史、患者免疫状态和基础疾病是确定鉴别诊断的基础要素。慢性脑膜炎原因为感染性，如细菌性（结核分枝杆菌、布鲁菌属、诺卡菌属及李斯特菌等）、真菌性（隐球菌、曲霉、念珠菌及球孢子菌等）及寄生虫性（如广州管圆线虫）等；非感染性肿瘤性（脑膜癌、脑膜淋巴瘤病，白血病浸润等）；化学性脑膜炎（颅咽管瘤）及自身免疫性疾病（神经白塞病、干燥综合征及红斑狼疮等）。本患者否认免疫缺陷病史、自身免疫性疾病史，入院后查脑脊液 Xpert MTB/RIF、外周血自身抗体及脑脊液细胞学涂片均为阴性，起病前有"甲沟炎"史，因此入院后在经验性头孢曲松抗感染的基础上加用利奈唑胺抗葡萄球菌感染治疗，治疗后发热及头痛好转不明显，1周后再次复查腰椎穿刺测颅压260 mmH$_2$O，脑脊液白细胞543×10^6/L、蛋白质938 mg/L、糖2.3 mmol/L（同步血糖）、氯123 mmol/L，无明显好转。结合患者入院后虽2次脑脊液真菌培养均阴性，但脑脊液 G 实验及 GM 试验均高于正常范围，需要考虑中枢神经系统真菌感染，为进一步明确病原体，脑脊液送检宏基因组学二代测序结果显示测出黄曲霉（57序列），考虑为中枢神经系统曲霉病。

关键问题2 患者中枢神经系统曲霉病诊断明确，其治疗方案及疗程如何？

患者中枢神经系统曲霉病诊断明确，调整抗感染方案，伏立康唑静脉滴注，治疗后患者发热及头痛症状明显好转，1周后复查腰椎穿刺颅压 150 mmH$_2$O，脑脊液白细胞 110×10^6/L、蛋白质 891 mg/L、糖 3.5 mmol/L、氯 123 mmol/L，脑脊液 GM 试验 0.230、G 试验 176.71 pg/mL；治疗 1 个月后复查腰椎穿刺颅压 165 mmHg，白细胞 115×10^6/L、脑脊液蛋白 739 mg/L、糖 2.82 mmol/L、氯 124 mmol/L，脑脊液 GM 试验 <0.100、G 试验 112.53 pg/mL，头颅 MR 增强提示脑干病灶较前好转（图9-1）；1 个月后伏立康唑由静脉滴注改为口服，治疗 3 个月时患者复查脑脊液基本正常，脑脊液 GM 试验及 G 试验恢复正常，头颅 MRI 进一步好转。

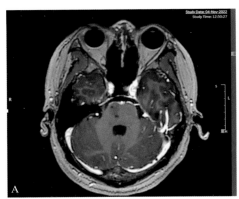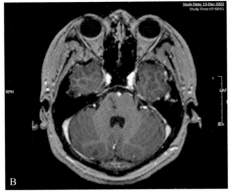

图9-1　治疗前 MRI（A），治疗 1 个月后 MRI（B）。

背景知识介绍

中枢神经系统曲霉病通常发生在免疫功能低下的患者，非免疫缺陷人群相对少见。免疫功能低下者以侵袭性曲霉病为主，常侵袭多个部位。曲霉菌丝容易侵犯血管，导致血栓形成，发展为脑梗死、坏死性动脉炎、真菌性脑动脉瘤、甚至脑出血。免疫正常者中枢神经系统曲霉病以非侵袭性曲霉病为主，多表现为脑脓肿、孤立性肉芽肿或占位性病变，预后相对较好。由于非免疫缺陷中枢曲霉病患者的临床表现缺乏特异性，脑脊液病原菌检出率低，影像学表现不典型等原因，诊断困难，容易延误诊断。

脑脊液镜检及培养阳性率低约为 30%，组织病理学是金标准，但对于血流动力学不稳定、血小板减少或凝血功能障碍的患者，组织取样风险大。脑脊液 GM 试验比培养法和血清 GM 试验对中枢神经系统曲霉病的诊断更敏感，其敏感性和特异性分别为 88.2% 和 96.3%。mNGS 作为非侵袭性的检测手段，结合常规微生物检测有效地提高了诊断效率，部分患者可避免行脑活检带来的风险和不良反应。一项纳入 213 例脑膜炎患者的研究发现，mNGS 对中枢神经系统感染性疾病的诊断阳性率为 57.0%。另一项研究也发现，GM 检测与 mNGS 联合检测对中枢神经系统曲霉病的诊断效果最佳，其敏感性为 61.9%，特异性为 82.6%。

中枢神经系统曲霉病最常表现为真菌脓肿伴中央坏死，周围有水肿带，影像学上表现为厚而不规则、不均匀的环形强化；文献复习中发现 33% 的患者未发现脑实质病变或脑膜强化等影像学变化。

中枢神经系统曲霉病一旦明确诊断,应早期使用抗真菌治疗以降低病死率,如有颅内脓肿等形成早期手术清创并联合抗真菌药物治疗可明显改善预后。也有研究发现在免疫功能正常的患者中,单纯抗真菌药物治疗也可以取得较好的疗效。药物治疗首选伏立康唑,若曲霉对伏立康唑耐药或不耐受,可选择泊沙康唑或两性霉素B脂质体作为替代方案。接受过三唑类抗真菌治疗者推荐两性霉素B脂质体作为替代方案,棘白菌素也可作为二线或补救治疗。在抢救和/或严重感染的情况下可考虑联合药物治疗,首推伏立康唑联合两性霉素B脂质体,其次是伏立康唑/伊曲康唑联合棘白菌素。大多数研究建议抗真菌疗程至少6个月。治疗初期建议每周应进行血药浓度监测,推荐伏立康唑有效治疗浓度为 1 ～ 6 mg/L,伊曲康唑有效治疗浓度为0.5 ～ 1 mg/L,泊沙康唑有效治疗浓度为 1 ～ 3.75 mg/L。

点　评

非免疫缺陷者中枢神经系统曲霉病相对少见,表现缺乏特异性,其诊断、鉴别和治疗都对临床医生提出了挑战,尤其是在缺少病理和培养证据的情况下,诊断较困难,因而延误治疗。mNGS作为非侵袭性检测手段和GM试验联合,可进一步提高诊断的敏感性和特异性。本例患者反复发热伴头痛,脑脊液异常伴脑干低信号,抗感染疗效不佳,多次脑脊液培养均阴性,最终经脑脊液GM试验联合mNGS明确诊断为中枢神经系统曲霉病,经伏立康唑治疗后发热、头痛消失,脑脊液基本恢复正常,脑干病灶逐渐缩小。

（杨飞飞　奉　婷　赵华真　黄玉仙）

参·考·文·献

[1] Ray S, Balaini N, Chakravarty K, et al. Special scenarios in the management of central nervous system aspergillosis: a case series and review of literature[J]. Postgrad Med J, 2019, 95(1125): 382–389.

[2] Bassetti M, Azoulay E, Kullberg BJ, et al. EORTC/MSGERC definitions of invasive fungal diseases: summary activities of the Intensive Care Unit Working Group[J]. Clin Infect Dis, 2021, 72(Suppl2): S121–S127.

[3] Xing XW, Zhang JT, Ma YB, et al. Metagenomic next-generation sequencing for diagnosis of infectious encephalitis and meningitis: a large, prospective case series of 213 patients[J].Front Cell Infect Microbiol, 2020, 10: 88.

[4] Zhou LH, Zhu RS, Gong YP, et al. Diagnostic performance of noncultural methods for central nervous system aspergillosis. Mycoses, 2023, 66(4): 308–316.

[5] Ashdown BC, Tien RD, Felsberg GJ. Aspergillosis of the brain and paranasal sinuses in immunocompromised patients: CT and MR imaging findings[J]. AJR, 1994, 162(1): 155–159.

[6] Garcia-Vidal C, Alastruey-Izquierdo A, Aguilar-Guisado M, et al. Executive summary of clinical practice guideline for the management of invasive diseases caused by Aspergillus: 2018 Update by the GEMICOMED-SEIMC/REIPI[J]. Enferm Infecc Microbiol Clin (Engl Ed), 2019, 37(8): 535–541.

[7] Punia P, Goel N, Singh I, et al. Occupational CNS aspergillosis in an immunocompetent ndividual a diagnostic challange[J]. Arch Environ Occup Health, 2018, 73(6): 381–384.

10

经血清学诊断真菌性鼻－鼻窦炎
感染引起的眶尖/海绵窦综合征

题记

　　该患者有糖尿病基础,以头痛起病,病程中出现左眼睑下垂和发热症状,结合影像学检查发现海绵窦动脉瘤,定位诊断考虑眶尖/海绵窦综合征。患者在充分抗细菌治疗过程中出现病情反复,甚至休克表现。血及脑脊液宏基因组学二代测序(mNGS)及各项培养均无阳性发现,而脑脊液GM试验阳性为抗真菌治疗提供依据。通过后续疗效观察,抗真菌治疗有效,判断该例患者为曲霉性海绵窦炎及鼻窦炎。通过此病例,大家可以了解该部位特殊的解剖结构引起的一系列特征性临床表现,以及真菌感染的特点。

病史摘要

　　患者,男性,64岁。上海市金山区亭林镇人,2023-01-09收入复旦大学附属华山医院感染科。

主诉

头痛1个月余,左眼睑下垂23天,发热10余天。

现病史

2022-12-01突发头痛不适,以额部为主,无言语不清,无恶心、呕吐,无发热,无腹痛、腹泻,无大小便失禁等症状,无意识丧失,无肢体抽搐,无感觉障碍,无视觉、听觉障碍。

2022-12-05就诊于复旦大学附属金山医院神经内科,考虑巨细胞动脉炎(颞动脉炎)？予地塞米松、头孢西丁等治疗8天,未见缓解。2022-12-16开始出现左眼睑红肿,不能睁左眼,视力下降,视物重影。于上海市公共卫生临床中心行头颅MR/MRA示"腔隙性脑梗死",全脑血管造影未做。诊断:考虑海绵窦炎,治疗2天后未见好转。

2022-12-18就诊于复旦大学附属华山医院,急诊查:白细胞计数22.5×10^9/L,中性粒细胞百分比84.8%,淋巴细胞百分比9.2%,血小板(PLT)计数294×10^9/L;C反应蛋白328.5 mg/L,

白细胞介素-6（IL-6）85.9 pg/mL。头颅CTA检查示双侧颈内动脉颅内段广泛钙化，管腔中重度狭窄；左侧颈内动脉C3/4段交界区动脉瘤；诊断为颈内动脉瘤、颅内多发血管硬化并狭窄。

2022-12-19入住我院神经外科血管组。入院当天开始出现发热伴意识模糊，无法对答，言语错落。全脑头颅DSA提示左侧颈内动脉海绵窦段动脉瘤（图10-1）。

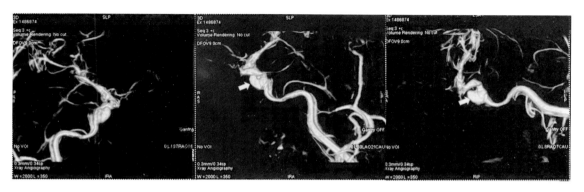

图10-1　DSA：左侧颈内动脉海绵窦段动脉瘤。

入院后因持续发热，请神经内科、感染科会诊，考虑感染性海绵窦病变，12-23开始予头孢曲松2.0 g q12h联合万古霉素1.0 g q12h抗感染治疗，症状和炎症指标好转，于2023-01-05出院，至康复医院继续巩固抗感染治疗。

出院后近1天（2023-01-06）再次出现发热，最高38.4℃，头痛加重，肺CT提示两肺炎症，肺气肿伴肺大疱形成。01-07出现鼻出血，量约20 mL，呈喷射状，予纱布填塞止血治疗。当天伴血压明显下降，给予多巴胺微泵维持，考虑脓毒症休克不除外。再次请感染科会诊，调整抗感染方案为：美罗培南2.0 g q8h ivgtt+万古霉素1.0 g q12h ivgtt抗感染治疗；01-08患者出现恶心、呕吐2次，为胃内容物，量少。同日血mNGS提示未发现明确病原体。

为进一步明确诊断，2023-01-09收入感染科。

既往史及个人史

既往有6年多糖尿病病史，胰岛素降糖中；否认高血压病史；否认手术史、否认输血史；否认结核、乙肝等传染病史；否认吸烟、酗酒史；预防接触史不详；否认明确药物过敏史。

家族史及婚育史

家族史无特殊；已婚，有1子。

入院查体

体温36.8℃，脉搏68次/分，呼吸18次/分，血压103/73 mmHg（多巴胺维持中）。神清，精神萎，全身皮肤黏膜未见异常，全身浅表淋巴结无肿大。未见皮下出血点，未见皮疹。左眼较右侧稍凸起，左侧眼睑下垂（图10-2），眼球活动障碍，睑结膜未

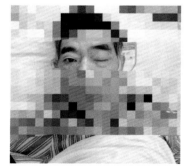

图10-2　入院体检可见左侧眼睑下垂。

见异常,巩膜无黄染。双侧瞳孔不等大,左侧直径3 mm,右侧直径2 mm,左侧瞳孔有光感,对光反射不灵敏,右侧瞳孔对光反射灵敏,外展轻度障碍。外耳道无异常分泌物,无乳突压痛。口角左歪,口唇无发绀。颈软无抵抗,颈静脉无怒张,甲状腺无肿大。双肺呼吸音清,未闻及干、湿性啰音。心率68次/分,律齐。腹平坦,腹壁软,全腹无压痛,无肌紧张及反跳痛,肝脾肋下未触及,肝肾脏无叩击痛,肠鸣音3次/分。双下肢无水肿。肌力正常,肌张力正常,生理反射正常,病理反射未引出。

入院后实验室检查和辅助检查

- 血常规:白细胞计数9.95×10^9/L,中性粒细胞百分比75.2%,淋巴细胞百分比18.4%,血小板计数184×10^9/L。

- 炎症相关:C反应蛋白50.7 mg/L,血沉(ESR)25 mm/h,IL-6 8.9 pg/mL,降钙素原0.45 ng/mL,铁蛋白1 372 ng/mL(↑)。

- 肝、肾功能:谷丙转氨酶489 U/L,谷草转氨酶233 U/L,γ-谷氨酰转移酶46 U/L,总胆红素6.5 mmol/L;肌酐54 μmol/L。

- 肿瘤标志物、心肌标志物、免疫球蛋白未见明显异常。

- 风湿指标:ANA、ENA抗体谱、ANCA、抗心磷脂抗体等未见明显异常。

- 激素水平:皮质醇67.2 μg/L,促肾上腺皮质激素(ACTH)8.6 pg/mL;促甲状腺激素(TSH)0.57 mIU/L,总甲状腺素(TT4)61.8 nmol/L(↓),总三碘甲状腺原氨酸(TT3)0.80 nmol/L(↓),游离甲状腺素(FT4)9.92 pmol/L(↓),游离三碘甲状腺原氨酸(FT3)2.39 pmol/L(↓)。

- 糖化血红蛋白:8.9%。

- 乙肝病毒标志物、丙型肝炎病毒抗体:阴性。

- HIV抗原抗体检测、梅毒快速血浆反应素试验:阴性。

- 新型冠状病毒核酸检测:阴性。

- 病原体相关检查:血培养(01-09和01-12送)阴性,血GM试验、G试验、隐球菌抗原乳胶凝集定量试验阴性。

- 腹部B超:肝囊肿,肝右叶实质性病灶,血管瘤可能;胆囊结石,胆总管上段略粗;胰腺、脾脏、双肾未见明显异常;门静脉、肝静脉、脾静脉血流通畅。

- 肾上腺彩色多普勒超声检查;颈部血管(颈动脉、椎动脉、颈静脉)彩色多普勒超声(床旁):双侧肾上腺区未见明显占位病灶。左侧颈动脉分叉位置较高,双侧颈动脉走行正常,内中膜厚度正常,右侧颈动脉分叉至颈内动脉起始段后壁见16 mm×3.3 mm等回声斑块,左侧颈内动脉起始段后壁见厚约1.8 mm强回声斑块,表面尚光滑,局部管腔轻度狭窄。各段动脉内血流充盈好,波形及峰值流速正常范围。双侧颈内静脉未见明显血栓。结论:双侧肾上腺区未见明显占位病灶。双侧颈动脉斑块形成,局部管腔轻度狭窄。双侧颈内静脉未见明显血栓。

- 心脏超声:未见明显异常。

- 眼眶MR增强:两侧眼球未见明显突出,眼球后方未见异常信号病灶,视神经信号均匀,未见明显变细或增粗。眶内肌未见明显异常信号。双侧海绵窦信号不均匀,增强后不均匀强化，左侧海绵窦结节样T1及T2混杂信号，增强后较明显强化。结论：双侧眼眶未见明显异常；左侧海绵窦区结节样异常信号及强化，双侧海绵窦信号及强化不均匀（图10-3）。

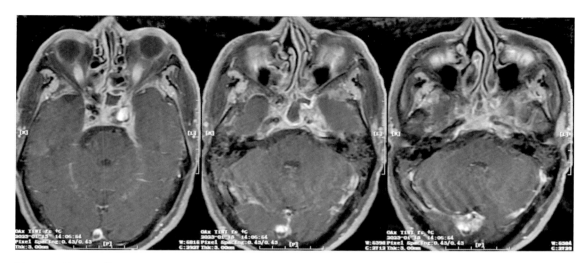

图10-3 眼眶MR增强T1+C（2023-01-13）。双侧眼眶未见明显异常，左侧海绵窦区结节样异常信号及强化，双侧海绵窦信号及强化不均匀。

- 垂体MR增强：鞍区可见大片状混杂信号影，T1WI上呈等高信号，累及蝶窦，正常垂体显示不清，增强后可见明显不均匀强化，双侧海绵窦边缘明显强化，蝶窦及筛窦黏膜强化，垂体柄显示不清，视交叉呈受压改变，左侧海绵窦区可见结节样明显强化，约13.7 mm×7.3 mm，边界尚清。结论：鞍区不均匀强化伴蝶窦及筛窦黏膜强化，累及双侧海绵窦，符合感染性病变表现，请结合临床随诊；左侧海绵窦区结节样异常强化，请结合病史及相关检查。
- 颈内动脉MRI增强：左侧颈内动脉海绵窦瘤样扩张，大小约12 mm×10 mm，管壁未见增厚，增强后呈明显不均匀强化。双侧大脑中动脉走行分布如常，管腔显示清晰，未见明显狭窄或闭塞改变，管壁未见增厚，增强后未见异常强化。结论：左侧颈内动脉海绵窦段动脉瘤，强化欠均匀，请结合临床及DSA。
- 鼻窦CT：额窦、筛窦、蝶窦炎症伴少许出血可能，鞍区混杂密度影，请结合其他检查。

临床关键问题及处理

关键问题1　该患者低血压的原因是什么？

患者为急性感染状态，出现低血压休克；脓毒症休克须高度警惕，但该患者经过积极抗感染治疗，循环衰竭仍难以纠正，往往提示有其他原因。对于该例患者，累及部位特殊，为海绵窦及垂体，而垂体受累引起的垂体前叶功能减退可表现为顽固性低血压。事实上，这例患者入院时实验室检查提示垂体前叶各轴均有不同程度的受累。① 皮质轴：皮质醇偏低，为

67.2 μg/L；② 甲状腺轴：TT3、TT4、FT3、FT4均有下降，而TSH仍正常水平；③ 性腺轴：睾酮1.560 nmol/L（↓）；④ 生长激素轴：胰岛素样生长因子1 24.8 μg/L（↓）；⑤ 泌乳素2.57 ng/mL（↓）。内分泌科会诊认为垂体前叶功能减退明确，患者低血压可用垂体危象解释，并迅速展开针对性治疗：① 针对皮质轴，考虑小剂量升压药物在使用中，目前对答、饮食状态可，可口服应激量糖皮质激素（氢化可的松晨起2片，下午2～4点1片），停用升压药物2～3天可减量至晨起1片、下午2～4点1片，后续根据情况逐步减量；② 针对甲状腺轴，予以左甲状腺素钠片（优甲乐）50 μg qd替代治疗，可与可的松同时使用或延后2～3天使用。

在开始激素替代治疗后6天，患者血压恢复正常，顺利停用血管活性药物。

关键问题2 该患者感染病原体是什么？需要进一步完善哪些检查？

该患者既往抗细菌治疗似乎有效，但治疗过程中却出现体温、头痛症状的反复，为了获得更多病原体相关线索，入院后第一时间完善腰穿，对脑脊液进行一系列检查，结果如下。

- 压力65 mmH$_2$O。
- 脑脊液常规：白细胞22×10^6/L，红细胞1×10^6/L，单核细胞20/22。
- 脑脊液生化：糖2.84 mmol/L（同步血糖8.5），氯115 mmol/L，蛋白质1 698 mg/L，乳酸3.68 mmol/L，乳酸脱氢酶83.00。
- 脑脊液Xpert MTB/RIF：阴性。
- 脑脊液G试验：< 10.00 pg/mL。
- 脑脊液GM试验：1.322。
- 脑脊液隐球菌抗原乳胶凝集定量试验：阴性。
- 脑脊液mNGS检测：人类疱疹病毒5型（CMV），序列数125。
- 脑脊液细菌+真菌培养：阴性。

从以上结果来看，患者脑脊液检测结果并不支持细菌感染，且脑脊液mNGS检测也未提示其他病原体；而脑脊液GM试验阳性则需要考虑是否为真菌性（曲霉）海绵窦炎，特别是病变位置考虑鼻窦，似乎更支持这一观点。因此，结果回报后立即启动了经验性抗真菌治疗，2023-01-12起予伏立康唑200 m q12h（首日300 mg q12h ivgtt）抗真菌治疗。在启动抗真菌治疗后患者头痛明显好转。

关键问题3 患者鼻出血及动脉瘤的处理

尽管患者头痛明显好转，但仍有鼻出血的倾向和风险。那么对于这例患者，鼻出血需要考虑什么原因呢？第一是曲霉具有侵蚀血管特征，鼻黏膜薄弱，容易反复出血；第二是颈内动脉海绵窦段动脉瘤破裂引起鼻出血。对于第一类原因，一般处理原则是充分抗真菌治疗，同时对症止血处理；对于第二类原因，在与神经外科充分沟通后，认为非急症时，应待感染控制后处理动脉瘤；如果动脉瘤破裂导致颈内静脉海绵窦瘘、鼻腔大出血时，应行急诊行DSA明确出血原因并予手术干预。这例患者目前鼻腔出血量不大，暂不具备急诊手术指征，因此继续伏立康唑抗真菌治疗。

经过充分抗真菌后，患者体温逐渐平稳，C反应蛋白较前下降。抗真菌治疗1周后停用抗细菌治疗,继续伏立康唑200 mg q12h ivgtt巩固治疗。后续复查影像学检查(图10-4),提示左侧海绵窦区结节样异常信号及强化较前明显好转。

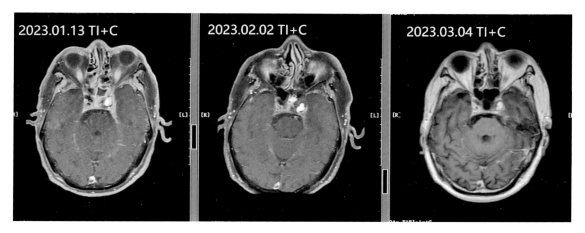

图10-4 抗真菌治疗前、抗真菌治疗3周、抗真菌治疗8周时MR变化。

背景知识介绍

眶尖/海绵窦综合征是由多种病变累及海绵窦的动眼神经、滑车神经、展神经及三叉神经眼支引起以痛性眼肌麻痹为特征的一组临床综合征。临床表现包括脑神经麻痹(动眼神经、展神经多见)、交替性瞳孔异常、眼静脉回流障碍(球结膜充血、水肿、眼球突出)、视力下降等。眶尖/海绵窦病变病因包括炎症[如Tolosa-Hunt综合征(海绵窦非特异性肉芽肿性炎症)、韦格纳肉芽肿、IgG4相关疾病、眼眶炎性假瘤、嗜酸性肉芽肿性多血管炎、结节病等]、感染(细菌、真菌、结核、病毒等)、肿瘤(转移瘤或鼻咽癌等具体侵犯、淋巴瘤等)和血管性病变(海绵窦动静脉瘘、动脉瘤、海绵窦血栓、血管瘤)。在寻找病因中,病史、体格检查、影像学(特别是MRI和PET-CT)都非常重要,必要时可完善脑脊液检查和局部活检以获得更多线索。

对于这例患者,引起眶尖/海绵窦综合征的主要病因则是侵袭性真菌性鼻-鼻窦炎(invasive fungal rhinosinusitis, IFRS),后者定义为真菌感染不仅位于鼻腔、鼻窦腔内,同时侵犯鼻窦黏膜及骨壁,并向周围组织结构如眼眶、前颅底或翼腭窝发展。IFRS常见于一些有基础疾病的患者,在欧洲最常见基础疾病是血液恶性肿瘤,而在较低收入国家最常见的是糖尿病;此外其他高危因素包括造血干细胞移植、化疗导致的中性粒细胞减少、实体器官移植、晚期HIV感染、糖皮质激素(全身或鼻内给药)。临床上可根据病程分为急性IFRS和慢性IFRS。引起侵袭性鼻-鼻窦炎最常见的真菌有曲霉、镰刀菌(*Fusarium*)、毛霉目和着色(棕-黑色)霉菌。IFRS的临床表现主要包括发热、面部疼痛和鼻充血,并且可能有视觉和精神状态的改变。脑神经受累时,还可发生面部麻木或复视。影像学特征包括CT上可见鼻窦处的软组织密度影,也可见骨质破坏。如CT提示异常,应尽早完善MR增强以进一步明确诊断。当然,如果能对受累区域进行活检,则有望获得直接证据。整体来说,IFRS和其他部位的侵袭性真菌病诊断要素和级别判断是一致的。在治疗方面,经验性抗真菌治疗可选择静脉两性霉素B脂质剂或伏立康唑(在通过组织病理学排除毛霉病后)。此外,应尽快开展外科评估以进行诊断性活检和清创术。需要强调的是,在明确感染后需要通过停用免疫抑制药物、纠正代谢紊乱和控制基础疾病来恢复患者免疫功能。对于这例患者,我们选择了伏立康唑作为治疗药物,取得了很好的治疗效果,这例患者后续行序贯口服伏立康唑巩固治疗,顺利进入康复阶段。

脑脊液GM试验增高是这例患者明确诊断的一项关键线索。目前中枢神经系统曲霉感染的诊断仍很困难,只有不到1/3的患者能通过脑脊液曲霉培养阳性来明确诊断,大量CSF培养阴性的CNS曲霉感染被忽略。复旦大学附属华山医院感染科朱利平教授团队针对这一临床困境,展开了相关系列研究。研究通过回顾性纳入2013—2020年我院就诊的IFRS患者,发现GM试验对于诊断中枢神经系统曲霉感染有一定帮助,研究结果证实脑脊液GM试验升高或者脑脊液病mNGS检出曲霉都可支持中枢神经系统曲霉感染,脑脊液GM ≥ 0.7联合mNGS对脑膜炎患者诊断价值最高,其灵敏性为77.8%,特异性可达82.6%,这为诊断中枢神经系统曲霉感染提供了新的思路。因此,对高度怀疑中枢神经系统曲霉感染患者可完善脑脊液培养、GM试验以及病原体mNGS综合判断。

因发热、头痛、眼睑下垂等一系列临床表现及影像学提示海绵窦炎,该病例的病变定位相对容易,发病初期的血象明显升高及眼睑红肿等表现,容易让人误诊为细菌感染,而忽略了该患者相对缓慢的起病方式,出现在发热前的头痛等与细菌感染不相符的特点。病程中出现的发热伴低血压,更容易引人误判为感染性休克。在抗菌药效果不佳时,需要及时调整思路,激素水平异常提示垂体受累,颈内动脉海绵窦段动脉瘤也不是独立事件,可以用感染性动脉瘤来解释,这样一元论可以合理解释该患者的所有临床表现。而感染性病原体中,真菌具有侵蚀血管的特性,需要首先考虑,该患者有糖尿病基础,也是真菌感染的高危因素。虽然培养及测序等病原学检查均为阴性,由于中枢性真菌感染病原体检测困难,通过文献复习,脑脊液GM试验阳性可以作为补充进行辅助诊断,我们进行经验性治疗后患者很快明显好转,也证实了血清学方法诊断的可靠性。

（陈思莲　李　杨　秦艳丽　金嘉琳）

参 · 考 · 文 · 献

[1] Zhou L-H, Zhu R-S, Gong Y-P, et al. Diagnostic performance of noncultural methods for central nervous system aspergillosis[J]. Mycoses, 2023, 66(4): 308-316.

11

AIDS 伴播散性马尔尼菲篮状菌感染

在东南亚、印度、中国南方等流行地区，马尔尼菲篮状菌（*Talaromyces marneffei*，TM）感染是未进行高效抗逆转录病毒疗法（ART）治疗的HIV感染者常见的机会性感染，但在非流行区，艾滋病（AIDS）以典型播散性马尔尼菲篮状菌为首发主要表现者相对少见。当AIDS合并感染并有播散表现时，如何早期明确病原体、制订合理的抗感染方案，并选择合适的ART治疗时机是诊疗中三位一体的关键点。在这里我们选取了复旦大学附属华山医院感染科联盟单位太仓市第一人民医院感染科收治的一例生活于非流行区的典型AIDS伴播散性马尔尼菲篮状菌感染病例，通过对病例的临床分析、诊疗调整、总结回顾，展示了HIV合并马尔尼菲篮状菌感染的相关知识。

病史摘要

患者，男性，23岁。安徽铜陵人，未婚，大学生，2022-07-01收入太仓市第一人民医院。

主诉

皮疹1个月余发热4天。

现病史

患者2022-05起出现皮疹，以头面及胸背为主，并有逐步增多趋势，无明显瘙痒，无疼痛，患者未予重视，未到医院就诊。2022-06-20起无明显诱因下出现发热，体温最高39.5℃左右，伴有畏寒、寒战，伴全身乏力不适，无明显咳嗽、咳痰，无胸闷、气促。2022-06-24来我院门诊就诊，血常规：白细胞计数 4.8×10^9/L，中性粒细胞百分比86.2%，淋巴细胞数 0.3×10^9/L，血红蛋白103 g/L，血小板计数 542×10^9/L，建议住院治疗，患者拒绝。后患者自己服用消炎类药物，效果不佳，仍有发热。2022-07-01再次来到我院门诊就诊，以"急性发热"进一步诊治收住入院。病程中患者有生殖器溃疡病史1个月余，无胸闷、气促，无胸痛、心悸，无腹痛、腹胀，无头痛、头晕，无关节酸痛，无尿频、尿急、尿痛，食纳夜眠一般，大小便正常。近半年体重下降20 kg左右。

既往史及个人史

2022-06初患者在所在地区医院查HIV抗体阳性，血CD4$^+$T淋巴细胞计数19/μL，同时发现肝功能异常，当地医院给予口服保肝药物治疗，尚未抗HIV治疗。同期患者自述发现腹部包块，但未进一步检查。2022-06-10患者行胃镜检查，见慢性浅表性胃炎、胆汁反流，未见占位。个人史：男同性恋，未婚未育，家族史无殊。

入院查体

神志清，精神可，营养中等，皮肤黏膜未见黄染，全身散在红色斑丘疹，部分中央可见凹陷，破溃结痂，无抓痕，未见瘀点、瘀斑、紫癜。双侧颈部、锁骨上可触及明显肿大淋巴结，质地韧，不易活动，无明显压痛，巩膜无明显黄染，瞳孔等大等圆，直径2.5 mm，对光反射、调节反射灵敏。唇红，无发绀，口唇部可见疱疹，基本结痂；舌质不干，咽稍红，双侧扁桃体无肿大。颈软，无抵抗，气管居中，颈静脉无怒张。呼吸平，双肺呼吸音清，未及明显干湿性啰音。心界不大，心率133次/分，心律齐，各瓣膜听诊区未及病理性杂音。腹平软，上腹部触及鸽蛋大小包块，质硬，全腹无压痛、反跳痛，肝脾肋下未及，肝肾区无叩痛，肝上界位于右锁骨中线第五肋间，移动性浊音阴性，肠鸣音正常。生殖器检查：龟头见溃疡。四肢脊柱无畸形，双下肢无浮肿。生理反射存在，病理反射未引出。

实验室检查和辅助检查

- 血常规（2022-06-24）：白细胞计数4.8×10^9/L，中性粒细胞百分比86.2%，淋巴细胞百分比6.8%，淋巴细胞计数0.3×10^9/L，血红蛋白103 g/L，血小板计数524×10^9/L。

- 肝、肾功能（2022-06-24）：总胆红素8.1 μmol/L，直接胆红素3.5 μmol/L，白蛋白36.0 g/L，球蛋白46.0 g/L，谷丙转氨酶230.2 U/L，谷草转氨酶110.5 U/L，碱性磷酸酶131.3 U/L，γ-谷氨酰转肽酶114.8 U/L，乳酸脱氢酶180.2 U/L；肾功能正常。乙肝HBsAg（−），HCV-Ab（−）。

- 胸部正位X线片（2022-06-24）：未见明显异常。

- 梅毒不加热血清反应素试验、TPPA梅毒特异性试验（2022-06-25）：阴性。

- 细胞免疫（2022-06-26）：总T淋巴细胞百分比58%，总T淋巴细胞绝对值155个/μL，辅助T淋巴细胞CD4百分比7%，辅助T淋巴细胞CD4绝对值19个/μL，抑制/细胞毒T淋巴细胞CD8百分比45%，抑制/细胞毒T淋巴细胞CD8绝对值121个/μL，CD4/CD8比值0.16，总B淋巴细胞百分比10%，总B淋巴细胞绝对值27个/μL，NK细胞百分比30%，NK细胞绝对值79个/μL。

- HIV RNA（2022-06-26）：9.37×10^5 Copies/mL。

- 胃镜（2022-06-27）：慢性浅表性胃炎，胆汁反流。

- 血常规（2022-06-29）：白细胞计数7.2×10^9/L，中性粒细胞百分比93.2%，淋巴细胞百分比5.0%，淋巴细胞计数0.4×10^9/L，血红蛋白89 g/L，血小板计数179×10^9/L，超敏C反应蛋白200 mg/L。

入院后实验室检查和辅助检查

- 血常规（2022-07-02）：白细胞计数 5.6×10^9/L，中性粒细胞百分比 97.3%，淋巴细胞计数 0.1×10^9/L，红细胞计数 2.91×10^{12}/L，血红蛋白 74 g/L，血小板计数 144×10^9/L。

- 尿常规（2022-07-02）：白细胞（++），尿蛋白（+）；粪常规+粪隐血：隐血阳性（+）；

- 肝、肾功能（2022-07-02）：谷丙转氨酶 32.6 U/L。谷草转氨酶 59.6 U/L，白蛋白 23.8 g/L、K^+ 2.99 mmol/L。肾功能正常。

- 凝血功能（2022-07-02）：D-二聚体 8.08 mg/L；凝血酶原时间 15.5 秒，国际化标准比值（INR）1.34。

- 炎症指标：血沉 90 mm/h（↑），降钙素原 4.46 ng/mL（↑）、铁蛋白 > 1 650 ng/mL（↑）。

- G 试验 130.75 pg/mL（↑），GM 试验 4（↑）。

- 肺炎支原体抗体（2022-07-02）：阳性（1 ∶ 640）。

- 免疫生化检查（2022-07-02）：乙肝表面抗原阴性，乙肝表面抗体 431.26 阳性；丙型肝炎抗体阴性；梅毒抗体 ELISA 阴性。IgA 4.66 g/L（↑），IgG、IgM 正常，补体 C3 0.59 g/L（↓），补体 C4 正常。

- 其他（2022-07-02）：VB_{12}+叶酸正常；抗"O"、类风湿因子正常。

- 甲状腺功能（2022-07-02）：三碘甲状腺原氨酸（T3）2.78 pmol/L（↓），余正常。

- 肿瘤标记物（2022-07-02）：神经元特异性烯醇化酶（NSE）25.1 ng/mL（↑），前列腺特异抗原（PSA）、Cyfra21-1、胃泌素释放肽均正常。

- 血培养初步报告（2022-07-04）：（2 管）真菌生长。

- EB 病毒 DNA（全血）8.18×10^3/L，巨细胞病毒 DNA 低于检测限（2022-07-04）。

- 痰抗酸杆菌涂片阴性 ×2 次，血结核感染 T 细胞检测阴性，痰结核分枝杆菌检测未检出（2022-07-04）。

- 胸腹盆部 CT（2022-07-02）（图 11-1）：两肺多发结节灶，横结肠局部肠壁增厚，胆囊窝、盆腔积液，多发淋巴结肿大（纵隔、双侧肺门、腋窝、后腹膜、腹腔、盆腔、腹股沟区）。

- 淋巴结 B 超（2022-07-02）：双侧颈部、锁骨上、腋下、腹股沟区及后腹膜区多发淋巴结

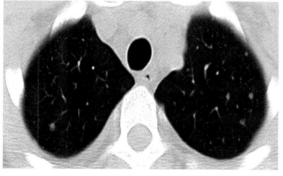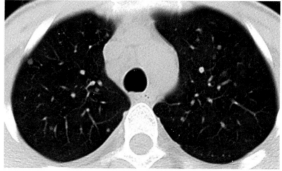

图 11-1　胸腹部 CT。两肺多发结节灶，横结肠局部肠壁增厚，胆囊窝、盆腔积液，多发淋巴结肿大。

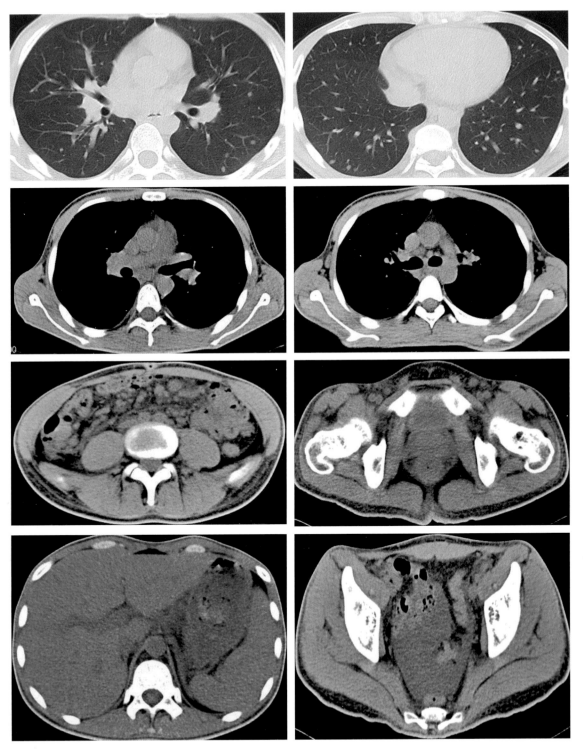

图 11-1 （续）

肿大。

- 血mNGS（2022-07-05）：马尔尼菲篮状菌（序列数25329），细环病毒18型（序列数59），人类疱疹病毒5型巨细胞病毒（CMV）（序列数77），人类疱疹病毒4型（序列数19）。
- 血培养（2022-07-07）：马尔尼菲篮状菌检出×2管。
- 头颅MR（2022-07-08）：未见异常。

入院后诊疗经过

患者入院后一般情况比较差，精神萎靡，持续高热，热峰可达40.2℃，伴有畏寒、寒战，有轻度咳嗽。查体可见全身散在皮疹，颈部、锁骨上浅表淋巴结肿大，降钙素原、C反应蛋白、血沉、铁蛋白等炎症指标均明显升高，淋巴细胞明显减少，其中CD4 T淋巴细胞计数仅为19/μL，同时伴有低蛋白血症、贫血、肝功能损害和高凝状态。结合患者有明确HIV感染病史，并且未进行ART治疗，综合以上情况考虑患者为AIDS基础上的急性感染，病情较危重。

患者入院后初始以"哌拉西林/他唑巴坦4.5 g ivgtt q8h"经验性抗感染治疗。入院第4天（07-04）患者血培养结果初步结果回报提示真菌生长。外周血标本送mNGS（07-05），结果提示：马尔尼菲篮状菌（序列数25329），细环病毒18型（序列数59），人类疱疹病毒5型CMV（序列数77），人类疱疹病毒4型（序列数19）。且患者皮疹呈现典型的火山型丘疹，符合马尔尼菲篮状菌皮肤表现。结合患者的临床表现、实验室检查结果及病原体的鉴定结果，考虑HIV伴马尔尼菲篮状菌感染的诊断明确。患者入院后查支原体抗体阳性，抗体滴度高（1：640），考虑合并支原体感染。全血EB病毒$8.18×10^3$/L，考虑存在EB病毒感染，建议追查血浆EB病毒DNA，但患者表示拒绝。综合以上入院诊断为：AIDS合并马尔尼菲篮状菌感染；肝损害；淋巴结肿大；支原体感染；EB病毒感染；低钾血症；低蛋白血症；肺部结节。治疗上更换为"奈诺沙星0.5 g ivgtt qd"抗支原体、"伏立康唑0.2 g ivgtt q12h"抗马尔尼菲篮状菌，复方磺胺甲噁唑片（SMZ）预防卡氏肺孢子菌感染，继续降温、补钾、异甘草酸镁保肝、人血白蛋白支持治疗。血培养正式结果回报（07-07）：马尔尼菲篮状菌，支持血mNGS结果。

至07-08，应用伏立康唑联合奈诺沙星、SMZ抗感染治疗5天，但患者仍然持续高热，热峰无明显下降，间断有幻觉出现，腹部出现压痛、反跳痛，移动性浊音阳性。B超可见胸腹腔积液。患者病情仍然进一步进展，临床无改善，是联合抗感染治疗不到位还是有其他病原体感染尚未被覆盖？或者存在其他原因，如肿瘤、免疫反应？围绕这些问题，我院感染科07-08进行了疑难病例讨论分析：① 患者AIDS合并马尔尼菲篮状菌感染明确，此类患者易出现马尔尼菲篮状菌播散感染，需进行中枢神经系统、骨骼、腹腔等多部位的排查。② 其他病原体混合感染：入院后痰X-pert MTB RIF、血T-SPOT.*TB*均阴性，结核杆菌感染无依据；血培养及mNGS未见其他细菌、真菌及寄生虫，血mNGS中发现细环病毒18型、CMV病毒、EB病毒，但序列数均较低，考虑导致持续高热可能小。③ 合并肿瘤：患者入院后胸腹部CT未见明显占位，但存在淋巴结肿大、EB病毒阳性，淋巴瘤不能排除。④ 因患者存在肝功能损害，初始使用伏立康唑抗马尔尼菲篮状菌0.2 g ivgtt q12h（首剂加倍），剂量偏小，且病程中出现幻觉等伏立康唑副作用，需要完善伏立康唑血药浓度监测，但患者表示不能耐受副作用，结合患者无两性霉素 B 使用禁忌证。最终决定：① 完善腰椎穿刺、腹腔穿刺、ECT 骨扫描评估患者全身感染情况；② 建议 PET-CT、淋巴结活检、骨髓穿刺，排查淋巴瘤；③ 更改治疗方案为改为一线药物——两性霉素 B 胆固醇硫酸酯复合物（ABCD 安复利克）抗马尔尼菲篮状菌治疗；④ 暂缓 AIDS 治疗，等待抗真菌有效 1 ～ 2 周后启动 ART 治疗。

07-08 开始换用两性霉素 B 胆固醇硫酸酯复合物 100 mg ivgtt qd 抗马尔尼菲篮状菌治疗。07-09、07-15 分别两次行腹腔穿刺术，腹水均呈现黄色混浊状，腹水检查提示漏出液、乳糜试验阳性，考虑乳糜漏。两次腹水培养结果均为马尔尼菲篮状菌。完善 ECT 检查显示全身多发关节反应性骨形成活跃（图 11-2），综上首先考虑播散性马尔尼菲篮状菌（腹水、骨关节）。07-09 完善骨髓穿刺，骨髓报告显示骨髓增生活跃高水平：① 粒系比例稍高，胞质颗粒增多、增粗；② 红系比例稍高；③ 巨核系示成熟障碍表现伴血小板减少；④ 可见吞噬细胞。骨髓涂片内未见报告嗜血小体，未见淋巴瘤表现。但患者因经济等其他原因，拒绝了 PET-CT、淋巴结活检、腰椎穿刺，无法进一步评估中枢神经系统情况以及其他肿瘤风险。

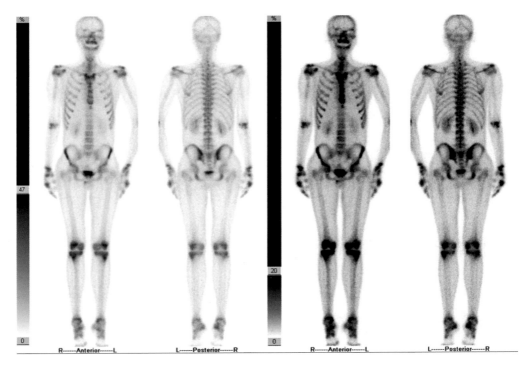

图 11-2　ECT 骨扫描：全身多发关节反应性骨形成活跃。

经调整治疗方案后，患者体温逐步恢复正常，皮疹大部分吸收消失（图 11-3），复查胸、腹水消失，入院时胸部 CT 所见结节性病灶明显吸收消失，淋巴结缩小（图 11-4）。复查白细胞、淋巴细胞数、血小板、肝功能、白蛋白、电解质逐步恢复至正常，贫血好转。临床治疗效果良好。07-18 起开始予比克恩丙诺片 ART 治疗（抗真菌治疗有效 10 天），07-21 两性霉素 B 满 2 周疗程，序贯伏立康唑 0.2 g po bid 抗马尔尼菲篮状菌治疗。07-25 停用奈诺沙星，继续 SMZ 预防卡氏肺孢子菌感染。07-21复查血培养4管均为阴性；07-27血常规：白细胞计数 $4.0 \times 10^9/L$，中性粒细胞百分比51.3%，淋巴细胞计数 $1.0 \times 10^9/L$，血红蛋白90 g/L，血小板计数 $414 \times 10^9/L$，C反应蛋白18.3 mg/L。淋巴细胞数量明显升高，C反应蛋白、降钙素原（PCT）等炎症指标基本恢复正常（图11-5），肝功能恢复正常，治疗效果良好。07-28患者好转出院。出院带药：比克恩丙诺片（必妥维）1片 po qd、伏立康唑0.2 g po bid、SMZ 2片 po q12h、双环醇片。出院诊断：AIDS；播散性马尔尼菲篮状菌感染（皮肤黏膜、肺、腹腔、淋巴结、骨）；肝损害；淋巴结肿大；支原体感染；EB病毒感染；低钾血症；低蛋白血症。

出院后患者继续门诊随访

患者出院后定期门诊随访，2022-08-

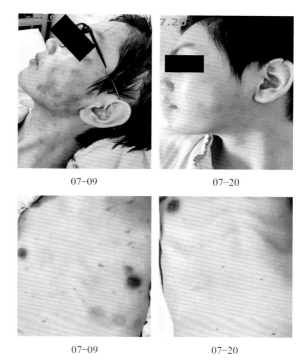

07-09 　　　　　07-20

07-09 　　　　　07-20

图11-3　两性霉素B治疗前后头面部、胸腹部皮疹变化对比。

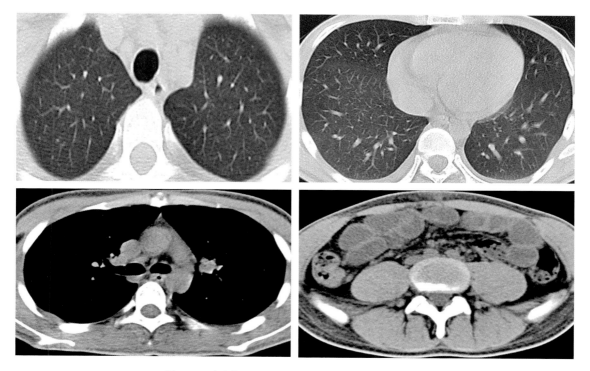

图11-4　胸腹部CT：双肺结节状病灶吸收，淋巴结缩小。

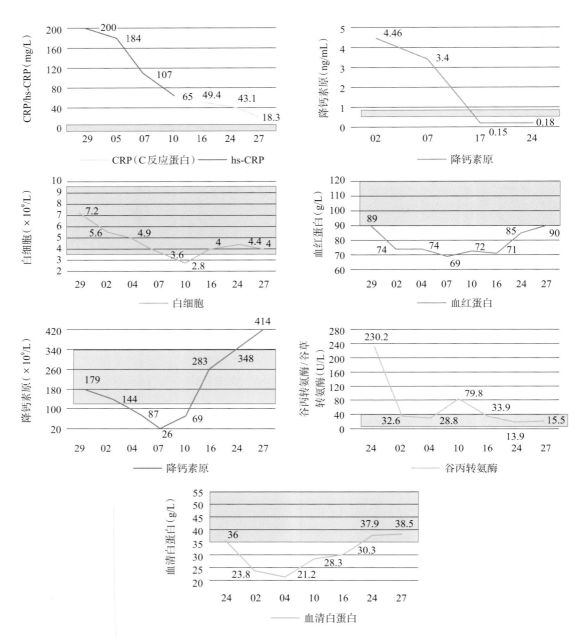

图 11-5 患者治疗期间炎症指标、血常规指标及肝功能动态变化。

05 复查血常规淋巴细胞数恢复正常，血红蛋白上升至 114 g/L。肝功能正常，白蛋白恢复正常。治疗上继续予以伏立康唑 0.2 g po bid 至 2022-09。巩固期满后建议改为伊曲康唑 0.2 g po qd 二级预防治疗。因我院门诊无伊曲康唑口服制剂，建议患者外院购买，其间继续比克恩丙诺片 1 片 po qd 抗 HIV 治疗。2022-10-10 复查血常规、超敏 C 反应蛋白、血沉、肝肾功能及电解质均恢复正常；外周血辅助 CD4$^+$T 淋巴细胞计数 165 个 /μL，提示 ART 治疗效果良好。之后患者自行在网上购药治疗。2023-02-15复诊,HIV RNA 0(检测不到)。随后患者出国求学,至今未再来我院复诊。

临床关键问题及处理

患者系青年男性,同性恋史3年,近1个月迅速出现发热、腹泻、淋巴结肿大等多种症状,极度消瘦,HIV RNA高载量,CD4$^+$T淋巴细胞计数极低,播散性马尔尼菲篮状菌感染、支原体感染、肝功能损害,可确诊为典型AIDS期。男男同性恋HIV感染患者往往进展迅速,很快进入AIDS期。

关键问题1　患者发热伴皮疹的诊断思路是什么?

该患者以"发热、咳嗽、皮疹、淋巴结肿大、肝损害、脾肿大"为主要症状,皮疹无明显疼痛、瘙痒,就诊时查体可见皮疹全身散发,以面部、胸部及四肢为主,呈大小不等丘疹,伴有中心坏死,呈脐状外观,为典型的马尔尼菲篮状菌皮疹表现。结合患者有明确HIV感染,CD4 T淋巴细胞明显减少,考虑AIDS合并马尔尼菲篮状菌感染。但安徽省、江苏省非马尔尼菲篮状菌流行地区,患者为何会感染? 反复追问病史,患者大约在大学一二年级的时候开始有同性恋生活,在二年级时候曾去过云南10天。至大学五年级(2022年)发现AIDS合并马尔尼菲篮状菌感染。有相关研究表明,至流行区旅行也可导致马尔尼菲篮状菌感染。综合以上因素,考虑患者在大学二年级时已感染HIV,且在云南时有接触马尔尼菲篮状菌并感染。

需进行鉴别的感染如下。① 结核感染:结核感染也可能出现发热、体重减轻、咳嗽和淋巴结肿大,但结核感染出现皮疹较少,典型皮疹可为瘰疬性皮肤结核。可通过抗酸染色或结核基因学测定进行区分。② 免疫重建综合征(IRIS)相关皮疹:该患者尚未进行ART治疗,不考虑。③ HIV感染相关皮疹:急性HIV感染可出现皮疹,表现为斑疹、斑丘疹、边界清晰,往往持续5～8天后消失。该患者诊断HIV感染已1个月余,且皮疹持续不消退,皮疹也不符合。故不考虑HIV相关皮疹。④ 组织胞浆菌感染:临床症状可以和马尔尼菲篮状菌非常相似,如发热、肝脾肿大、咳嗽及皮疹。通常可以通过尿抗原进行检测。如无尿抗原检测时,可凭对两种真菌的镜下检测进行区分。如进行皮肤病灶刮取物进行显微镜检查,有可能在镜下观察到形态独特的马尔尼菲篮状菌,可直接证实病原体。可惜的是,因条件限制,该患者未进行皮损检查。但所幸血培养、mNGS检测到马尔尼菲篮状菌,并未检测到其他病原体混合感染。随后及时抗真菌治疗后,随着体温下降,咳嗽、皮疹同步好转,得到了临床证实。

关键问题2　患者自同性暴露史至出现CD4$^+$T淋巴细胞 < 50个/μL仅3年,远短于HIV慢性感染自然进程8～10年,原因是什么?

患者系男同性恋者,中国艾滋病诊疗指南2021年版中提出,我国因男男同性恋感染HIV的患者病情进展较快,在感染后平均4.8年进展到AIDS期。李太生教授团队经过长达6年的全国多中心队列研究数据显示,HIV病毒亚型中CRF01_AE亚型从感染至AIDS期的中位时间平均约为5年,比其他亚型进展更快,并远远快于既往认为的自然病程。而CRF01_AE病毒亚型在男同性恋人群内流行率为52.5%，远高于异性恋人群的38.9%。因此，该患者快速进展为AIDS期极有可能与感染的HIV亚型有关。其次，在马尔尼菲篮状菌感染期间也可出现血细胞明显减少，包括淋巴细胞，因此对$CD4^+T$淋巴细胞数量有一定程度的影响。患者入院时淋巴细胞数$0.1×10^9/L$，至07-19经有效抗真菌治疗10天后，患者淋巴细胞数上升至$0.3×10^9/L$，仍然极低。提示马尔尼菲篮状菌等其他感染对患者淋巴细胞有影响，但不是根本原因，$CD4^+T$淋巴细胞的极度低下考虑为AIDS期表现。经正规ART治疗10周后，10-10复查淋巴细胞数上升至$2.4×10^9/L$，$CD4^+T$淋巴细胞165个$/\mu L$，证实了患者属于快速进展型HIV感染者。

关键问题3　ECT所见全身多发关节反应性骨形成活跃考虑什么原因？

HIV感染患者可导致关节病变，如疼痛关节综合征、炎性关节炎和关节痛，有时伴有弥漫性浸润性淋巴细胞增多综合征（DILS）。疼痛关节综合征、炎症关节炎及关节痛通常以下肢关节累及为主，但关节影像学检查常正常。DILS患者可出现关节痛，但通常不会出现关节炎，同时可伴有腮腺和泪腺的增大。AIDS合并播散性马尔尼菲篮状菌感染可出现骨关节的表现，通常在X线、CT上可表现有虫蛀样骨质破坏、骨膜增生、骨折；ECT检查提示多个骨骼放射性摄取增加；该患者病程中无明显的关节疼痛，仅在常规筛查中发现关节ECT异常，且呈现全身弥漫性改变，与HIV相关性的关节病变不符合，考虑为马尔尼菲篮状菌感染的骨关节表现。

关键问题4　为何会出现乳糜性腹水？原因考虑什么？

乳糜性腹水一般是腹腔内淋巴系统中的淋巴液异常漏出导致。除了先天性是由于淋巴管发育异常所致，后天原因大多由于腹腔内感染、恶性肿瘤、肝硬化、手术创伤等导致。各种情况导致乳糜性腹水形成的机制不同，例如心血管疾病（主要为缩窄性心包炎、右心衰竭和扩张性心肌病）可通过增高淋巴管压力导致乳糜性腹水；腔静脉和肝静脉压升高导致肝脏淋巴液的生成大幅增加；肝硬化引起肝脏淋巴液的生成增加。马尔尼菲篮状菌引起乳糜性腹水目前文献报道尚不多见。该患者腹水呈现为黄色浑浊状，腹水乳糜试验阳性，乳糜性腹水诊断成立。我们推论该患者乳糜性腹水的原因可能与其马尔尼菲篮状菌感染所致淋巴结炎症、肿大、使淋巴管阻塞、远侧淋巴管瘀滞、扩张、破裂，形成乳糜腹水。患者HIV感染以及马尔尼菲青霉菌感染均可致以上病变，腹水培养也已证实，经有效治疗后淋巴结缩小，乳糜样腹水消失。

背景知识介绍

（一）AIDS典型感染

HIV主要侵犯人体的免疫系统，包括$CD4^+T$淋巴细胞、单核巨噬细胞和树突状细胞等，主要表现为$CD4^+T$淋巴细胞数量不断减少，最终导致人体细胞免疫功能缺陷，引起各种机会性感染和肿瘤的发生。此外，HIV感染也会导致心血管疾病（cardiovascular disease，CVD）、骨病、肾病和肝功能不全等疾病的发病风险增加。

AIDS期的诊断标准：即Ⅲ期，成人及15岁（含15岁）以上青少年，HIV感染并符合下述任何 1 项，即可确诊为 AIDS 期；或者确诊 HIV 感染，且 CD4$^+$T 淋巴细胞计数 < 200 个 /μL，可诊断为 AIDS 期。① 不明原因的持续不规则发热 38℃以上，> 1 个月；② 腹泻（排便次数多于 3 次 /d），> 1 个月；③ 6 个月内体质量下降 10% 以上；④ 反复发作的口腔真菌感染；⑤ 反复发作的单纯疱疹病毒感染或带状疱疹病毒感染；⑥ 肺孢子菌肺炎（pneumocystis pneumonia, PCP）；⑦ 反复发生的细菌性肺炎；⑧ 活动性结核病或非结核分枝杆菌（nontuberculosis mycobacteria, NTM）病；⑨ 深部真菌感染；⑩ 中枢神经系统占位性病变；⑪ 中青年人出现痴呆；⑫ 活动性 CMV 感染；⑬ 弓形虫脑病；⑭ 马尔尼菲篮状菌病；⑮ 反复发生的败血症；⑯ 卡波西肉瘤、淋巴瘤。

（二）马尔尼菲篮状菌感染

马尔尼菲篮状菌是一种双相型真菌，是地方性条件致病菌，可引起全身性真菌感染。马尔尼菲篮状菌于 1956 年在越南的竹鼠体内首次被发现。首例人类病例是生活在东南亚且身患霍奇金病的美国传教士。马尔尼菲篮状菌感染流行于大多数东南亚国家、印度东北部和中国南方。通常发生于免疫功能低下的患者，特别是 HIV 感染者和其他获得性细胞免疫缺陷患者。在 HIV 感染者中，大多数合并马尔尼菲篮状菌感染的患者 CD4$^+$T 淋巴细胞计数少于 100 个 /μL。目前发现的马尔尼菲篮状菌宿主只有人类和竹鼠，目前的一些研究发现马尔尼菲篮状菌感染与土壤有关，尤其是雨季。传播途径：马尔尼菲篮状菌的传播方式不明确，目前认为吸入空气中的分生孢子和直接接种是可能的传播方式。

（三）AIDS 合并马尔尼菲篮状菌感染的诊断

马尔尼菲篮状菌感染者一般生活在东南亚、印度北部、中国的南方省份，出现发热、呼吸道症状、淋巴结肿大、脾肿大、典型的脐凹样皮疹、转氨酶升高和贫血，应高度警惕马尔尼菲篮状菌感染。部分患者仅暴露于存在马尔尼菲篮状菌的环境，如实验室或短期旅游，也可能感染。

马尔尼菲篮状菌病可分为局限型和播散型两种类型。AIDS 合并马尔尼菲篮状菌感染通常表现为播散型，典型的临床表现为发热、贫血、咳嗽、皮疹、全身淋巴结肿大及肝脾大，体重减轻，同时既可累及皮肤及黏膜，也可累及呼吸系统、消化系统及淋巴系统等，皮肤累及时可表现为脐凹样皮疹、丘疹、结节、坏死型丘疹、痤疮样病变、毛囊炎和溃疡，其中脐凹样皮疹为诊断马尔尼菲篮状菌感染的特征性线索。

实验室检查：常有不同程度的全血细胞下降，CD4$^+$T 淋巴细胞计数明显减少，也可引起转氨酶升高和白蛋白降低。影像学检查：胸部 CT 表现为斑片浸润性病灶或局限肺实变、结节、磨玻璃影、弥漫性粟粒样影，合并纵隔或肺门淋巴结肿大及胸腔积液；腹部 B 超可有肝脾肿大、腹腔淋巴结肿大，也可合并腹腔积液；腹部增强 CT 可见"三明治"样征，MR T1WI 增强门静脉期呈"多房样"改变；骨骼系统 X 线、CT 表现为虫蚀样骨质破坏、骨膜增生、骨折；ECT 检查提示多个骨骼放射性摄取增加；PET-CT 可显示全身骨代谢活跃和多处骨质破坏。诊断依据包括：① 皮肤多发脐凹样或炎性丘疹；② 呼吸系统症状及发热、贫血等全身症状；③ 肝脾或淋巴结肿大；④ 腹部 CT 见典型"三明治"样征；⑤ 镜检发现马尔尼菲篮状菌，抗原检测或聚合酶链反应（PCR）检测阳性，或病原学培养检出马尔尼菲篮状菌。本例患者身上可以看到几乎所有马尔尼菲篮状菌感染的典型症状，实验室检查及影像学表现。

（四）AIDS合并马尔尼菲篮状菌病的治疗

（1）抗真菌治疗

1）诱导期：不管疾病严重程度，首选两性霉素B 0.5 ～ 0.7 mg/（kg·d）或两性霉素B脂质体3 ～ 5 mg/（kg·d），静脉滴注2周，需严密观察不良反应；当患者不能耐受两性霉素B时，可采用替代方案，第1天伏立康唑静脉滴注或口服6 mg/kg（负荷剂量），每12小时1次，然后改为4 mg/kg，每12小时1次，不少于2周。

2）巩固期：口服伊曲康唑或伏立康唑200 mg，每12小时1次，共10周。

3）随后进行二级预防：口服伊曲康唑200 mg，1次/天，至患者通过ART治疗后CD4$^+$T淋巴细胞计数 > 100个/μL，并持续至少6个月可停药。一旦CD4$^+$T淋巴细胞计数 < 100个/μL，需要重启预防治疗。

（2）ART治疗：在有效的抗真菌治疗后1 ～ 5周内（平均3周），可以启动ART治疗，但部分研究认为有效抗真菌治疗1周启动ART治疗较为安全。ART治疗方案的制订应结合治疗史、合并症及药物相互作用等因素个体化选择，同时注意避免抗真菌药物和抗病毒药物之间的相互作用及监测和防治IRIS。

（五）非HIV人群的马尔尼菲篮状菌以及其他机会性感染有何区别

非HIV人群感染马尔尼菲篮状菌往往多见于有其他获得性或先天性免疫功能低下因素。如自身免疫性疾病、激素和/或免疫抑制剂使用、恶性肿瘤、糖尿病、器官移植等，或者抗IFN-γ抗体综合征。有相关研究表明，相较于非HIV人群，HIV人群更容易出现播散性马尔尼菲篮状菌感染多器官损害，包括发热、脾肿大、脐状皮疹、转氨酶升高、真菌血培养阳性更加常见，而非HIV感染人群发生骨和关节感染的可能性较高。此外，在有抗IFN-γ抗体综合征的患者中，除了常见的马尔尼菲篮状菌感染临床表现，相当多的患者还可出现急性发热性嗜中性皮病（SWEET综合征）的典型皮疹。

点 评

AIDS患者体内的HIV主要摧毁人体的以CD4$^+$T淋巴细胞为主的免疫系统，导致患者出现严重免疫力低下，容易出现各种各样的机会性感染、机会性肿瘤，以及其他各类消耗性疾病。马尔尼菲篮状菌感染是AIDS最重要的机会性感染之一，需要引起足够的警觉和重视，特别是出现包括皮疹在内的典型临床表现时，结合患者CD4$^+$T淋巴细胞计数降低，应作为重点进行检查。且在AIDS患者中，临床表现与非HIV人群有一定的区别，易出现播散性马尔尼菲篮状菌感染，需进行中枢神经系统、骨骼、腹腔等多部位排查。此外，尽早发现病原体感染，选择合适ART治疗时机及抗马尔尼菲篮状菌感染药物的选择，也是

AIDS 患者急性感染治疗的关键和重点。

（李仲华　龚银花　王　杰　王　森　胡越凯　浦永兰　邵凌云　张文宏）

参·考·文·献

[1] Castro-Lainez MT, Sierra-Hoffman M, Llompart-Zeno J, et al. *Talaromyces marneffei* infection in a non-HIV non-endemic population[J]. IDCases, 2018, 12: 21−24.

[2] 中华医学会感染病学分会艾滋病丙型肝炎学组,中国疾病预防控制中心.中国艾滋病诊疗指南(2021 年版)[J].协和医学杂志, 2022,13 (2)：203−226.

[3] "十三五"国家科技重大专项艾滋病机会性感染课题组.艾滋病合并马尔尼菲篮状菌病临床诊疗的专家共识[J].西南大学学报 (自然科学版),2020,42 (7)：61−75.

[4] Li YL, Han Y, Xie J, et al. CACT0810 group. CRF01_AE subtype is associated with X4 tropism and fast HIV progression in Chinese patients infected through sexual transmission. AIDS, 2014 Feb 20.

[5] Kawila R, Chaiwarith R. Clinical and laboratory characteristics of penicilliosis marneffei among patients with and without HIV infection in Northern Thailand: a retrospective study[J]. BMC Infect Dis, 2013, 13: 464.

12

艾沙康唑治疗肾功能衰竭鼻窦曲霉病

侵袭性鼻-鼻窦曲霉病是常见病,本文为一例慢性肾功能衰竭长期腹膜透析患者,新型冠状病毒感染后发生侵袭性鼻-鼻窦曲霉病,患者因常规静脉用伏立康唑、两性霉素B等不宜使用,采用静脉艾沙康唑治疗,为临床医生提供了静脉用艾沙康唑相关经验。

患者,男性,56岁。江苏无锡人,2023-03-15收入我科。

主诉

鼻面部疼痛及头痛2个月余。

现病史

患者2022-12-30出现发热,体温最高39℃,检查后提示新型冠状病毒感染,自服退热药治疗,发热3天后热退,1周后出现咳嗽,指脉氧正常,予以对症治疗好转。数天后,2023-01上旬患者出现持续性鼻面部及头部疼痛,无发热,无视物模糊、眼球外凸、眼球固定等症状,无呕吐等不适。遂至当地医院就诊,未明确病因,予以双氯芬酸止痛治疗。2023-02至复旦大学附属耳鼻喉科医院就诊,02-17行鼻内鼓膜镜检查,镜下见左鼻腔大量褐色干痂,下鼻甲坏死?右侧鼻中锋表面覆盖大片褐色干脓痂;予以活检,送组织病理检查示黏膜及肉芽至急慢性炎,伴大量坏死、炎症渗出、少量多核巨细胞反应及散在碎骨组织。鼻腔分泌物培养为曲霉,为进一步治疗来我院就诊。患者发病以来精神尚可,胃纳可,睡眠好,大小便正常,无体重明显下降。现用药:氨氯地平每天1次,每次5 mg;甘精胰岛素及门冬胰岛素控制血糖。

既往史及个人史

否认肝炎、结核病史,否认外伤输血史,否认药物过敏史。有高血压病史,服用氨氯地平每天1次,每次5 mg降血压治疗;有糖尿病病史,使用三餐前门冬胰岛素联合睡前甘精胰岛素控制血糖。慢性肾功能不全CKD-V期,持续性腹膜透析治疗。

婚育史和家族史

已婚已育。否认家族遗传性疾病史。

入院查体

体温36.3℃,脉搏102次/分,呼吸18次/分,血压85/54 mmHg,身高167 cm,体重60 kg。神清,回答切题,自动体位,查体合作,步入病房。全身皮肤黏膜未见异常,全身浅表淋巴结无肿大。双侧瞳孔等大等圆,对光反射灵敏。两侧鼻旁窦区稍有压痛;颈软,无抵抗。双肺呼吸音清,未闻及干、湿性啰音。心率102次/分,律齐。腹平坦,腹壁软,全腹无压痛,无肌紧张及反跳痛,肝脾肋下未触及,肝肾脏无叩击痛,肠鸣音4次/分。双下肢无水肿。

入院后实验室检查和辅助检查

• 血常规:白细胞计数7.84×10⁹/L,中性粒细胞百分比73.5%,淋巴细胞百分比11.5%(↓),单核细胞百分比9.7%,嗜酸性粒细胞百分比5.0%,嗜碱性粒细胞百分比0.3%,红细胞计数3.44×10¹²/L(↓),血红蛋白94 g/L(↓),血小板计数324×10⁹/L。

• 肝肾功能:谷丙转氨酶29 U/L,谷草转氨酶18 U/L,总胆红素3.4 μmol/L,直接胆红素1.1 μmol/L,总蛋白69 g/L,白蛋白33 g/L(↓),球蛋白36 g/L,碱性磷酸酶118 U/L,γ-谷氨酰转移酶43 U/L,前白蛋白316 mg/L,尿酸0.478 mmol/L(↑),尿素27.0 mmol/L(↑),肌酐1 145 μmol/L(↑),eGFR(MDRD公式计算)4.3 mL/min(↓)。

• 血糖6.1 mmol/L。

• 炎症指标:血沉46 mm/h,全血C反应蛋白57.46 mg/L,铁蛋白222.00 ng/mL,白介素-673.34 pg/mL,降钙素原0.79 ng/mL。

• GM(曲霉特异性半乳甘露聚糖)试验阴性,G试验(血浆1-3-B-D葡聚糖)< 10.00 pg/mL,血隐球菌荚膜多糖抗原检测阴性。

• 免疫球蛋白:血IgM 0.58 g/L,血IgE < 46.56 g/L,血IgG 16.00 g/L,血IgA 2.57 g/L。

• 自身抗体、补体均阴性。

• 血尿免疫固定电泳均阴性。

• 凝血功能:国际标准化比值1.06,凝血酶时间18.2秒,部分凝血活酶时间32.4秒,纤维蛋白原定量9.0 g/L(↑),D-二聚体0.50 FEUmg/L,纤维蛋白原降解产物3.2 μg/mL。

• 鼻分泌物mNGS测序检出米曲霉/黄曲霉。

• 胸部CT(03-16):双肺散在炎症,建议治疗后复查;冠状动脉多发致密影;附见腹腔积液(图12-1)。

• 头颅MR增强(03-16):右侧基底节区软化灶伴周围胶质增生,随诊;两侧筛窦及左侧上颌窦炎,左侧乳突炎(图12-2)。

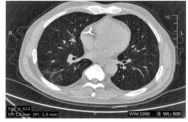
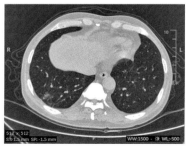

图12-1 胸部CT(03-16)。

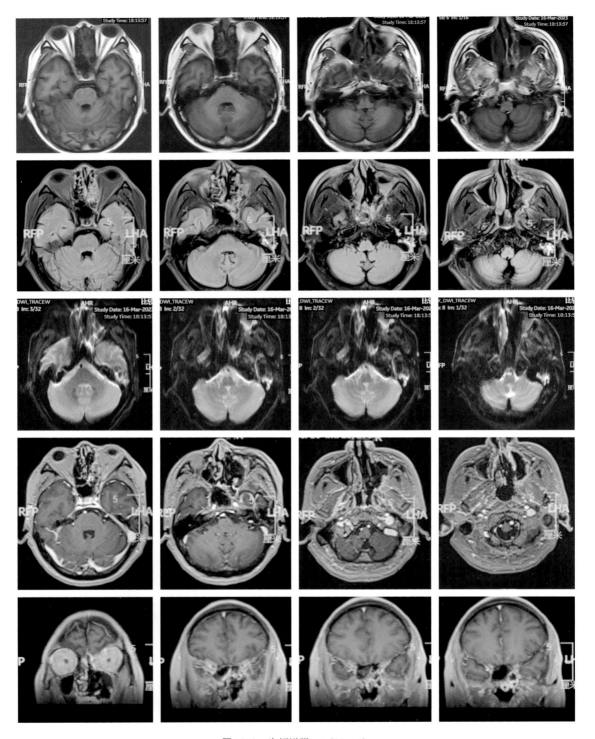

图 12-2　头颅增强 MR（03-16）。

- 外院鼻组织切片会诊结论(03-16)：(鼻)黏膜急慢性炎症伴溃疡形成,特染发现坏死物内少量丝状真菌,形态提示曲霉可能大,请结合临床。特染：过碘酸雪夫染色(PAS)、六胺银染色(GMS)少量(+)(图12-3)。

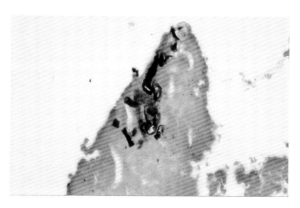

图12-3　鼻组织病理：六胺银少量(+),发现坏死物内少量丝状真菌,形态提示曲霉可能大。

临床关键问题及处理

关键问题1　患者诊断为侵袭性鼻-鼻窦曲霉病,首选药物为伏立康唑,但患者慢性肾功能衰竭(CKD-V期),长期持续性腹膜透析治疗,此时应如何选择抗真菌药物？

结合入院后借阅病理切片见曲霉特征性改变,及头颅增强MR检查结果,确诊为侵袭性鼻-鼻窦曲霉病。根据2016年美国感染病学会(IDSA)曲霉病诊治指南,首选伏立康唑。患者为肾功能衰竭状态,持续性腹膜透析治疗,静脉用伏立康唑因含有环糊精不适用,而选用艾沙康唑,由于该药没有赋形剂环糊精,所以肾功能不全患者或透析患者可以常规剂量静脉使用,此外,鼻-鼻窦曲霉易播散至邻近器官如眼眶、脑组织等,艾沙康唑的基础和临床研究表明能有效治疗中枢神经系统感染。艾沙康唑治疗方案为每8小时1次,每次200 mg(03-17、03-18；每天1次,每次200 mg(03-19～04-13)。经过治疗,患者头痛症状明显缓解,但仍有鼻窦区疼痛及左侧耳根部疼痛,04-10行鼻内镜、内耳镜及听力检查提示鼻内镜下见左侧总道大量黑色干痂,深部无法窥清,右侧各鼻甲鼻道基本正常,右侧鼻中隔表面见黑色干痂,鼻咽部右侧正常,左侧显露欠佳。双侧外耳道畅,右侧鼓膜完整,标志清楚,左侧鼓膜充血内陷,未见穿孔。纯音听阈测定示：右侧高频区感音神经性听力下降,左侧混合性听力下降；右耳骨导15 dB,气导15 dB；左耳骨导25 dB,气导57 dB。04-10鼻窦CT：双侧上颌窦、筛窦、额窦及蝶窦气化不良,黏膜增厚,呈稍高密度影,鼻中隔稍向左偏移,筛窦及上颌窦窦壁局部骨质变薄,连续性中断(图12-4)。建议患者至五官科就诊,明确有无手术清除病灶指征,条件许可时手术清除病灶以缓解症状,改善治疗效果。患者暂不考虑手术治疗,由于目前医院内尚无艾沙康唑片剂序贯治疗,故04-14调整治疗方案为口服伏立康唑每12小时1次,每次200 mg,用药期间注意防晒。

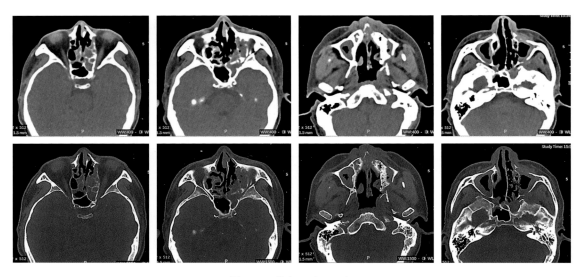

图12-4 鼻窦CT（04-10）。

关键问题2 患者服用伏立康唑过程中，患者出现乏力、纳差不适，下一步应怎么治疗？

患者出现乏力、纳差不适，05-23再次入院，肝功能：谷丙转氨酶54 U/L（↑），谷草转氨酶70 U/L（↑），γ-谷氨酰转移酶914 U/L（↑），碱性磷酸酶815 U/L，总胆红素44.6 μmol/L（↑），直接胆红素39.4 μmol/L（↑）。考虑药物性肝损伤可能大，予以停用伏立康唑，加用熊去氧胆酸每天3次，每次250 mg保肝治疗后患者肝功能好转。肝功能正常后，予以调整方案为泊沙康唑肠溶片空腹口服，第一天每12小时1次，每次300 mg，后续每天1次，每次300 mg抗真菌治疗，随访肝功能正常，病情稳定。

背景知识介绍

侵袭性曲霉性鼻窦炎是一种常见的侵袭性曲霉病，诊断需依赖于局部组织病理学检查。根据2016年IDSA曲霉病诊治指南推荐，首选伏立康唑全身用药治疗；如不能使用伏立康唑，可使用两性霉素B（AmB）脱氧胆酸盐及其脂质衍生物作为初始或者挽救治疗药物。伏立康唑制剂分为口服片剂和注射用磺丁基醚环糊精溶液。伏立康唑是肝脏代谢的，只有5%的药物在尿液中没有变化。磺丁基醚环糊精和伏立康唑在血浆中解离，环糊精分子从肾清除，肾功能不全时会出现血浆内积聚。因此中度到重度肾功能减退（肌酐清除率＜50 mL/min）时，不推荐静脉用伏立康唑。肾功能不全时，口服伏立康唑不需要调整剂量，而且口服制剂在进食或禁食状态下均具有良好生物利用度。

两性霉素B是一种口服吸收不良的多烯，因此可与脱氧胆酸盐溶解用于静脉给药。两性霉素B肾毒性包括氮质血症、低钾血症、低镁血症、肾小管酸中毒等。

患者处于肾功能衰竭状态时，不宜选用伏立康唑或者两性霉素B制剂。艾沙康唑也是一种广谱三唑类抗真菌药物,有静脉制剂和口服剂型。其静脉制剂不含有环糊精,因此使用于肾功能不全患者,包括终末期肾病患者,不需要调整剂量。口服剂型生物利用度高(98%),故艾沙康唑可以静脉滴注和口服两种给药途径互换。

　　艾沙康唑推荐的负荷剂量为前48小时内,每8小时200 mg,共给药6次;从末次负荷剂量给药后12～24小时开始每日1次,每次200 mg。艾沙康唑最常见的治疗相关不良反应包括肝脏生化检查结果升高(7.9%)、恶心(7.4%)、呕吐(5.5%)、呼吸困难(3.2%)、腹痛(2.7%)、腹泻(2.7%)、注射部位反应(2.2%)、头痛(2.0%)、低钾血症(1.7%)和皮疹(1.7%)。导致永久停止艾沙康唑治疗的最常见不良反应包括意识模糊状态(0.7%)、急性肾衰竭(0.7%)、血胆红素升高(0.5%)、惊厥(0.5%)、呼吸困难(0.5%)、癫痫(0.5%)、呼吸衰竭(0.5%)和呕吐(0.5%)。艾沙康唑可引起QT间期缩短,故家族性短QT综合征患者禁用艾沙康唑。

　　本病例为慢性肾功能衰竭长期腹膜透析患者,诊断为侵袭性曲霉性鼻窦炎,不适合静脉用伏立康唑或者两性霉素B制剂治疗,选用艾沙康唑静脉治疗后患者病情得到控制,后续口服制剂可用伏立康唑序贯治疗。治疗过程中患者仍有面部痛等不适,根据2016年IDSA曲霉病诊治指南推荐,可以联合手术治疗,清除病灶,部分患者需要多次手术清创治疗。

点 评

　　侵袭性曲霉性鼻窦炎为临床常见的侵袭性曲霉感染,诊断需根据组织病理发现曲霉菌丝明确诊断。本文病例的特殊之处在于,患者是慢性肾功能衰竭、持续性腹膜透析患者,不适用于静脉注射伏立康唑治疗,不能使用两性霉素B制剂治疗。新药艾沙康唑,静脉制剂不含环糊精,可以用于肾功能不全患者,安全有效,这为临床医生提供了一个新的手段。

(于　洁　王瑾瑜　朱利平)

参 · 考 · 文 · 献

[1] Patterson TF, Thompson GR 3rd, Denning DW, et al. Practice guidelines for the diagnosis and management of aspergillosis: 2016 update by the infectious diseases society of america[J]. Clin Infect Dis, 2016, 63(4): e1-e60.

[2] Miceli MH, Kauffman CA. Isavuconazole: a new broad-spectrum triazole antifungal agent[J]. Clin Infect Dis, 2015, 61(10): 1558-1565.

[3] Falci DR, Pasqualotto AC. Profile of isavuconazole and its potential in the treatment of severe invasive fungal infections[J]. Infect Drug Resist, 2013, 6: 163-174.

13

泊沙康唑单药成功治愈肺毛霉病

17岁少年在一次新型冠状病毒感染后出现高热、咳嗽、咯血、气促，发现糖尿病酮症及肾功能不全，抗细菌治疗效果不佳，气管镜病理检查确诊为肺毛霉病，支气管软骨破坏、塌陷，提示病情较重，给予泊沙康唑注射液治疗，病情稳定后序贯泊沙康唑肠溶片治疗，获得较好效果，为今后肺毛霉病的治疗提供了又一方案。

病史摘要

患者，男性，17岁。山东人，2023-01-20收入我科。

主诉

发热伴胸闷1个月。

现病史

患者2022-12-26出现发热，体温最高39.2℃，伴呕吐，无腹泻，无咳嗽、咳痰，无胸闷、胸痛，无头痛、头晕，自测新型冠状病毒抗原阳性，口服布洛芬治疗，体温下降，12-30患者自觉胸闷，在山东省东营市某医院查胸部CT示"未见明显异常"（家属诉，未见报告单），未特殊治疗，胸闷无减轻，12-31于当地诊所输注葡萄糖、利巴韦林等治疗1次，胸闷无减轻，当晚出现呕吐，呕吐物为胃内容物。2023-01-01患者出现胡言乱语，认知、沟通障碍，家人携患者就诊于东营市另一医院，测随机血糖31 mmol/L，血气分析示pH 6.808，乳酸2.57 mmol/L，诊断"糖尿病酮症酸中毒、肺炎"，入住内分泌科继续治疗。入院后查肾功能：尿素10.3 mmol/L，肌酐169 μmol/L；糖化血红蛋白10.8%；给予纠正酸中毒、纠酮、降糖、补液等治疗，病情有所好转。01-04患者再次出现发热，体温最高38.5℃，伴咳嗽、咳少量痰、胸闷不适，给予退热等治疗，体温反复；01-06胸部CT：双肺内见淡片状及条片状密度增高影，左肺上叶为著，另双肺内见多微小结节灶，双侧胸腔见弧形液体密度影，给予哌拉西林/他唑巴坦2.25 g ivgtt q8h抗感染等治疗，发热无好转；01-13完善支气管镜检查：左上叶开口黏膜充血、糜烂、大量痰液覆盖，管腔狭窄，行活检、刷检，病理结果显示：（左肺上叶）活检组织为炎性肉芽组织及坏死组织，查见真菌菌丝，考虑毛霉感染；刷检片3张查见大量中性粒细胞及散在纤毛柱状上皮细胞，特殊染色：PAS（+），抗酸（－），六胺银（－）；（右肺下叶背段）刷检片3张查见纤毛柱状上皮细胞、中性粒细胞及真菌菌丝；（左肺上叶灌洗液）涂片2张查见较多中性粒细胞；灌洗液涂片、细菌及真菌培养均未见异常；G试验、GM试验未见异常；痰涂片、痰培养均未查见真菌。考虑患者肺CT未见明显好转，建议外院进一步就诊，明确有无毛霉感染，为进一步诊治收入我科。

既往史及个人史

发现糖尿病20天，现应用胰岛素降糖，血糖控制不满意。

婚育史和家族史

无特殊。

入院查体

体温36.2℃，脉搏78次/分，呼吸18次/分，血压106/68 mmHg，身高178 cm，体重68 kg，指脉氧饱和度97%。神清，精神可。双肺呼吸音清，未及明显干湿性啰音。腹软，无压痛及反跳痛。四肢活动正常，无关节畸形，双下肢无水肿。

入院后实验室检查

- 血常规：白细胞计数5.14×10^9/L，红细胞计数3.19×10^{12}/L（↓），血红蛋白93 g/L（↓），血小板计数315×10^9/L。

- 肝肾功能：尿素14.8 mmol/L（↑），肌酐160 μmol/L（↑），eGFR 54 mL/min·1.73 m^2。

- 全血C反应蛋白25.93 mg/L（↑），降钙素原0.14 ng/mL（↑），血沉41 mm/h（↑）。

- 血糖13.4 mmol/L（↑），HbA1c 9.1%（↑）。

- GM检测、G试验、隐球菌荚膜多糖抗原试验、结核T-SPOT.*TB*均为阴性。

- 变应性支气管肺曲霉病（Phadia）烟曲霉m3sIgE 0.02 KUA/L，总IgE 132 KUA/L（↑），霉菌混合mx2 0.05 kUA/L。

- 血免疫球蛋白：IgM 1.27 g/L，IgE 309.60（↑），IgG 9.56 g/L，IgA 2.97 g/L，IgG4 0.339 g/L，补体C4 0.316 g/L，补体C3片段1.030 g/L。

- 淋巴细胞亚群绝对计数：T淋巴细胞绝对值1 230 cells/μL，Th淋巴细胞绝对值646 cells/μL，Tc淋巴细胞绝对值516 cells/μL，B淋巴细胞绝对值76 cells/μL（↓），NK自然杀伤细胞绝对值59 cells/μL（↓），T淋巴细胞相对值89.82%（↑），Th淋巴细胞相对值47.13%，Tc淋巴细胞相对值37.69%，$CD4^+/CD8^+$比值1.25，B淋巴细胞相对值5.53%，NK自然杀伤细胞相对值4.30%（↓）。

- ANA、ENA、ANCA、抗心磷脂抗体均阴性。

- 痰细菌及真菌涂片、培养均为阴性。

辅助检查
- 胸部CT：左肺上叶支气管狭窄，左肺上叶感染性病灶（图13-1）。
- 腹部、甲状腺及浅表淋巴结B超：未见明显异常。

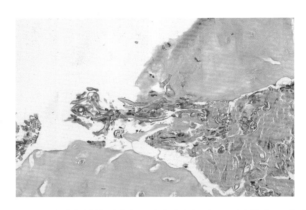

图13-1 患者外院支气管镜刷检病理我院读片摄片，可见真菌菌丝，考虑毛霉。

临床关键问题及处理

关键问题1 该患者的诊断是什么，应如何进一步治疗？

结合患者外院支气管镜刷检病理结果及我院读片结果，毛霉病诊断明确（图13-1），因患者存在急性肾功能损伤［肌酐160 μmol/L（↑），eGFR 54 ml/min·1.73 m²］，2023-01-20入院后即予泊沙康唑注射液（首次300 mg q12h，次日起300 mg qd ivgtt）抗毛霉治疗，同时监测并控制血糖。治疗后患者体温波动在36.3～37.9℃，可自行降至正常，胸闷、憋气明显减轻，无咳嗽、咳痰，无胸痛。2023-02-01复查胸部CT示左肺上叶支气管狭窄、感染性病灶，读片后发现肺内病灶与入院前相比增大（图13-2），但患者胸闷等症状明显好转，考虑影像学表现滞后，02-05起继续予泊沙康唑肠溶片300 mg qd口服序贯抗毛霉治疗；02-20、03-09及04-10至我院复诊，复查肺CT较前进一步好转（图13-3）。目前继续口服泊沙康唑肠溶片抗感染治疗中。

关键问题2 泊沙康唑单药治疗毛霉病有哪些经验？

泊沙康唑（posaconazole）是伊曲康唑的衍生物，属于第二代三唑类抗真菌药物，主要通过抑制细胞色素P450依赖的14α-脱甲基酶进而抑制麦角甾醇的合成，导致真菌细胞膜的生物合成障碍，细胞膜通透性改变，从而抑制真菌生长。临床可用于预防侵袭性曲霉和念珠菌感染以及侵袭性曲霉病（IA）的治疗。泊沙康唑具有抗菌谱广（抗菌谱包含常见的念珠菌、隐球菌和曲霉，也包含毛霉、球孢子菌、镰刀菌、多育赛多孢等罕见真菌）、组织浓度高、药物代谢过程（主要通过UDP葡糖苷酸化）有别于其他三唑类药物、安全性良好及药物相互作用相对较少等特点。

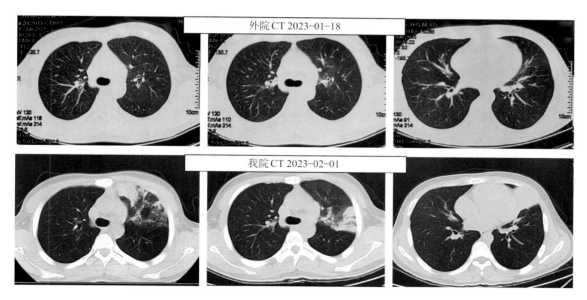

图13-2　治疗前后患者肺部CT。

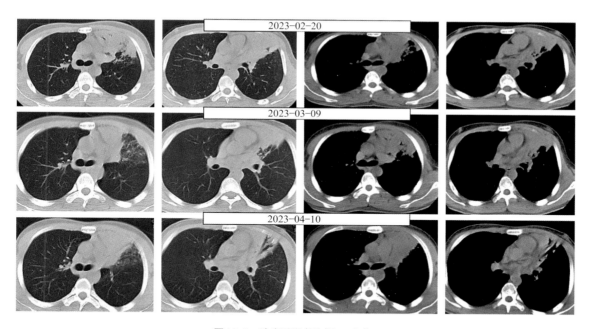

图13-3　治疗后患者肺部CT变化。

　　根据国内2022年泊沙康唑临床应用专家共识，建议毛霉病患者或病情不稳定的其他危重真菌感染患者，起始治疗优先选择泊沙康唑注射液，病情稳定后转换为泊沙康唑口服剂型，毛霉病患者优选泊沙康唑肠溶片；不能口服药物或存在影响泊沙康唑口服剂型吸收的不利因素（如伴有严重腹泻、胃肠道黏膜炎等胃肠吸收功能障碍等疾病）时，优选泊沙康唑注射液；泊沙康唑口服剂型可以作为经注射液治疗后病情稳定患者的序贯治疗，剂型转换时不需采用负荷剂量；中度或重度肾功能不全患者接受泊沙康唑注射液时，应密切监测血清肌酐水平，如果肌酐水平升高，应考虑更换为泊沙康唑肠溶片治疗。本患者在病情快速进展期，即刻使用泊沙康唑注射液治疗，病情好转后改为口服序贯治疗，取得了较好的疗效。

在第二波新型冠状病毒（COVID-19）暴发期间，印度COVID-19相关毛霉病（CAM）激增，导致两性霉素B（AmB）缺乏供应。Soman等回顾性地评估了28例连续接受泊沙康唑（PCZ）或艾沙康唑（ISVCZ）作为唯一或主要治疗的CAM患者的结局，其中初始治疗使用PCZ静脉制剂，后序贯口服肠溶片。共治愈16例，改善5例，死亡6例，其中毛霉病2例死亡，随访失访1例。以上结果提示不使用AmB而单药使用PCZ治疗毛霉病是可能的。Kumar等报道了首例印度COVID-19感染后肾毛霉病患者成功治疗的案例，在经过累积剂量2450 mg AmB治疗后出现心肌损伤，继而选择泊沙康唑作为AmB不耐受的挽救治疗措施，结合手术治疗取得了良好的疗效。

既往欧洲毛霉病诊疗指南首选两性霉素B脂质体为一线治疗药物，可联合三唑类药物，但对于有肾功能不全的患者仍然存在较高脏器损伤风险，目前单药使用泊沙康唑治疗毛霉病经验不多，因此基于本例及国内外其他成功案例，表明此类探索性治疗具有更加迫切的临床需求。

背景知识介绍

（一）CAM的流行病学

COVID-19相关的侵袭性真菌感染是大量COVID-19危重住院患者的重要并发症。2021年初，印度第二波COVID-19大流行期间，与COVID-19相关的毛霉病引起了全世界的关注。CAM的高发病率与环境因素和慢性疾病有关，如接触真菌孢子、糖尿病控制不佳等。在高收入国家，常见潜在的病症是血液系统恶性肿瘤和实体器官恶性肿瘤，其他诱发因素包括使用皮质类固醇等免疫抑制剂和中性粒细胞减少症等。这些已知的危险因素，加上COVID-19导致的新陈代谢和免疫功能的变化，导致CAM病例激增，特别是在低收入和中等收入国家。虽然不同地区之间的疾病表现和发病率差异很大，但鼻-眶-脑综合征和肺部感染是COVID-19患者中CAM最常见的临床表现。毛霉病对相当大比例的危重患者来说雪上加霜，由于病死率高，而且侵袭造成组织坏死，通常需要积极的手术清创，这可能会导致幸存者毁容。

（二）CAM未来治疗的展望

目前CAM的一线首选治疗仍为两性霉素B脂质体，二线药物为艾沙康唑和泊沙康唑，未来可选择的新药可能还有Fosmanogepix、Ibrexafungerp等，这些药物的优势在于口服制剂的形式接受度高，对毛霉的抗菌活性好，以及和两性霉素B脂质体联用的潜力。

本患者为青少年，新型冠状病毒感染后出现高热伴胸闷、糖尿病酮症酸中毒，虽经抗细菌药物治疗及控制血糖等疗效不佳，气管镜活检病理见毛霉特征性改变，故该患者肺部毛霉病、糖尿病酮症酸中毒、急性肾损伤诊断明确，给予单药泊沙康唑注射液治疗后病情好转，其后序贯口服肠溶片治疗取得很好疗效。因泊沙康唑注射液近期在国内上市，我们有了更多的治疗手段，特别是对于一些病情进展极其迅速、合并免疫缺陷基础及脏器功能受损的患者，提供了新的思路。近年COVID-19合并感染增多，使得本身有免疫缺陷的患者雪上加霜，不仅加重了免疫功能紊乱，同时由于COVID-19易引起凝血功能异常，栓塞及出血事件明显增多，给原本组织及血管侵袭性强、易导致出血的毛霉病极大地增加了治疗难度和矛盾性，感染后病死率极高。结合国际最新的抗真菌药物研究成果，我们对未来毛霉病的成功治疗充满了信心。

（王瑾瑜　于　洁　朱利平）

参·考·文·献

[1] 泊沙康唑临床应用专家组. 泊沙康唑临床应用专家共识 (2022版) [J]. 中华临床感染病杂志, 2022, 15 (5)：321-332.

[2] Soman R, Chakraborty S, Joe G. Posaconazole or isavuconazole as sole or predominant antifungal therapy for COVID-19-associated mucormycosis. A retrospective observational case series[J]. Int J Infect Dis, 2022, 120: 177-178.

[3] Kumar RK, Annigeri RA, Gopalakrishnan R, et al. Bilateral renal mucormycosis following COVID-19 infection: A therapeutic challenge[J]. Clin Nephrol Case Stud, 2022, 10: 76-81.

[4] Hoenigl M, Seidel D, Sprute R, et al. COVID-19-associated fungal infections [J]. Nat Microbiol, 2022, 7(8): 1127-1140.

[5] Chakrabarti A, Singh R. Mucormycosis in India: unique features [J]. Mycoses, 2014, 57 Suppl 3: 85-90.

[6] Prakash H, Singh S, Rudramurthy SM, et al. An aero mycological analysis of Mucormycetes in indoor and outdoor environments of northern India [J]. Med Mycol, 2020, 58(1): 118-123.

[7] Jeong W, Keighley C, Wolfe R, et al. The epidemiology and clinical manifestations of mucormycosis: a systematic review and meta-analysis of case reports [J]. Clinical microbiology and infection: the official publication of the European Society of Clinical Microbiology and Infectious Diseases, 2019, 25(1): 26-34.

[8] Patel A, Agarwal R, Rudramurthy SM, et al. MucoCovi Network3. Multicenter Epidemiologic Study of Coronavirus Disease-Associated Mucormycosis, India [J]. Emerg Infect Dis, 2021, 27(9): 2349-2359.

[9] Rudramurthy SM, Hoenigl M, Meis JF, et al. ECMM and ISHAM. ECMM/ISHAM recommendations for clinical management of COVID-19 associated mucormycosis in low- and middle-income countries [J]. Mycoses, 2021, 64(9): 1028-1037.

[10] Hoenigl M, Sprute R, Egger M, et al. The Antifungal pipeline: fosmanogepix, ibrexafungerp, olorofim, opelconazole, and rezafungin [J]. Drugs, 2021, 81(15): 1703-1729.

14

新型冠状病毒感染后糖尿病酮症酸中毒患者继发曲霉和毛霉共感染

题记

新型冠状病毒感染后，继发曲霉或者毛霉感染患者明显增多。本文提供1例新型冠状病毒感染后，发生糖尿病酮症酸中毒、曲霉感染，伏立康唑联合卡泊芬净治疗，病情一度好转后进一步加重，发现合并有毛霉感染，进行相应治疗后病情最终好转，为临床医生的诊疗思路提供参考。

病史摘要

患者，女性，45岁。安徽安庆人，2023-3-6收入我科。

主诉

确诊肺曲霉病3个月余。

现病史

患者3个月余前2022-12-23因"新冠感染后并发酮症酸中毒"于当地医院就诊，经过治疗，酮体转阴、内环境改善后患者仍烦躁不安、逐渐出现神志障碍，12-24肺CT提示双肺大面积多发团片状阴影（图14-1），遂转入ICU，予以头孢哌酮/舒巴坦每8小时1次，每次3 g+莫西沙星每天1次，每次0.4 g抗细菌治疗，奈玛特韦/依托那韦每12小时1次，每次3片抗病毒治疗，甲泼尼龙40 mg/d×10天，免疫球蛋白20 g/d等治疗。病程中，患者神志仍未恢复清醒，12-25头颅MR未见明显脑水肿迹象，请神经内科会诊：不排除颅内感染可能，因患者血小板49×10⁹/L，暂未行腰椎穿刺；当天下午出现呼吸困难，予以气管插管呼吸机辅助呼吸；12-28患者血小板升至80×10⁹/L，行腰椎穿刺，压力150 mmH₂O，脑脊液常规：颜色无色，透明度清，潘氏试验（－），红细胞计数2 000×10⁶/L，白细胞计数3×10⁹/L；脑脊液生化：氯137 mmol/L（↑），葡萄糖8.05 mmol/L（↑），蛋白质338 mg/L。12-28胸部CT较前加重（图14-2）；12-29患者呼吸困难，行气管切开术；12-30患者神志逐渐转清；12-31痰培养示曲霉，真菌D-葡聚

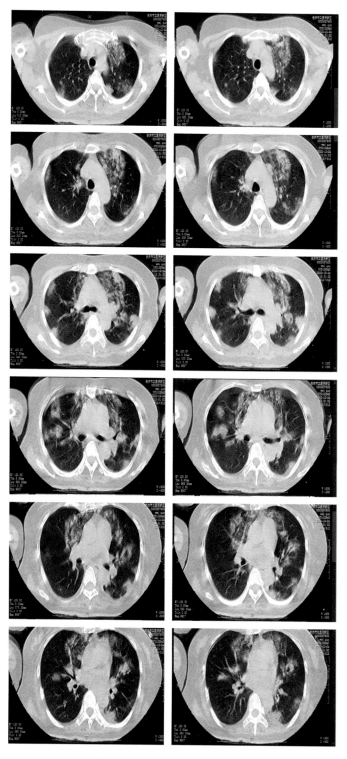

图14-1　胸部CT（2022-12-24）。

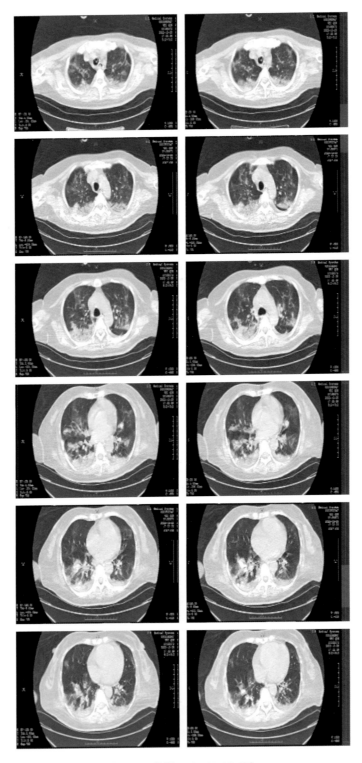

图14-2　胸部CT（2022-12-28）。

糖检测（G试验）309.70 pg/mL，予以卡泊芬净50 mg/d抗真菌治疗。

2023-01-02复查头颅CT提示右颞、顶脑出血伴周围水肿，左侧低密度灶，中线居中（图14-3），予以甘露醇降颅压治疗。01-08患者肺CT出现空洞改变（图14-4），G试验494.7 pg/mL，

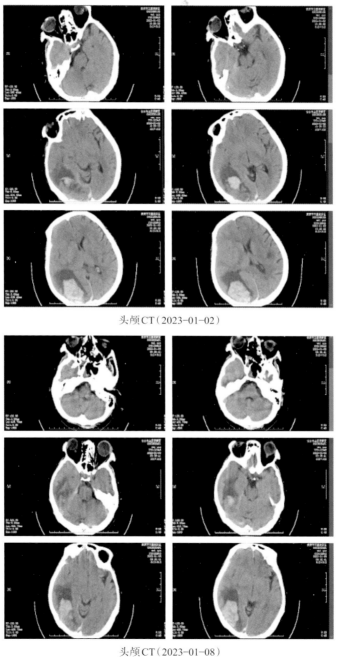

头颅CT（2023-01-02）

头颅CT（2023-01-08）

图14-3　头颅CT。

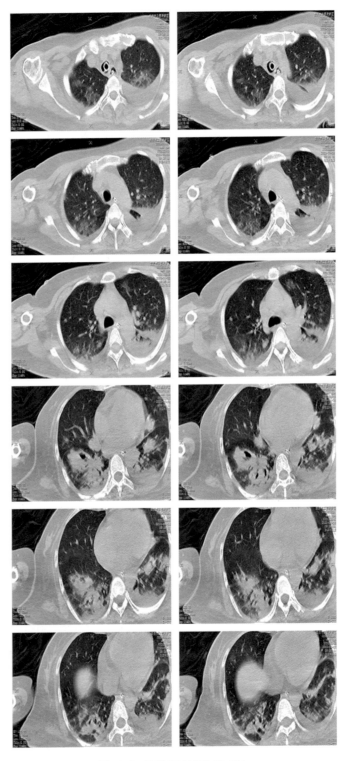

图14-4　胸部CT（2023-01-08）。

01-09 G试验765.00 pg/mL，考虑侵袭性肺曲霉病，且头颅CT左侧脑低密度灶周围有晕征，较前进展，不排除颅内曲霉感染可能，加用静脉用伏立康唑每12小时1次，每次200 mg抗感染治疗。患者病情较前好转，予顺利脱机，01-10拔除气管切开套管。01-16患者G试验阴性，停用卡泊芬净，单用伏立康唑抗真菌治疗。01-19患者G试验191.00 pg/mL，较前反弹，再次加用卡泊芬净50 mg/d抗真菌治疗。其间患者诉反复头痛，01-20复查脑CT提示脑出血吸收，但脑水肿较前加重，中线左偏（图14-5），请神经外科会诊后急诊行"神经导航下右顶枕颅内血肿清

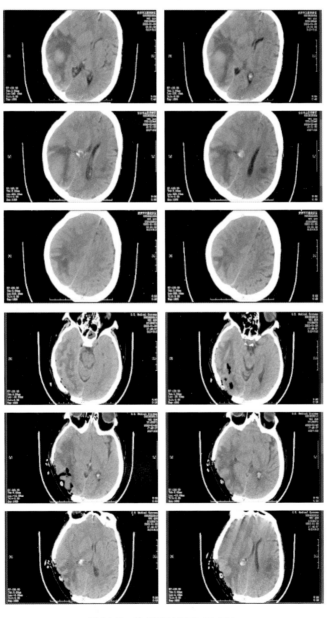

图14-5　头颅CT（2023-01-20）。

除术、脑病损切除术、颅骨去骨瓣减压术、脑脊液漏修补术"，术中留取脑脊液培养（－），留取脑组织病理：炎性坏死及肉芽组织形成伴组织细胞聚积，结合临床，符合炎症性病变。01-20胸部CT较前稍好转（图14-6）；术后继续静脉用伏立康唑每12小时1次，每次200 mg+卡泊芬净50 mg/d抗真菌感染、哌拉西林/他唑巴坦每8小时1次，每次4.5 g抗细菌感染，辅以甘露醇降颅压治疗。

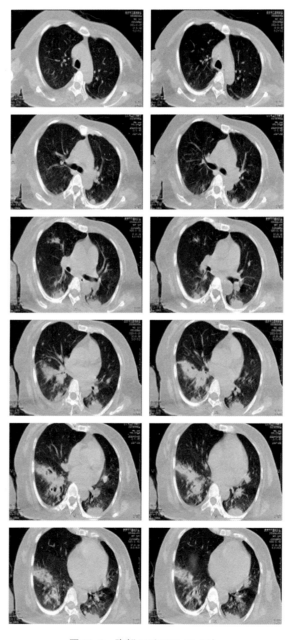

图14-6　胸部CT（2023-01-20）。

01-28患者诉头痛加重,头颅CT示双侧脑水肿较前加重,左侧进展明显(图14-7),胸部CT示双肺感染较前加重(图14-8),考虑侵袭性肺曲霉病、脑曲霉病,不排除颅内细菌感染,停用卡泊芬净,调整为静脉用伏立康唑每12小时1次,每次200 mg+两性霉素B脂质体(锋克松)50 mg/d抗曲霉感染,头孢曲松2 g/d抗颅内细菌感染(用药约12天后停用)。后因患者肝肾功能异常,减量锋克松至30 mg/d。02-09再次行腰椎穿刺,脑脊液:颜色无色,透明度微混,潘氏试验(-),红细胞计数1 000×10^6/L,白细胞计数69×10^6/L;生化:氯121 mmol/L,葡萄糖5.18 mmol/L,蛋白质321 mg/L;脑脊液培养(-),脑脊液送检病原学mNGS检测未检出曲霉、毛霉等真菌序列,未检出明显细菌序列。02-20复查脑CT提示左侧环形低密度灶缩小,晕征逐渐消失,但周围水肿灶未见明显缩小改变,右侧小脑、后侧枕叶出现新发低密度灶,密度逐渐减低(图14-9),不排除新发曲霉感染灶可能。现为进一步诊治,收入我科。患病以来患者精神好,胃纳可,睡眠好,大小便正常,无体重明显下降。现用药:伏立康唑每12小时1次,每次200 mg+两性霉素B脂质体30 mg/d,门冬胰岛素10U三餐前+甘精胰岛素10U睡前皮下注射。

既往史及个人史

否认肝炎结核病史;2000年曾受"剖宫产手术"。否认外伤输血史。否认药物过敏史。有糖尿病史6年,平日血糖7 mmol/L,最高23 mmol/L,此次当地医院住院期间方案为:门冬胰岛素10U三餐前+甘精胰岛素10U睡前皮下注射。血糖控制可。

婚育史和家族史

已婚已育,家人体健。

入院查体

体温36.2℃,脉搏84次/分,呼吸14次/分,血压90/66 mmHg,身高160 cm,体重61 kg。右侧颅骨去骨瓣减压术后,胸廓对称无畸形,胸骨无压痛。双肺呼吸音清晰,未闻及明显干、湿性啰音。心率84次/分,律齐。腹平坦,腹壁软,全腹无压痛,无肌紧张及反跳痛,肝脾肋下未触及,肝肾脏无叩击痛,肠鸣音4次/分。

入院后(2023-03-06)实验室检查和辅助检查

• 血常规:白细胞计数7.87×10^9/L,中性粒细胞百分比73.5%,淋巴细胞百分比17.8%(↓),单核细胞百分比7.4%,嗜酸性粒细胞百分比0.8%,嗜碱性粒细胞百分比0.5%,红细胞计数3.18×10^{12}/L(↓),血红蛋白92 g/L(↓),血小板计数212×10^9/L。

• 肝肾功能:谷丙转氨酶8 U/L,谷草转氨酶11 U/L,总胆红素3.3 μmol/L,直接胆红素<1.0 μmol/L,γ-谷氨酰转移酶34 U/L,碱性磷酸酶106 U/L(↑),总蛋白66 g/L,白蛋白35 g/L(↓),球蛋白31 g/L;尿酸0.388 mmol/L,尿素9.3 mmol/L(↑),肌酐96 μmol/L(↑),eGFR(MDRD公式计算)57.9 mL/min(↓)。

• 血糖14.6 mmol/L,糖化血红蛋白6.5%。

• 凝血功能:国际标准化比值1.07,凝血酶时间15.4秒,D-二聚体0.44 FEUmg/L,纤维蛋白原降解产物3.1 μg/mL,部分凝血活酶时间27.9秒,纤维蛋白原定量5.8 g/L(↑)。

• 炎症指标:铁蛋白1921.00 ng/mL,全血C反应蛋白145.28 mg/L,血沉44 mm/h,降钙素原

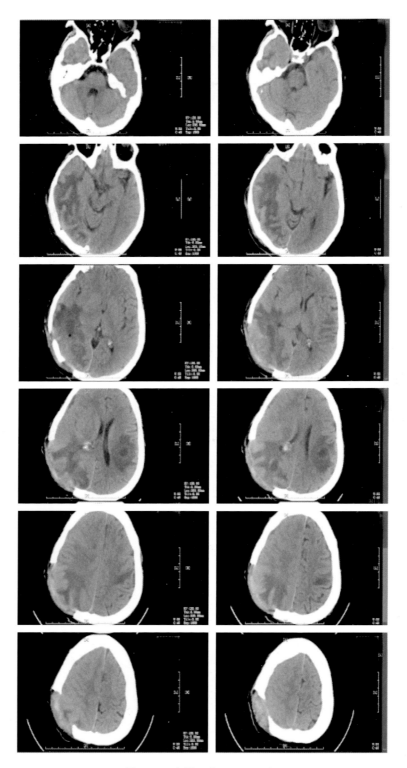

图14-7　头颅CT（2023-01-28）。

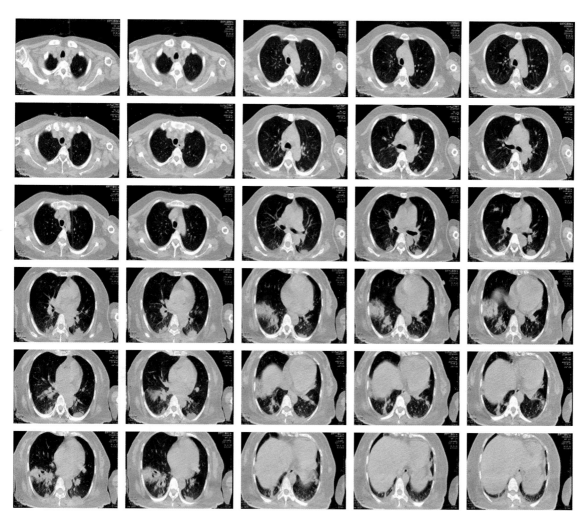

图14-8   胸部CT（2023-01-28）。

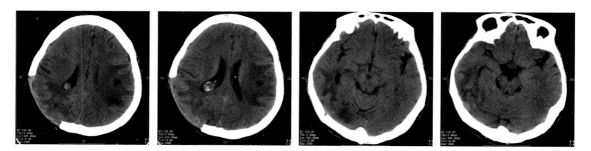

图14-9   头颅CT（2023-02-20）。

0.06 ng/mL。

- GM（曲霉特异性半乳甘露聚糖）试验阴性；G试验（血浆 1-3-B-D 葡聚糖）< 10.00 pg/mL；隐球菌荚膜多糖抗原检测阴性。

- T-SPOT.*TB* 阴性。

- EBV DNA 阴性；CMV DNA 阴性；乙肝表面抗原阴性；抗 HCV 阴性，抗 HIV 阴性；梅毒螺旋体抗体阴性。

- 血尿免疫固定电泳均阴性。

- 肿瘤标志物：CA 12-5 60.60 U/mL，余未见明显异常。

- 免疫球蛋白正常，自身抗体及补体均阴性。

- 甲状腺功能：促甲状腺激素 2.00 mIU/L，甲状腺素 71.8 nmol/L，三碘甲状腺原氨酸 1.18 nmol/L（↓），游离甲状腺素 13.40 pmol/L，游离三碘甲状腺原氨酸 3.10 pmol/L。

- 伏立康唑（谷浓度）< 0.46 mg/L。

- 超声（2023-03-07）：双肾肿大、结构欠清，考虑内科肾病可能；双侧输尿管未见明显扩张；肝脏、胆囊、胰腺、脾脏、膀胱：目前未见明显异常；甲状腺两叶结节，TI-RADS 3 类；双侧甲状旁腺未显示；双侧颈部、锁骨上、腋下、腹股沟淋巴结未见明显肿大；双下肢动脉血流通畅，未见明显异常；双下肢深静脉未见明显血栓。

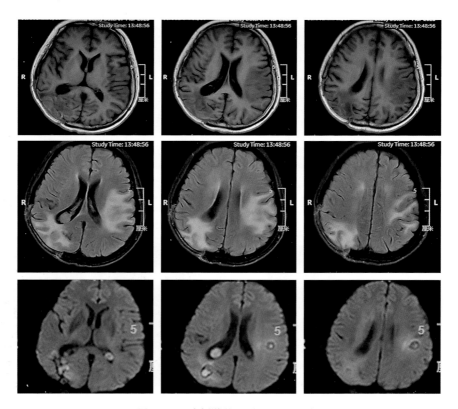

图 14-10　头颅增强 MR（2023-03-07）。

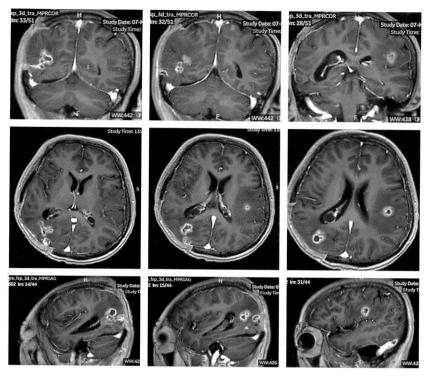

图 14-10 （续）

- 头颅MR增强（2023-03-07）：颅脑术后，左额叶、右顶枕叶强化灶，结合病史符合脑脓肿表现；两侧脑室三角区脉络丛增生可能；双侧乳突炎，右侧上颌窦囊肿；请结合临床（图14-10）。

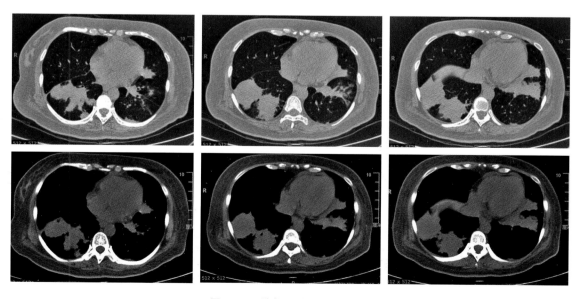

图 14-11 胸部CT（2023-03-07）。

● 胸部CT（2023-03-07）：两肺多发团块及结节灶,可符合肺曲霉病表现,请结合临床及实验室检查。心包少量积液（图14-11）。

临床关键问题及处理

患者有糖尿病病史,2022-12-23入院前,血糖控制不佳,入院后发生酮症酸中毒。患者重症肺炎,因呼吸困难有气管切开病史,病程中多次随访G试验升高,痰培养为曲霉,抗细菌治疗后肺CT提示感染加重,脑出血手术后出现颅内病灶,均提示侵袭性曲霉感染,累及肺及颅内。经过伏立康唑及低剂量两性霉素B脂质体治疗后,患者颅内原病灶较前好转,但出现新发病灶,治疗效果不理想,为进一步治疗收入我科。

关键问题1 该患者有曲霉病原学证据,伏立康唑治疗效果不理想,可能的原因是什么?下一步应怎么检查以明确诊断?应怎样治疗?

患者诊断为播散性曲霉感染,累及肺及颅内;伏立康唑充分治疗后效果不佳,考虑原因如下:一是曲霉为伏立康唑耐药,二是结合患者糖尿病、血糖控制不佳发生酮症酸中毒病史,患者合并毛霉感染。为明确是否合并毛霉感染,反复多次送检痰真菌涂片及培养均阴性,并行肺部病灶穿刺,肺组织送检病理检查,病理结论:(肺穿刺)肉芽肿性病变伴多核巨细胞反应,多核巨细胞内见极少量可疑真菌,因组织有限,请结合临床及其他检查。免疫组化结果:CK（个别+）,CgA（-）,P63（个别+）,P40（-）,TTF-1（个别+）,VIM（间质+）,WT-1（-）,Syn（-）,NapsinA（个别+）,Ki67（5%+）特殊染色结果:特染PAS（少量可疑+）,银染（少量可疑+）,抗酸（-）,革兰染色（-）。肺组织送检病原学mNGS测序结果阴性。

因伏立康唑治疗效果不佳,调整治疗方案为注射用两性霉素B胆固醇硫酸酯复合物50 mg/d（03-09～03-14）、100 mg/d（03-15～04-20）治疗。为减少输注不良反应,予以地塞米松3 mg/d（03-09～03-14）、1 mg/d（03-15～04-20）,同时积极控制血糖,加强营养,对症支持治疗。因患者既往用两性霉素B脂质体（锋克松）后肾功能不全,故两性霉素B胆固醇硫酸酯复合物用量维持100 mg/d,并监测肾功能（图14-12）。经过治疗,04-19复查头颅增强

血肌酐（μmol/L）

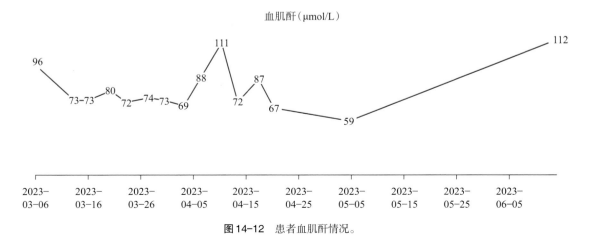

图14-12 患者血肌酐情况。

MR及胸部CT检查提示病灶较前好转,患者咳嗽较前好转,无咯血,停用两性霉素B胆固醇硫酸酯复合物,继续口服伏立康唑每12小时1次,每次400 mg抗真菌治疗,泼尼松5 mg/d及保胃补钙等对症治疗。

患者服用伏立康唑10天后再次出现咯血,电话联系后予以停用伏立康唑,加用泊沙康唑混悬液口服每12小时1次,每次10 mL,与脂肪餐同服。加用泊沙康唑治疗后,患者咯血较前好转,并在05-04再次收治入院。

关键问题2　患者再次出现病情反复,临床应怎样考虑,下一步诊治方案是什么?

患者口服伏立康唑治疗后再次出现病情反复,予以调整方案为注射用两性霉素B胆固醇硫酸酯复合物50 mg/d(05-04)、100 mg/d(05-05)、150 mg/d(05-06 ~ 06-13)治疗,辅助以地塞米松5 mg/d(05-04)、3 mg/d(05-05)、1 mg/d(05-06 ~ 06-13)治疗;联合口服泊沙康唑混悬液每12小时1次,每次10 mL,与脂肪餐同服治疗。

此次住院期间,为明确病因,05-12再行肺部病灶穿刺,肺病理:(右肺穿刺)少许肺组织示泡沫细胞沉积,未见真菌感染。免疫组化结果:CK7(+)、P63(-)、P40(-)、TTF-1(+)、VIM(+)、PDL1(-)、Syn(-)、NapsinA(+)、Ki67(4%+)、P53(-)、CD68(组织细胞+)。特殊染色结果:特染PAS(-)、银染(-)、抗酸(-)。

05-19患者咳嗽加重,自行咳出一块痰痂,送检病理科性液基涂片检查,结果示:(痰)未见明确恶性肿瘤细胞,见混杂性真菌,部分形态符合曲霉(图14-13),部分形态符合毛霉(图14-14)。

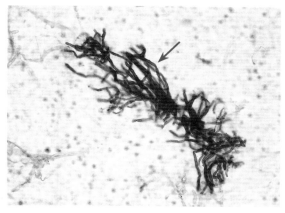 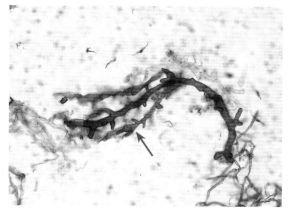

图14-13　呼吸道标本液基涂片:部分形态符合曲霉(红色箭头为曲霉菌丝)。　图14-14　呼吸道标本液基涂片:部分形态符合毛霉(红色箭头为毛霉菌丝)。

至此,明确诊断为毛霉病、播散性曲霉病。

经过两性霉素B胆固醇硫酸酯复合物联合泊沙康唑混悬液口服治疗后,06-09复查头颅增强MR(图14-15),06-12复查胸部CT(图14-16),病灶较前明显好转。继续予以注射用两性霉素B胆固醇硫酸酯复合物150 mg/d联合泊沙康唑肠溶片空腹口服每天1次,每次300 mg治疗。

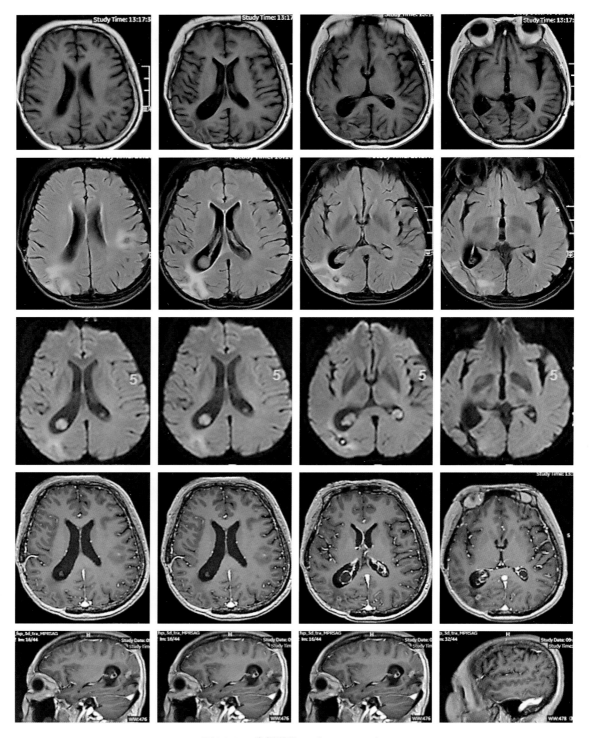

图14-15　头颅增强MR（2023-06-09）。

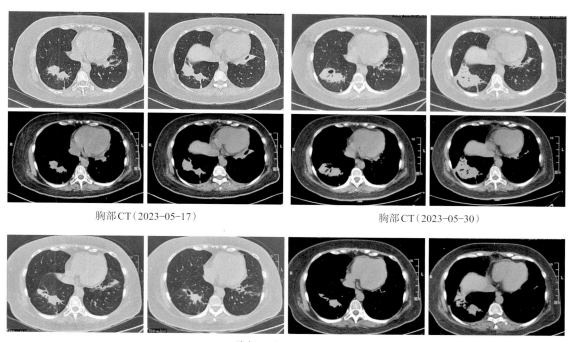

胸部CT（2023-05-17）　　　　　胸部CT（2023-05-30）

胸部CT（2023-06-12）

图14-16　胸部CT。

背景知识介绍

毛霉病是由毛霉目真菌感染引起的感染性疾病。毛霉目真菌广泛分布于空气、土壤或是发霉食物中，其孢子可通过吸入、食入或者外伤等途径感染人体引起毛霉病。致病性毛霉目包括根霉属、横梗霉属、毛霉属、根毛霉属和小克银汉霉属等。

毛霉病常发生于有严重基础疾病患者，如血糖控制不佳的糖尿病患者（尤酮症酸中毒或高渗昏迷等）、血液系统恶性肿瘤或造血干细胞移植、糖皮质激素或免疫抑制剂治疗、实体器官移植、铁过载、重症流行性感冒、获得性免疫缺陷综合征、烧伤或其他外伤、新型冠状病毒感染接受机械通气以及重度营养不良等患者。

根据感染部位不同，毛霉病可分为肺毛霉病、鼻-眶-脑毛霉病、皮肤毛霉病、肾毛霉病、胃肠毛霉病以及播散性毛霉病等。

毛霉病诊断分为确诊、临床诊断和拟诊。无菌部位取材的组织学、病理学发现毛霉目真菌可以确诊毛霉病。临床诊断包括宿主因素、临床表现及微生物学证据。临床表现包括肺部影像学表现、急性面部痛、鼻部溃疡焦痂、病变从鼻窦扩散到眼眶或者头颅影像学表现等；微生物学证据包括痰、肺泡灌洗液、支气管刷取物、鼻窦穿刺吸取物等病原学发现毛霉目真菌。若只有宿主因素和临床表现可拟诊毛霉病。

毛霉病抗真菌治疗，首选两性霉素B脂质制剂及脱氧胆酸盐、艾沙康唑、泊沙康唑等。两性霉素B制剂包括两性霉素B脱氧胆酸盐（amphotericin B deoxycholate, AmB-D）、两性霉素B脂质体（liposomal amphotericin B, L-AmB）、两性霉素B脂质复合物（amphotericin B lipid complex, ABLC）和两性霉素B胶状分散体（amphotericin B colloidal dispersion, ABCD，即胆固醇硫酸酯复合物）。两性霉素B脂质制剂推荐剂量为3～5 mg/（kg·d）。L-AmB急性输液反应发生率低，无需预先用地塞米松缓解症状，输液时间0.5～1小时。ABCD急性输液反应发生率最高，需预先用地塞米松减少输液反应，并需控制输液速度。AmB-D制剂推荐剂量为0.5～0.7 mg/（kg·d），急性输液反应发生率较高，需联用地塞米松，并控制输液速度，建议输液时间大于6小时。

艾沙康唑分为口服制剂和静脉制剂，其静脉制剂不含有环糊精，因此使用于肾功能损害患者，包括终末期肾病患者，不需要调整剂量。口服剂型生物利用度高（98%），故艾沙康唑可以静脉滴注和口服两种给药途径互换。艾沙康唑推荐的负荷剂量为前48小时内，每8小时200 mg，共给药6次；从末次负荷剂量给药后12～24小时开始每日1次，每次200 mg。

泊沙康唑有静脉制剂和口服制剂，静脉制剂含有环糊精，中毒或重度肾功能不全（eGFR < 50 mL/min）患者避免使用泊沙康唑注射液。泊沙康唑注射液应通过中心静脉通路给药，缓慢注射超过90分钟以上。口服制剂包括口服混悬液和肠溶片。口服混悬液治疗剂量为每12小时1次，每次10 mL，需与脂肪餐如肉汤或全脂牛奶等同服，以增加生物利用度。肠溶片空腹口服，生物利用度更高更加稳定。泊沙康唑注射液或肠溶片剂量为负荷剂量，第一天每12小时1次，每次300 mg；第二天及以后每日1次，每次300 mg。肾功能不全，泊沙康唑口服制剂不需要调整剂量。

毛霉、曲霉合并感染患者较少见，据报道可发生于血液系统恶性肿瘤、噬血细胞综合征、糖尿病或者新型冠状病毒感染患者。本文病例为新型冠状病毒感染后，病程中机械通气、糖尿病酮症酸中毒患者，为毛霉、曲霉感染高危患者。合并感染诊断困难，需多次送检组织学病理检查、痰或呼吸道标本送检培养或液基涂片检查以发现病原菌。伏立康唑治疗曲霉感染有效，对毛霉感染效果不佳，故合并感染时可选用两性霉素B脂质制剂、艾沙康唑或泊沙康唑；或者选择两性霉素B脂质制剂与三唑类药物（艾沙康唑或泊沙康唑）联合治疗。

点 评

新型冠状病毒感染后，经机械通气或免疫抑制治疗后，真菌感染如曲霉感染及毛霉感染增多。糖尿病酮症酸中毒是毛霉病的危险因素之一。本例患者为新型冠状病毒感染后，用过机械通气及免疫抑制治疗，且合并糖尿病酮症酸中毒，继发肺部感染及颅内感染。痰培养发现曲霉，伏立康唑联合卡泊芬净治疗后效果不佳，虽高度疑及毛霉感染可能，且多次肺病灶穿刺及痰培养均未发现毛霉，但最终在一次呼吸道标本痰痂送检液基涂片检查时发现曲霉菌丝及毛霉菌丝，最终诊断明确。故临床遇到此类患者，治疗效果不佳时，可以考虑调整为联合治疗方案,如两性霉素B脂质制剂联合艾沙康唑或者泊沙康唑治疗,并积极送检标本以发现病原体。

(于 洁 王瑾瑜 朱利平)

参·考·文·献

[1] 中国医药教育协会真菌病专业委员会,中国毛霉病专家共识工作组. 中国毛霉病临床诊疗专家共识(2022)[J]. 中华内科杂志,2023,62(6):597-605.

[2] Wei LW, Zhu PQ, Chen XQ, et al. Mucormycosis in Mainland China: A systematic review of case reports[J]. Mycopathologia, 2022, 187(1): 1-14.

[3] Paul M, Sasidharan J, Taneja J, et al. Invasive mucormycosis and aspergillosis coinfection associated with post-COVID-19 pneumonia in a tertiary care hospital[J]. Med Mycol J, 2022, 63(3): 59-64.

[4] Hu ZM, Wang LL, Zou L, et al. Coinfection pulmonary mucormycosis and aspergillosis with disseminated mucormycosis involving gastrointestinalin in an acute B-lymphoblastic leukemia patient[J]. Braz J Microbiol, 2021, 52(4): 2063-2068.

[5] Loubet D, Sarton B, Lelièvre L, et al. Fatal mucormycosis and aspergillosis coinfection associated with haemophagocytic lymphohistiocytosis: A case report and literature review[J]. J Mycol Med, 2023, 33(1): 101325.

[6] Zayet S, Zaghdoudi A, Ammari L, et al. Cerebro-rhino-orbital mucormycosis and aspergillosis coinfection in a patient with diabetes mellitus: A case report[J]. ID Cases, 2020, 23: e01022.

15

成人新型冠状病毒感染后多系统
炎症反应综合征

题记

    1例新型冠状病毒感染的女性患者,病程中表现为反复发热和持续的高炎症状态,经过积极的抗病毒和抗脓毒性休克治疗后,全身炎症反应仍不能得到有效控制。主管医生对患者的临床表现和实验室指标进行仔细梳理,考虑患者最可能的诊断是成人COVID-19后多系统炎症反应综合征(multisystem inflammatory syndrome in adult, MIS-A),采取针对性治疗后患者最终得以康复,在此与大家分享该病例的诊疗经过。

病史摘要

患者,女性,62岁。2022-12-21收入我科。

主诉

发热、腹泻伴神志不清3天。

现病史

    患者12-18无明显诱因下出现畏寒、纳差,当时自测体温正常,新型冠状病毒抗原阴性。次日患者出现畏寒、寒战,继而发热,体温38.9℃,伴少许咳嗽、咳脓痰,并出现二便失禁,神志不清,呼之可睁眼,伴呕吐,为胃内容物,自测新型冠状病毒抗原阳性。当天(12-19)至我院急诊就诊,血常规:白细胞计数6.17×10^9/L,中性粒细胞绝对值4.31×10^9/L,血红蛋白104 g/L(↓),血小板计数56×10^9/L(↓);全血C反应蛋白66.89 mg/L(↑),降钙素原 > 100.00 ng/mL(↑);血淀粉酶138 U/L(↑);生化检查:谷丙转氨酶302 U/L(↑),谷草转氨酶1 157 U/L(↑),总胆红素36.7 μmol/L(↑),白蛋白46 g/L,碱性磷酸酶182 U/L(↑),γ-谷氨酰转移酶134 U/L(↑),乳酸脱氢酶1 250 U/L(↑),肌酸激酶358 U/L(↑),尿酸0.707 mmol/L(↑),肌酐347 μmol/L(↑),血清钾4.6 mmol/L,血清钠140 mmol/L,尿素氮14.5 mmol/L(↑),血清氯100 mmol/L;心肌指标:N末端前体脑利钠肽(NT-pro BNP)12 251.0 pg/mL(↑),肌红蛋白

1 842.00 ng/mL（↑），肌钙蛋白 T 0.098 ng/mL（↑），肌酸激酶同工酶（CK-MB mass）2.70 ng/mL；凝血功能：纤维蛋白原降解产物 42.3 μg/mL（↑），部分凝血活酶时间 46.1 秒（↑），国际标准化比值 1.47（↑），D-二聚体 12.86FEUmg/L（↑），纤维蛋白原定量 3.4 g/L，凝血酶原时间 16.9 秒（↑）。2022-12-19 胸腹部 CT 平扫（图 15-1）：双肺纹理增多，散在条索；双肺尖胸膜稍厚；心包少许积液可能；腹主动脉、双侧髂动脉斑块形成，下腹部 CT 平扫未见明显异常。患者急诊就诊期间出现血压下降，考虑脓毒性休克，给予静脉补液、血管活性药物（多巴胺）、美罗培南等治疗，患者腹泻仍频繁，10 余次 / 天，为稀水样便，含少许黏液血便，与大便分离，考虑消化道出血，给予禁食、抑酸等处理。患者仍反复发热，腹泻未缓解。为进一步诊治收入我科。

患病以来患者精神不好，胃纳不可，睡眠不好，大小便不正常，留置尿管，无体重明显下降。

既往史及个人史

患者有高血压病史 20 年，血压最高达 180/100 mmHg，平日服用氨氯地平片降压，血压控制欠佳。1 年前因颈部多发淋巴结肿大行血常规检查：白细胞计数 3.69×10⁹/L，血红蛋白 90 g/L，血小板计数 175×10⁹/L；肿大淋巴结穿刺病理学：淋巴组织反应性增生，未见明确肿瘤。否认化学性物质、放射性物质、有毒物质接触史。否认吸毒史。否认吸烟史。否认饮酒史。

入院查体

体温 36.5℃，脉搏 76 次 / 分，呼吸 20 次 / 分，血压 135/62 mmHg。神志清楚，呼之可应，反应淡漠，查体合作，平车推入病房。全身皮肤黏膜未见异常，无肝掌，全身浅表淋巴结无肿大，未见皮下出血点，未见皮疹。头颅无畸形，眼睑正常，睑结膜未见异常，巩膜无黄染。双侧瞳孔等大等圆，对光反射灵敏。颈软，无抵抗，甲状腺无肿大。胸廓对称无畸形，双肺呼吸音粗糙，可闻及干、湿性啰音。心率 76 次 / 分，律齐。腹平坦，腹壁软，全腹轻压痛，无肌紧张及反跳痛，肝脾肋下未触及，肝肾区无叩痛。关节无红肿，双下肢无明显水肿。肌力正常，肌张力正常，生理反射正常，病理反射未引出。

入院后实验室检查和辅助检查

• 血常规：白细胞计数 3.7×10⁹/L，中性粒细胞绝对值 2.82×10⁹/L，淋巴细胞绝对值 0.65×10⁹/L（↓），血红蛋白 84 g/L（↓），血小板计数 34×10⁹/L（↓）。

• 炎症指标：C 反应蛋白 110.17 mg/L（↑），降钙素原 > 100 ng/mL（↑），白介素（IL）-6 40.05 pg/mL（↑），血沉 46 mm/h（↑），白介素-2 受体 557 U/mL，中性粒细胞 CD64 指数 3.65（↑），铁蛋白 17 882 ng/mL（↑）。

• 粪便常规：棕黄色，软，白细胞 0/HP，红细胞 0/HP，隐血半定量（+）。

• 血生化：谷丙转氨酶 301 U/L（↑），谷草转氨酶 647 U/L（↑），总胆红素 8.9 μmol/L，碱性磷酸酶 95 U/L，γ-谷氨酰转移酶 78 U/L（↑），白蛋白 34 g/L（↓），球蛋白 30 g/L，肌酐 250 μmol/L（↑），尿素 15.2 mmol/L（↑），肌酸激酶 4 570 U/L（↑），乳酸脱氢酶 539 U/L（↑），

脂肪酶224.4 U/L（↑），血淀粉酶113 U/L（↑）。

- 电解质：钾4.3 mmol/L，钠133 mmol/L（↓），氯103 mmol/L，钙1.91 mmol/L（↓），磷1.17 mmol/L，镁0.71 mmol/L（↓）。

- 心肌指标：肌钙蛋白I 0.057 ng/mL（↑），肌红蛋白831.1 ng/mL（↑），CK-MB mass 11.4 ng/mL（↑），NT-proBNP 1 002 pg/mL（↑）。

- 凝血功能：国际标准化比值1.35（↑），凝血酶原时间15.8秒（↑），部分凝血活酶时间56.7秒（↑），纤维蛋白原定量3.7 g/L（↓），D-二聚体5.15 FEUmg/L（↑），纤维蛋白原降解产物9.5 μg/mL（↑）。

- 免疫球蛋白：IgG 13.3 g/L，IgA 4.79 g/L（↑），IgM 0.73 g/L。

- 自身抗体：抗核抗体（ANA）阳性，滴度1∶320；ENA抗体谱均阴性。

- 病原学相关指标：血隐球菌荚膜多糖抗原检测（-），血半乳甘露聚糖（GM）试验（-），血G试验 < 10 pg/mL，EBV DNA（全血和血浆）低于检测下限，CMV DNA低于检测下限，结核分枝杆菌特异性细胞免疫反应检测（-），呼吸道病原体IgM抗体九联（-）。

- 新型冠状病毒核酸阳性，循环阈值数（cycle threshold，ct值）22/22。

- 胸部CT平扫（图15-1）：双肺纹理增多，散在条索；双肺尖胸膜增厚，心包少许积液可能。

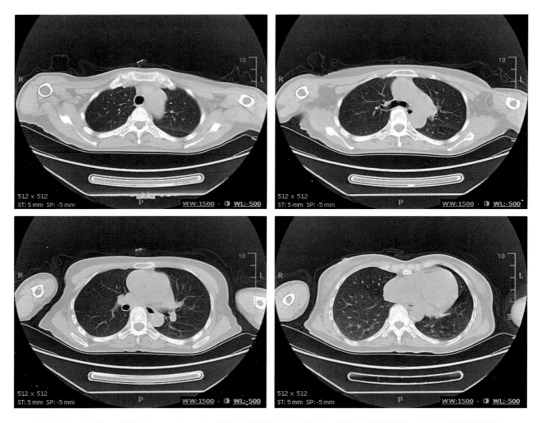

图15-1　胸部CT平扫（2022-12-19）：双肺纹理增多，散在条索；双肺尖胸膜增厚，心包少许积液可能。

入院后诊疗经过

患者收入感染科监护病房,结合患者病史和实验室检查结果,考虑患者存在以下诊断并予以相应处理。① 新型冠状病毒感染:患者入院时测新型冠状病毒核酸阳性,但因肾功能不全(eGFR 17.2 mL/min),不符合奈玛特韦、利托那韦的用药指征,暂未予抗病毒治疗。患者12-19肺部CT双肺未见明显炎症病灶,入院后鼻导管吸氧,血氧饱和度稳定,且考虑合并肠源性感染可能,未予以激素治疗。② 肠源性脓毒症:患者主要临床表现为发热伴腹泻,为稀水样便,含少许黏液血便,实验室检查提示炎症指标明显升高,病程中出现血压下降,考虑肠源性脓毒症可能,继续予以美罗培南抗感染、扩容抗休克、纠正内环境稳定、禁食、胃肠外营养治疗、纠正低蛋白血症等治疗。经治疗,患者血压、血氧饱和度均稳定,新型冠状病毒核酸入院第3天已转阴,但腹泻仍严重,体温间断高热(图15-2),意识淡漠加重。实验室检查见肝肾功能较前好转,但炎症指标仍有升高,且血三系出现进行性下降(图15-3),复查胸部CT见双肺炎症较前加重。

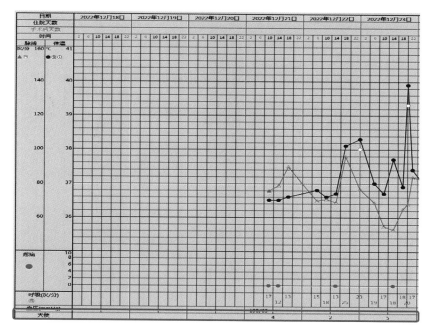

图15-2　体温单(红框内可见患者每日排便次数)。

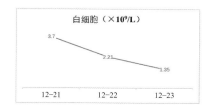 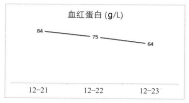 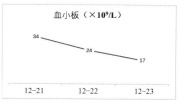

图15-3　血常规变化。

临床关键问题及处理

关键问题1 患者经过治疗仍有间断高热，全身高炎症反应未得到纠正，且出现血象下降，应如何评估患者目前的可能诊断？

针对该患者的反复发热和持续的高炎症状态，我们需要鉴别的是该患者的感染尚未得到有效控制还是存在非感染性病因导致的高炎症状态。

该患者在急诊和入院后均有抽取血培养，所有血培养（急诊1套，入院后2套）均未报阳。考虑到患者在急诊已开始抗生素治疗，同时为了评估有无不典型病原体存在，入院后送检外周血病原体mNGS，结果回报阴性。患者的痰、尿标本培养均无阳性回报。入院第3天新型冠状病毒核酸已转阴。回顾患者的病原学检查情况，感染未有效控制的可能性较小。

患者在感染新型冠状病毒后，迅速出现全身高炎症反应，累及肠道、肌肉、肺、肝脏、肾脏、心脏等多系统，最可能的诊断是成人COVID-19后MIS-A。

关键问题2 患者后续的治疗方案应如何调整？

MIS-A是成人SARS-CoV-2感染后一类少见但危重的并发症，见于21岁以上成人在新型冠状病毒感染后持续发热，并伴有全身多脏器包括心脏、胃肠道、皮肤或神经系统功能障碍。治疗方案一般参考儿童多系统炎症综合征（MIS-C），初始治疗建议联用静脉用免疫球蛋白和糖皮质激素。

参考美国国立卫生研究院（NIH）治疗推荐，我们重新调整了该患者的治疗方案：人免疫球蛋白0.4 g/(kg·d)(5天)联合甲泼尼龙60 mg qd，停用美罗培南，抗菌药物降阶梯为哌拉西林/他唑巴坦。治疗第2天患者体温即恢复正常，同时腹泻症状消失（图15-4），精神状态明显改善。监测患者的血常规和炎症指标，均有明显好转（图15-5）。12-27再次复查胸部CT示双肺炎症较前好转，次日转至普通病房康复。

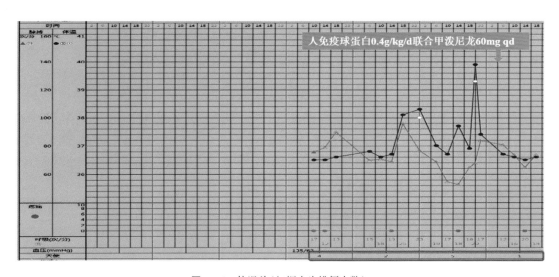

图15-4 体温单（红框内为排便次数）。

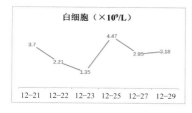 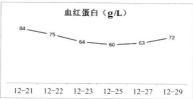 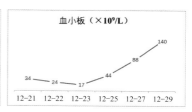

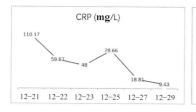 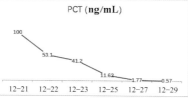 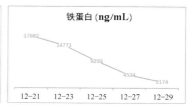

图15-5　血常规和炎症指标变化（CRP，C反应蛋白；PCT，降钙素原）。

背景知识介绍

多系统炎症综合征（multisystem inflammatory syndrome, MIS）是一种与COVID-9相关的罕见但严重的疾病，该综合征多见于儿童，表现为川崎病样症状，伴有多脏器功能损害，但后续多个国家陆续有MIS-A报道。

MIS-A是一种严重的多系统炎症性疾病，多数具有COVID-19相关病史，绝大部分患者存在SARS-CoV-2感染的证据（PCR检测结果阳性或抗体检测提示近期感染），发病机制可能与SARS-CoV-2感染后病毒直接损伤或继发免疫失调引起的免疫性损伤有关，或者两者共同作用导致机体出现全身性的过度炎症反应。

临床表现有持续发热、胃肠道症状（呕吐、腹泻、腹痛等）、休克、心功能异常、神经系统症状、肾功能损伤等多器官障碍。实验室检测提示存在高炎症反应，炎症标记物如铁蛋白、C反应蛋白、白细胞介素-6、红细胞沉降率（血沉）、降钙素原、D-二聚体、纤维蛋白原等明显升高，伴淋巴细胞减少和血小板减少。

美国疾病预防控制中心在2021年基于专家意见制定了MIS-A的诊断标准：年龄≥21岁，病情严重需要住院，且排除其他可能疾病，满足以下临床和实验室诊断标准即可考虑诊断MIS-A。

（1）临床标准：持续发热超过24小时，同时满足以下至少3条标准（至少一条为主要临床标准）。

A. 主要临床标准

1）严重心脏病变包括心肌炎、心包炎、冠状动脉扩张/动脉瘤，或新出现的心功能不全（LVEF＜50%），2/3级房室传导阻滞，或室性心动过速。

2）皮疹或非化脓性结膜炎。

B. 次要诊断标准

1）新出现的神经系统症状和体征，如认知障碍、癫痫、脑膜刺激征或周围神经病变。

2）休克或低血压。

3）腹痛、呕吐或腹泻。

4）血小板减少。

（2）实验室检查：严重炎症和SARS-CoV-2感染的实验室证据。

A. 至少两项指标升高：C反应蛋白、铁蛋白、IL-6、血沉或降钙素原。

B. RT-PCR，血清学或抗原检测证实SARS-CoV-2现症或既往感染。

MIS-A目前的治疗方案基本参考MIS-C的诊疗经验，治疗原则为对症支持治疗。初始治疗应包括免疫调节治疗和抗血栓治疗。免疫调节治疗建议联用静脉免疫球蛋白和糖皮质激素。如果治疗后24小时内无改善，建议使用糖皮质激素冲击治疗、英夫利昔单抗或阿那白滞素。MIS-A患者有较大可能发生血栓形成，对所有无出血危险因素的患者应口服低剂量阿司匹林（3 ~ 5 mg/kg·d），当前或既往有深静脉血栓形成的患者应接受治疗性抗凝治疗。如果患者没有治疗性抗凝的指征，且炎症程度较轻，需权衡利弊后个体化决定是否在小剂量阿司匹林基础上加用抗凝药物预防深静脉血栓。虽然多数MIS-A病例病情较重，但经过积极有效的治疗，总体预后尚可。

点 评

新型冠状病毒感染虽然主要以呼吸系统累及为多见，但随着对于此类感染认识的逐步扩展，新型冠状病毒感染作为可以引起高炎症反应状态，从而造成全身多个脏器功能损害的这一特点日益受到关注。同时，又由于MIS-A没有特异性诊断指标而容易被误诊、漏诊，并可能延误患者的诊治时机。MIS-A的治疗并不复杂，患者对于及时的治疗措施可出现积极响应，其难点在于诊断。本例患者的诊疗经过为MIS-A的诊疗思路提供了一定的借鉴，特别是当患者存在降钙素原一直显著升高（> 100 ng/mL↑）的前提下，如何从患者实际出发，根据治疗反应不断地审视诊断和治疗措施并及时作出相应的调整。

（喻一奇 徐 斌 卢 清）

参·考·文·献

[1] Health Alert Network (HAN). Multisystem Inflammatory Syndrome in Children (MIS-C) Associated with Coronavirus Disease 2019 (COVID-19). https://emergency.cdc.gov/han/2020/han00432.asp (Accessed on May 15, 2020).

[2] Patel P, DeCuir J, Abrams J, et al. Clinical characteristics of multisystem inflammatory syndrome in adults: a systematic review[J]. JAMA Netw Open, 2021, 4: e2126456.

[3] Sokolovsky S, Soni P, Hoffman T, et al. COVID-19 associated Kawasaki-like multisystem inflammatory disease in an adult[J]. Am J Emerg Med, 2021, 39: 253.e1.

16

新型冠状病毒感染后心力衰竭

自新型冠状病毒全球大流行以来，病毒一直在不断变异。在2021年末，奥密克戎变异株的出现使病毒的传染性显著增强，但其致病性却相对减弱。值得注意的是，新型冠状病毒不仅可以导致肺炎，还可能影响其他脏器。本文将介绍1例新型冠状病毒感染患者，在病毒转阴后出现了进行性加重的心力衰竭。该患者经过积极的救治后，心功能明显改善。在本文中，我们将重点讨论新型冠状病毒感染者的心肌损伤，并通过文献复习，介绍新型冠状病毒对心脏的影响以及相应的诊疗方法。

病史摘要

患者，男性，76岁。上海人，2023-01-05收入我科。

主诉

咳嗽、咳痰10天，胸闷、气短6天。

现病史

患者于2022-12-25起出现发热，最高体温达到38.0℃，伴有咽痛、全身肌肉关节酸痛，咳嗽、咳痰，自测新型冠状抗原结果呈阳性。2023-01-01起，患者开始逐渐出现胸闷、气短、气喘等症状，活动后加重。该患者就诊于外院查血常规：白细胞计数5.56×10^9/L，淋巴细胞百分比14%，C反应蛋白76 mg/L，D-二聚体925 μg/L；经胸心脏超声：左室壁运动普遍减低，运动不同步，左室收缩功能明显减低，左室舒张功能明显减低，左室射血分数（LVEF）25%；左室舒张功能明显减低；左房及左室扩大，二尖瓣关闭不全，肺动脉高压，三尖瓣关闭不全；胸部CT：两肺多发磨玻璃影；予阿奇霉素0.5 g/d、地塞米松5 mg/d×3天后，仍有胸闷、气短。为进一步诊治来我院就诊。

既往史及个人史

否认肝炎、结核病史；否认手术外伤输血史；否认药物过敏史；否认慢性疾病史。既往心功能可，活动后无胸闷、气喘，3年前每年规律体检，体检报告正常；近3年来未体检。

婚育史和家族史

已婚已育，家人体健；否认家族遗传性疾病史。

入院查体

体温36.5℃，脉搏115次/分，呼吸18次/分，血压127/88 mmHg。患者神清，自主体位，查体合作，推入病房。全身皮肤黏膜未见异常，巩膜无黄染，浅表淋巴结未及肿大。双肺呼吸音粗，未闻及干、湿性啰音。心率115次/分，律不齐。腹平坦，腹壁软，全腹无压痛，无肌紧张及反跳痛。双下肢无水肿。

入院后实验室检查和辅助检查

- 血常规：白细胞计数 7.60×10^9/L，中性粒细胞百分比93.6%，淋巴细胞百分比4.2%（↓），红细胞计数 4.01×10^{12}/L，血红蛋白132 g/L，血小板计数 261×10^9/L。

- 肝肾功能：谷丙转氨酶44 U/L，谷草转氨酶28 U/L，总胆红素6.8 μmol/L，碱性磷酸酶117 U/L，γ-谷氨酰转移酶254 U/L，总蛋白60 g/L，白蛋白35 g/L，尿素6.4 mmol/L，肌酐70 μmol/L。

- 心肌指标：肌酸激酶79 U/L，肌酸激酶同工酶13 U/L，肌钙蛋白I 0.036 ng/mL（↑），肌红蛋白57.2 ng/mL，NT-pro BNP 3 080 pg/mL（↓）。

- 凝血功能：D-二聚体0.63 mg/L（↑）。

- 炎症指标：C反应蛋白24.29 mg/L（↑），IL-6 1.58 pg/mL，血沉23 mm/h（↑），铁蛋白925.03 ng/mL（↑）。

- 新型冠状病毒核酸检查阴性。

- 病原学检查：EBV DNA及CMV DNA低于检测下限；真菌D-葡聚糖检测、曲霉半乳甘露聚糖检测、隐球菌荚膜多糖抗原检测阴性；T-SPOT.*TB* 阴性；甲、乙、丙、戊肝炎病毒及艾滋病病毒、梅毒均阴性。

- 淋巴细胞亚型：$CD3^+$ Total T 73.48%，$CD4^+$ T cell 40.49%，$CD8^+$ T cell 31.93%，$CD4^+$/$CD8^+$ 1.27，$CD19^+$ Total B 15.00%，Total NK 11.39%，T+B+NK 99.87%。

- 自身抗体均阴性；免疫球蛋白正常范围；补体C3、C4均正常。

- 甲状腺功能基本正常。

- 血尿免疫固定电泳阴性。

- 经胸心脏超声（01-06）：

结构诊断：左心房和左心室增大，左室整体收缩活动明显减弱；二尖瓣存在钙化，并伴有中到重度二尖瓣反流；肺动脉压力中度升高；三尖瓣反流轻到中度。

功能诊断：左心收缩功能中度减退，LVEF=30%。

- 心电图（01-06）：窦性心律过速；频发室性早搏，偶呈连发；完全性左束支传导阻滞。

- 胸部CT（01-06）：两肺多发炎症，双侧胸腔积液（图16-1）。

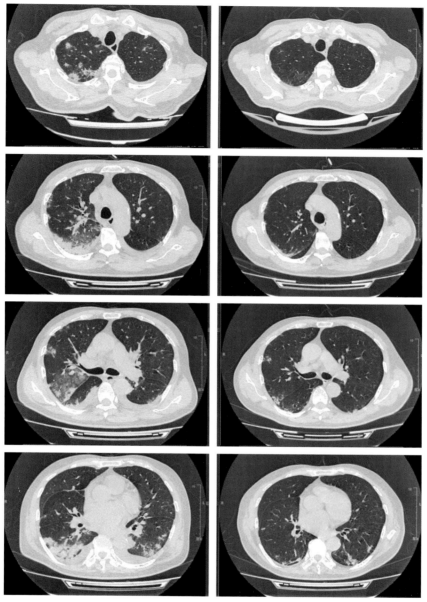

2023-01-06胸部CT   2023-01-16胸部CT

图16-1 患者胸部CT。

临床关键问题及处理

关键问题 该患者的诊断是什么，如何进一步治疗？

根据患者的病史、体征及实验室检查结果，可以确诊为病毒性心肌炎、心功能不全、病毒性肺炎。

患者的心超检查结果显示心功能不全，因此采取了卧床休息、吸氧治疗、心电监护以及保持大便通畅和补液控速 100 mL/h 等常规治疗措施。患者肺部多发炎症，予糖皮质激素抗炎治疗：地塞米松 7.5 mg/d（01-06 ～ 01-10），甲泼尼龙 24 mg/d（01-11 ～ 01-14），甲泼尼龙 16 mg/d（01-15 ～ 01-17），辅以补钙、护胃治疗。用那屈肝素钠每天 1 次，每次 4 100 IU 皮下注射抗凝治疗；口服沙库巴曲缬沙坦钠每天 2 次，每次 25 mg 改善心衰；呋塞米每天 1 次每次 20 mg，螺内酯每天 1 次每次 40 mg 利尿；辅酶 Q_{10} 每天 3 次每次 20 mg，门冬氨酸钾镁每天 1 次每次 20 mL 营养心肌治疗。经过治疗，患者在 01-16 的实验室检查结果显示，肌钙蛋白 I 降至 0.023 ng/mL，肌红蛋白降至 24.9 ng/mL，NT-pro BNP 降至 752 pg/mL，D-二聚体降至 0.36 mg/L。同日进行的胸部 CT 显示，两肺炎症及胸腔积液较前有明显改善（图 16-1）。复查经胸心脏超声发现，左室射血分数（LVEF）提升至 32%，显示治疗效果良好，因此决定让患者出院。出院后患者继续口服药物营养心肌、改善心功能。2 个月后患者症状较前明显好转，步行后心率基本正常，无明显气促不适。2023-04-25 进行的经胸心脏超声检查显示：左房增大并伴有左室壁整体收缩活动减弱；二尖瓣出现重度反流；主动脉瓣发生钙化；左室舒张功能基本正常。此外，左室射血分数（LVEF）提升至 34%，较出院时又有所提升。

背景知识介绍

新型冠状病毒自 2019 年年底暴发以来，已在全球范围内广泛传播。新型冠状病毒感染（COVID-19）患者如果有慢性疾病（如高血压、冠心病和糖尿病等）的基础，他们患上肺炎的概率、病情危重程度以及病死率都将增高。新型冠状病毒感染不仅会影响呼吸系统，还会对全身多个器官产生影响。例如，有 7% ～ 12% 的患者出现急性心肌损伤，而在重症患者中，这一比例可以高达 22% ～ 31%。

新型冠状病毒感染相关心肌损伤通常与 COVID-19 感染后新型冠状病毒肺炎相关。根据欧洲心脏病学会建议：心肌损伤的定义是血中心肌肌钙蛋白（cTn）的含量升高，且至少有一个值高于其正常参考范围的 99 百分位上限值。当 cTn 值升高或波动时，应考虑可能存在急性心肌损伤。如果 cTn 值长期稳定不变，则可能为慢性心肌损伤。心肌肌钙蛋白 I 和 T（分别为 cTnI 和 cTnT）是控制肌动蛋白和肌球蛋白之间钙介导的相互作用的调节蛋白。当心肌损伤发生时，外周血中 cTn 会升高。因此，心肌肌钙蛋白是评估疑似心肌损伤患者的首选血清学指标。

新型冠状病毒感染患者组织病理学结果显示，心肌组织中可见病毒颗粒的浸润。心肌损伤的发病机制可能包括新型冠状病毒直接或间接作用于心肌所引发的损伤。当病毒通过识别并结合血管紧张素转换酶 2（ACE2）受体侵入心肌细胞时，会发生直接损伤，这种受体在人类的心脏和血管系统中分布广泛，而由病毒感染引发的免疫反应则可能导致间接的心肌损伤。

新型冠状病毒感染引起的心肌损伤可以根据其原因分为非缺血性和缺血性两类。非缺血性心肌损伤可能是多种机制的结果，如心肌炎、Takotsubo综合征、心动过速、肺栓塞和感染性休克等。新型冠状病毒结合ACE-2受体进入细胞后，进一步导致病毒复制和非缺血性细胞损伤。另一方面，缺血性心肌损伤可由1型和2型缺血引起。新型冠状病毒感染者中引发的1型缺血（T1I）的潜在病理生理机制尚未完全理解。一方面，新型冠状病毒感染者感染引起的炎症反应可能通过激活斑块中的炎症细胞和释放炎症介质导致斑块不稳定，从而导致氧化应激。另一方面，新型冠状病毒感染者感染与内皮炎和血栓前状态有关。2型缺血（T2I）可归因于低氧血症，有时伴有低血容量状态，这会导致氧气供需不平衡。文献显示与无cTn升高患者相比，cTn升高患者，机械通气比例、病死率均明显升高。

脑利钠肽（BNP）是一种利钠素，最早在大脑中发现，主要在心室中释放，以应对高心室充盈压力和心室壁应力。BNP及其N-末端部分脑利钠肽（NT-proBNP）是诊断充血性心力衰竭（CHF）的常见标志物。对于慢性CHF，BNP的上限参考值（URL）为35 pg/mL，NT-proBNP为125 pg/mL；对于急性CHF，BNP的上限参考值为100 pg/mL，NT-proBNP为300 pg/mL。

新型冠状病毒感染患者血液中NT-proBNP升高有几个可能的因素。首先，由心脏损伤导致的心脏功能障碍可能会增加心室壁应力；其次，危重患者使用机械通气和血管升压药可能会增加心肌壁应力；再次，缺氧诱导的肺动脉高压可能通过增加右心室后负荷进一步加重心肌壁应激。此外，高达25%的重症新型冠状病毒肺炎患者出现急性肾损伤，这可能会降低NT-proBNP和cTn的清除速度，从而导致其在血浆中的浓度增加。

既往有研究报道，NT-proBNP和cTn水平呈显著正相关，而且二者升高与病死率显著增加相关。对新型冠状病毒肺炎患者的治疗主要是支持性的，在cTn和/或BNP升高后，没有特殊的治疗干预措施被证明是有益的，因此，目前不建议在评估新型冠状病毒感染者预后时常规检测cTn和BNP。

新型冠状病毒感染康复的患者在心脏PET/MRI上有明显异常，包括心肌瘢痕和炎症模式。T1和T2弛豫时间的局灶性升高可能代表持续的炎症。研究结果表明，心脏MRI在评估新型冠状病毒肺炎诱导的心肌组织损伤方面可能发挥作用，包括用于恢复后心脏监测、指导恢复活动和长期心血管风险评估。

新型冠状病毒感染可以对心脏健康产生严重影响，包括导致充血性心力衰竭、心律失常、心肌炎、急性冠脉综合征和非缺血性心肌病。如果患者同时出现了新型冠状病毒感染和ST段抬高型心肌梗死（STEMI），医生通常会进行相应的血运重建手术。然而，由于新型冠状病毒感染者可能存在弥散性血管内凝血（DIC）和出血性并发症的风险，因此纤溶治疗（通常在STEMI中使用）的适应性可能会有所减少。这就需要医生对每一位患者的状况进行全面评估，并在可能的风险和治疗收益之间进行权衡，以决定最佳的治疗方式。

关于心力衰竭和致命心律失常等并发症，这些都是可能出现的严重结果，有可能在病情快速恶化的情况下导致死亡。因此，这些并发症需要紧急医疗干预，并且需要密切监测新型冠状病毒感染者的心脏健康状况。

新型冠状病毒的心脏影响在不同的患者中表现出很大的差异。有些患者可能无心脏症状，有些患者可能存在血清学或影像学的异常，而另一些患者则可能出现症状性心脏疾病。在新型冠状病毒感染患者中，血液中肌钙蛋白水平的测定通常被用来预测疾病的严重程度和预后。出现新发心力衰竭症状的患者，一般会接受超声心动图检查，以评估心室和瓣膜的功能。

目前，对新型冠状病毒感染相关心肌损伤的治疗主要是支持性的，包括心力衰竭管理、心律失常治疗以及避免可能对心脏产生毒性的药物。尽管这些治疗方法可能无法直接修复新型冠状病毒感染导致的心肌损伤，但是通过管理心肌损伤的症状和并发症，可以帮助改善患者的生存率和生活质量。

（于　洁　张　玮　王新宇）

参·考·文·献

[1] Akkaif MA, Bitar AN, Al-Kaif LAIK, et al. The management of myocardial injury related to SARS-CoV-2 pneumonia[J]. J Cardiovasc Dev Dis, 2022, 9(9): 307.

[2] Thygesen K, Alpert JS, Jaffe AS, et al. Fourth universal definition of myocardial infarction (2018) [J]. Circulation, 2018, 138(20): e618-e651.

[3] Luetkens JA, Kravchenko D. Beyond the AJR: Cardiac PET/MRI for the assessment of myocardial injury after COVID-19[J]. Am J Roentgenol, 2022, 219(4): 683.

[4] Zwaenepoel B, Dhont S, Schaubroeck H, et al. The use of cardiac troponins and B-type natriuretic peptide in COVID-19[J]. Acta Cardiol, 2022, 77(7): 567-572.

17

反复发作的疟疾，最终竟是混合感染

题 记

疟原虫分为间日疟原虫（*Plasmodium vivax*）、恶性疟原虫（*Plasmodium falciparum*）、三日疟原虫（*Plasmodium malariae*）、卵形疟原虫（*Plasmodium ovale*），以及人猴共患的诺氏疟原虫（*Plasmodium knowlesi*）。尽管不同疟原虫引起的混合感染相对罕见，它们却往往被忽视，这可能导致病情反复并产生比单一感染更严重的并发症，尤其在疟疾高发地区的旅行者中更是常见。因此，早期的正确诊断和治疗对于尽快控制病情至关重要。在本文中，我们将报告1例自非洲归来的旅行者疟疾感染病例。尽管该患者在早期就被诊断为恶性疟原虫感染，并给予积极的抗疟治疗，但他的病情仍反复出现并有所加重。通过仔细分析血涂片和进行分子鉴定，我们最终确定该患者同时感染了恶性疟原虫和卵形疟原虫，在给患者加用了预防卵形疟复发的伯氨喹治疗后，病情未再发作。

病史摘要

患者，男性，25岁。黑龙江人，2023-02-14收入我科。

主诉

反复发热伴腹痛、呕吐3个月，再发1周。

现病史

患者于2021-05 ～ 2022-11于非洲刚果民主共和国务工，2021-11月初出现发热、乏力、腹痛、呕吐、头痛，当地诊断恶性疟，予抗疟治疗后好转；2022-11（回国前）再次出现乏力，无发热、腹痛、呕吐，当地就诊考虑疟疾再燃，再次抗疟治疗，疗程5天（国外具体治疗资料和用药不详）。患者2022-11月底回国，2023-01出现发热伴腹痛、恶心、呕吐、乏力、纳差，就诊浙江省某医院，血涂片发现恶性疟原虫，考虑疟疾、脓毒血症，于双氢青蒿素哌喹片、地塞米松、美罗培南治疗好转出院。2023-02-05再次出现发热，体温最高40℃，伴有明显的畏寒、寒战，伴恶心、呕吐、腹痛，发热时有头痛，无腹泻，无咳嗽、咳痰，无胸闷、呼吸困难，无尿频、尿急、尿痛，自服退热药，上述症状未好转，遂就诊东北某医院门诊，考虑胃肠炎可能，予以对症口服药物，患者未服用。上述症状进行性加重，出现腹泻，伴有明显乏力、纳差，故于2023-02-13至复旦大学附属华山医院急诊就诊，完善相关检查：白细胞计数4.38×10⁹/L，中性粒细胞百分比79.9%，淋巴细胞百分比12.3%，血红蛋白79 g/L，血小板计数49×10⁹/L，C反应蛋白152 mg/L，谷丙转氨酶26 U/L，谷草转氨酶62 U//L，总胆红素89.6 μmol/L，非结合胆红素63.9 μmol/L，结合胆红素9 μmol/L，乳酸脱氢酶1 127 U/L，尿素氮10 mmol/L，肌酐108 μmol/L，肾小球滤过率81.76 mL/min。鉴于患者以上反复几次恶性疟病史，考虑本次发病不除外疟疾再燃可能，遂请感染科医干会诊，于2023-02-14收入感染科病房。

既往史及个人史

无肝炎、结核等传染病病史，否认手术史、外伤史、输血史、过敏史等。预防接种随当地，否认有毒化学物质接触史等。患者于2021-05～2022-11于非洲刚果民主共和国务工，否认其他地域旅行史。

婚育史和家族史

未婚，未育，无家族遗传性疾病病史。

入院查体

体温36.9℃，脉搏92次/分，呼吸18次/分，血压121/67 mmHg。神志稍模糊，精神萎，急性病容，中度贫血貌，口唇、甲床苍白，全身皮肤、巩膜稍黄染。双肺呼吸音清，未闻及啰音。心律齐，心率80次/分。腹软，全腹无压痛、反跳痛及肌紧张，肝脾触诊不满意。双下肢无水肿。

入院后实验室检查和辅助检查

• 血常规和网织红细胞（2023-02-14）：白细胞计数3.06×10⁹/L（↓），中性粒细胞绝对值1.82×10⁹/L，单核细胞百分比11.3%（↑），红细胞计数2.13×10¹²/L（↓），血红蛋白65 g/L（↓），血小板计数57×10⁹/L（↓），网织红细胞绝对值0.0740×10¹²/L，网织红细胞百分比3.48%（↑）。

• 尿常规（2023-02-15）：pH 6.0，浊度澄清，颜色黄色，红细胞计数2.0/μL，白细胞计数31.7/μL（↑），白细胞脂酶（+），酮体阴性（－），潜血阴性，尿胆原（4+），胆红素阴性。

• 粪便常规+隐血（2023-02-14）：阴性。

• 肝功能（2023-02-14）：谷丙转氨酶26 U/L，谷草转氨酶50 U/L（↑），总胆红素39.7 μmol/L（↑），直接胆红素20.2 μmol/L（↑），总胆汁酸<6 μmol/L，碱性磷酸酶34 U/L（↓），γ-谷氨酰转移酶29 U/L，球蛋白26 g/L，白蛋白32 g/L（↓），前白蛋白87 mg/L（↓），白球蛋白比1.23，胆碱酯酶3618 U/L（↓），乳酸脱氢酶>1000 U/L（↑），腺苷脱氨酶37 U/L（↑），脂肪酶19.9 U/L，淀粉酶26 U/L，血氨35.0 μmol/L。

• 肾功能（2023-02-14）：尿酸0.246 mmol/L，尿素5.0 mmol/L，肌酐85 μmol/L。

• 电解质（2023-2-14）：钾3.1 mmol/L（↓），血镁0.88 mmol/L，血钙1.92 mmol/L（↓），无机磷0.89 mmol/L。

- 凝血功能（2023-02-14）：凝血酶时间15.2秒，部分凝血活酶时间36.4秒，国际标准化比值1.18（↑），纤维蛋白原定量4.1 g/L（↑），D-二聚体2.71 FEUmg/L（↑），纤维蛋白原降解产物9.6 μg/mL（↑），凝血酶原时间15.1秒（↑）。
- 心肌标志物：正常。
- 血糖（2023-02-14）：葡萄糖6.4 mmol/L（↑）；糖化血红蛋白2.5%（↓）。
- 血脂（2023-02-14）：低密度脂蛋白胆固醇0.73 mmol/L，钠138 mmol/L，氯化物109 mmol/L，胆固醇1.89 mmol/L（↓），脂蛋白（a）108 mg/L，甘油三酯1.41 mmol/L，游离脂肪酸0.87 mmol/L（↑），高密度脂蛋白胆固醇0.57 mmol/L（↓）。
- 炎症指标（2023-02-14）：C反应蛋白130.64 mg/L（↑），降钙素原18.21 ng/mL（↑），白介素-6 28.3pg/mL（↑），血沉25 mm/h（↑）。
- 免疫球蛋白（2023-02-14）：IgE < 25 IU/mL，IgA 1.25 g/L，IgG 17.03 g/L（↑），IgM 1.61 g/L。
- 淋巴细胞亚群绝对计数（2023-02-14）：T淋巴细胞绝对值850 cells/μL（↓），Th淋巴细胞绝对值326 cells/μL（↓），Tc淋巴细胞绝对值411 cells/μL，B淋巴细胞绝对值70 cells/μL（↓），NK自然杀伤细胞绝对值83 cells/μL（↓）。
- 输血前相容性检测（2023-02-14）：ABO血型B，Rh（D）阳性，抗体筛选阴性，直接抗球蛋白阳性。
- 甲状腺功能检查及相关抗体：均正常。
- 乙、丙型肝炎及艾滋病毒、梅毒：均阴性。
- 外周血找疟疾原虫（2023-02-14）：找到恶性疟（疟原虫红细胞感染率0.5%）。
- 头颅CT平扫（2023-02-14）：未见明显异常。
- 胸部CT平扫（2023-02-14）：右肺上叶后段及下叶炎症。附见脾大。
- 腹部超声（2023-02-17）：脾肿大（46 mm×156 mm）。肝脏、餐后胆囊、胰腺、双肾未见明显异常。未见腹水。

入院后诊疗经过

患者有非洲工作史，2022-11月初因发热伴腹痛被诊断为恶性疟，经抗疟治疗后症状缓解。然而，11月底和2023-01，患者分别出现了两次类似的发作，经抗疟治疗后症状再次缓解。在此次入院前1周，患者无明显诱因的情况下再次出现发热、腹痛和呕吐，并伴有轻度意识模糊。鉴于患者过去多次疟疾发作的病史，立即进行血涂片检查以寻找疟原虫，结果显示恶性疟阳性（疟原虫红细胞感染率为0.5%）。入院后，血常规检查：白细胞计数3.06×10⁹/L（↓），血红蛋白65 g/L（↓），血小板计数57×10⁹/L（↓）。在住院期间，血红蛋白最低降至54 g/L，C反应蛋白为130.64 mg/L（↑）。肝功能：白蛋白为32 g/L（↓），总胆红素为39.7 μmol/L（↑），直接胆红素为20.2 μmol/L（↑），谷丙转氨酶为26 U/L，谷草转氨酶为50 U/L（↑）。肾功能正常。腹部B超检查显示脾脏增大（大小为46 mm×156 mm）。头颅CT未发现异常。根据患者的临床症状和实验室检查结果，考虑为恶性疟感染，给予双氢青蒿素哌喹片口服，每日2片，每12小时1次，共连续用药2天进行抗疟治疗。经过抗疟治疗后，复查血涂片显示疟原虫阴性，患者体温恢复正常，意识清醒，血液指标逐渐恢复正常，肝肾功能得到改善，炎症指标也恢复正常。

临床关键问题及处理

关键问题1 该患者为何会在短时间内出现疟疾反复发作？

疟疾的患者可能会在一段无症状期后出现反复发作，这种反复发作可以根据不同的成因分为再燃（recrudescence）、复发（relapse）和重复感染（reinfection）三种类型。疟疾再燃是由于血液中残存的疟原虫逐渐增殖所导致的。在初次发作的时候，如果没有经过彻底的治疗或者机体产生了部分免疫力，血液中疟原虫可能没有完全清除。一旦免疫力下降，疟原虫就会逐渐增殖，引起临床症状的再次发作。再燃通常发生在临床治愈后的1个月内，一般不超过3个月，所有4种类型的疟原虫都可能引起再燃。恶性疟疾再燃可能与抗疟药物的选择、疗程、用药依从性等因素有关。疟疾的复发则与肝脏内疟原虫的休眠体或迟发型子孢子有关。尽管患者血液中的疟原虫已经清除，临床症状表现为治愈，但是肝脏细胞中的疟原虫休眠体或迟发型子孢子经过一段时间的休眠后重新发育，进入血液并再次引起临床症状。这种现象在间日疟和卵形疟患者中较为常见。恶性疟、三日疟、诺氏疟和输血性疟一般不会复发。重复感染是指患者在成功清除旧病原体后又感染了新的病原体，临床上很难与复发区分。通常在两周内再次出现的疟疾是治疗失败引起的。

该患者在非洲刚果民主共和国工作，该地区为疟疾的流行区域。患者在2022-11月初和11月底分别出现了两次疟疾发作，并被当地诊断为恶性疟，经抗疟药物治疗后症状得到缓解。然而，在停药后未检测血液中的疟原虫清除情况，存在血液中残留疟原虫的可能性。患者回国后，在2023-01和2023-02再次出现了疟疾发作的症状，并且两次发作时的血涂片均发现了恶性疟原虫，因此考虑存在恶性疟再燃的可能性。然而，由于该患者从首次感染至今已超过3个月，并且再燃症状通常较轻，而该患者此次入院前的症状非常严重，出现了严重的溶血，血红蛋白最低仅为54 g/L，并伴有意识模糊，回国后几乎没有可能再次感染疟原虫，因此不排除合并其他疟原虫感染的可能性。

为了明确该患者是否存在重叠感染的可能性，与检验科沟通后再次审查最初的血涂片，发现除了恶性疟（图17-1）外，还见少量卵形疟（图17-2）。同时，分子鉴定明确了恶性疟和卵形疟两种疟原虫的混合感染。因此，导致该患者此次重症的原因很可能是卵形疟的复发。

关键问题2 抗疟药物有哪些分类，恶性疟原虫和卵形疟原虫在治疗上有何异同？针对本例患者还需要哪些治疗？

抗疟药物包括杀灭红内期疟原虫、控制临床发作的药物和杀灭肝内期疟原虫、防止间日疟和卵形疟复发的药物2大类。常用杀灭红细胞内的疟原虫药物有：

（1）磷酸氯喹：总剂量1.2 g，分3天服用。

（2）磷酸哌喹：与磷酸氯喹有交叉耐药。总剂量1.2 g，分3天口服。

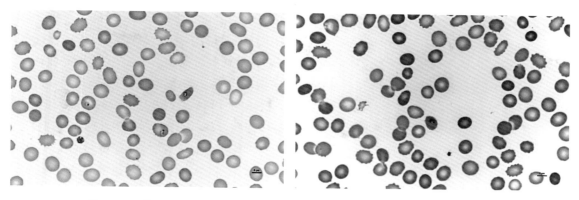

图 17-1 恶性疟环状体。　　　　　　　　　图 17-2 卵形疟滋养体。

（3）磷酸咯萘啶（咯萘啶基质）：与氯喹无交叉抗药性，可用于抗氯喹恶性疟的治疗。可口服、肌内注射和静脉滴注。目前主要包括注射剂和与青蒿素类药物组成的复方口服片剂。

（4）青蒿素类药物：由黄花蒿提取的一类倍半萜内酯类新型抗疟药物，可用于抗氯喹恶性疟的治疗。可通过口服和静脉注射给药，吸收迅速，血浆半衰期约2小时。主要包括青蒿琥酯与蒿甲醚注射剂及以青蒿素为基础的复方口服药物。青蒿琥酯注射剂被世界卫生组织（WHO）推荐作为治疗重症疟疾的首选药物。蒿甲醚注射剂可作为无青蒿琥酯注射剂地区重症疟疾的替代治疗药物。青蒿素类药物与其他药物联合使用，如双氢青蒿素/磷酸哌喹片、青蒿琥酯/阿莫地喹片和青蒿素/哌喹片等，也是WHO强烈推荐的非重症疟疾的治疗方案。

目前国内注册的唯一能杀灭肝内期疟原虫的药物为磷酸伯氨喹。在使用该药物时，需要密切监测葡萄糖-6-磷酸脱氢酶缺乏者，因为他们可能会出现急性溶血性贫血的反应。

针对该患者，由于血涂片发现恶性疟和卵形疟的混合感染，已经使用了双氢青蒿素哌喹片进行杀灭红细胞内的疟原虫治疗。然而，还需要进一步使用杀灭卵形疟肝内期疟原虫的药物，以预防复发。在进一步完善葡萄糖-6-磷酸脱氢酶酶活性测定未见异常的情况下，考虑到该患者贫血严重且存在溶血，使用磷酸伯氨喹时仍需谨慎防止溶血反应的发生。因此，建议从02-20起先使用小剂量的伯氨喹，每天18.75 mg口服，共2天，然后再次检查血常规：白细胞计数$2.96 \times 10^9/L$（↓），血红蛋白68 g/L（↓），血小板计数$225 \times 10^9/L$，可见血红蛋白改善、血小板已恢复正常，无明显溶血表现，因此可增加伯氨喹的剂量至每天37.5 mg口服。患者未报告特殊不适，02-23复查血红蛋白上升至75 g/L，网织红细胞占比为17.54%，脾脏较前已回缩基本至正常大小。考虑到患者病情稳定，可出院继续口服伯氨喹进行抗疟治疗，疗程为共计14天。患者门诊随访时未再出现发热或类似症状。

背景知识介绍

疟疾是由疟原虫感染引起的传染性寄生虫病，通过蚊虫叮咬传播。疟原虫主要包括恶性疟原虫（*P. falciparum*）、间日疟原虫（*P. vivax*）、三日疟原虫（*P. malariae*）、卵形疟原虫（*P. ovale*）以及诺氏疟原虫（*P. knowlesi*）。疟疾的临床特征包括间歇性寒战、高热、出汗、脾肿大和贫血等症状。恶性疟易进展为重症疟疾，导致脑、肺及肾等脏器的严重损害，病死率较高。

疟原虫的生活史包括人体内和蚊体内两个阶段的发育。被携带疟原虫子孢子的雌性蚊虫叮咬人体后，子孢子通过唾液进入人体，并侵入肝细胞进行裂体增殖，形成成熟裂殖体。随后，裂殖体进入红细胞进行红内期的发育，导致临床症状发作，并继续感染其他未被感染的红细胞。一部分裂殖子在红细胞内发育为雌雄配子体，当被蚊虫叮咬时，配子体进行配子生殖并产生大量子孢子，集中于蚊虫的唾腺，此时蚊虫具有传染性。各种疟原虫的裂体增殖周期有所不同，恶性疟的周期较为不规则，约为36～48小时，而间日疟和卵形疟为48小时，三日疟为72小时。间日疟和卵形疟进入肝细胞后，子孢子可分为速发型和迟发型两种形式。速发型子孢子首先发育为红内期的裂体增殖，而迟发型子孢子在肝细胞内经过6～11个月的休眠期后，才发育为成熟裂殖体，释放出裂殖子进入红细胞，引起疟疾的再次发作。经休眠期的子孢子被称为休眠子。恶性疟原虫和三日疟原虫则没有休眠子。

疟疾在全球范围内流行，主要分布在非洲、东南亚、东地中海、西太平洋和美洲等地区。根据最新的统计数据，中国于2021年成功消除了疟疾，国内报告的疟疾病例均为输入性病例。来自非洲的病例主要是恶性疟，而东南亚的病例以间日疟为主。在过去的几年中，恶性疟的病例数量占据了主导地位，间日疟和卵形疟的病例数量相似，而三日疟的病例较少，诺氏疟的病例非常罕见。此外，还有少数病例为混合感染，即同时感染多种疟原虫（表17-1）。

表17-1　国内2017—2021年报告输入性疟疾病例数

年 份	输入病例	临床诊断	恶性疟	间日疟	三日疟	卵形疟	诺氏疟	混合感染
2017	2 858	9	1 819	573	67	352	1	37
2018	2 671	5	1 763	393	82	376	0	52
2019	2 673	5	1 950	289	96	298	0	35
2020	1 085	0	610	234	22	204	0	15
2021	798	0	390	182	30	187	0	9
合计	10 085	19	6 532	1 671	297	1 417	1	148

雌性按蚊是疟疾主要的传播媒介。此外，疟疾还可以通过输血或使用被疟原虫污染的注射器进行传播。人们普遍易感染疟疾，但经过多次发作或重复感染后，再次感染时症状轻微或无症状，表明感染后可产生一定的免疫力。然而，疟疾的免疫反应具有种和株的特异性，不同发育期的疟原虫也有特定的免疫反应。此外，疟原虫的抗原性还会连续变异，使宿主无法完全清除疟原虫。因此，在持续低水平存在疟原虫的情况下，免疫反应仍在不断进行，这种情况被称为带虫免疫。

蚊传疟疾的潜伏期，间日疟或卵形疟为 10～20 天，三日疟为 20～28 天，恶性疟为 10～14 天。疟疾通常呈现周期性发作。典型发作可分为三个阶段。

发冷期：畏寒和寒战持续 10 分钟至 1 小时，体温迅速上升。

发热期：寒战停止后，体温持续升高，可达 39～41℃，常伴有头痛、全身肌肉关节酸痛、明显乏力，恶心和呕吐较为常见。一般持续 4～8 小时。

出汗期：高热后，患者突然出现全身大汗，体温骤降，自觉症状明显好转，但极度疲乏，有明显的睡意。一般持续 2～3 小时。

间日疟和卵形疟的发作间歇期为 48 小时，三日疟为 72 小时，周期性出现相同症状的发作，而恶性疟的发作则没有规律可循。在疟疾发作初期或经历反复感染情况下，发作可能是无规律的。发作后，唇鼻部可能出现单纯疱疹。经过多次发作后，脾脏明显肿大，可有压痛，慢性患者脾质也会变硬。肝脏常同时肿大并有轻度压痛。重症疟疾多见于无免疫力的人群感染疟疾，虽然 4 种疟原虫均可引起重症疟疾，但多数由恶性疟原虫引起，脑型疟疾较为常见。

在急性发作时，血白细胞计数及中性粒细胞可增加，发作后则恢复正常。经过多次发作后，白细胞计数减少而单核细胞增多。疟疾患者血红蛋白水平下降和血小板减少程度不同。溶血患者可能出现贫血、网织红细胞、乳酸脱氢酶、转氨酶和间接胆红素升高。重症恶性疟患者可能出现蛋白尿、血红蛋白尿、血肌酐升高和低血糖等情况。脑型疟患者的脑脊液蛋白定性呈弱阳性，细胞数可达 $(10～20)×10^6/L$，主要为淋巴细胞，但生化试验结果通常正常。

血液中检测到疟原虫是诊断疟疾的"金标准"。在发冷期及发作后 6 小时内，血中疟原虫数量较多，容易检测到。通常通过外周血涂片制作厚片或薄片，然后进行吉氏或瑞氏染色，利用显微镜检查油镜下的疟原虫。胶体金免疫层析技术也是常用的检测手段，具有检测简便、快速的特点。此外，以 PCR 检测技术为主的核酸诊断方法，以及最近不断发展的宏基因检测方法不仅能够进行虫种鉴别，还可以用于检测疟原虫抗药性相关基因，具有高度特异性和敏感性。

疟疾的治疗包括病因治疗（选用速效、不良反应较少的抗疟疾药物，迅速杀灭疟原虫并预防远期复发）、对症治疗（针对各种症状和并发症）以及必要的支持疗法（保持酸碱平衡和重要脏器功能）。基于青蒿素的复方或联合用药（artemisinin-based combination therapy, ACT）是 WHO 目前强烈推荐的用于杀灭红细胞内疟原虫的治疗方案（表 17-2），可以减轻疟原虫对单一药物的抗药性。在中国，《抗疟药物使用规范》推荐使用双氢青蒿素/磷酸哌喹片、青蒿琥酯/阿莫地喹片和青蒿素/哌喹片作为疟疾的治疗方案。

表 17-2　基于青蒿素的联合疗法（WHO 推荐剂量）

药物名（drug-name）	剂型（formulation）	用法（usage）	体质量（body weight/kg）	用量（dosage）
蒿甲醚/苯芴醇（artemether/ lumefantrine）	片剂，复方制剂，由蒿甲醚和苯芴醇组成，每片蒿甲醚 40 mg+苯芴醇 240 mg	口服，2 次/天，共 3 天	5～< 15	蒿甲醚 20 mg+苯芴醇 120 mg

药物名（drug-name）	剂型（formulation）	用法（usage）	体质量（body weight/kg）	用量（dosage）
蒿甲醚/苯芴醇（artemether/lumefantrine）	片剂，复方制剂，由蒿甲醚和苯芴醇组成，每片蒿甲醚40 mg+苯芴醇240 mg	口服，2次/天，共3天	15～<25	蒿甲醚40 mg+苯芴醇240 mg
			25～<35	蒿甲醚60 mg+苯芴醇360 mg
			≥35	蒿甲醚80 mg+苯芴醇480 mg
青蒿琥酯/阿莫地喹（artesunate/amodiaquine）	片剂，复方制剂，由青蒿琥酯和阿莫地喹组成。国内剂型：每片青蒿琥酯100 mg+阿莫地喹270 mg。国外剂型：每片青蒿琥酯25 mg+阿莫地喹67.5 mg，每片青蒿琥酯50 mg+阿莫地喹135 mg	口服，2次/天，共3天	4.5～<9	青蒿琥酯25 mg+阿莫地喹67.5 mg
			9～<18	青蒿琥酯50 mg+阿莫地喹135 mg
			18～<36	青蒿琥酯100 mg+阿莫地喹270 mg
			≥36	青蒿琥酯200 mg+阿莫地喹540 mg
双氢青蒿素/磷酸哌喹（dihydroartemisinin/piperaquine phosphate）	片剂，复方制剂，由双氢青蒿素和磷酸哌喹组成。国内剂型：每片双氢青蒿素40 mg+磷酸哌喹320 mg。国外剂型还包括：每片双氢青蒿素20 mg+磷酸哌喹160 mg	口服，2次/天，共3天	5～<8	双氢青蒿素20 mg+磷酸哌喹160 mg
			8～<11	双氢青蒿素30 mg+磷酸哌喹240 mg
			11～<17	双氢青蒿素40 mg+磷酸哌喹320 mg
			17～<25	双氢青蒿素60 mg+磷酸哌喹480 mg
			25～<36	双氢青蒿素80 mg+磷酸哌喹640 mg
			36～<60	双氢青蒿素120 mg+磷酸哌喹960 mg
			60～<80	双氢青蒿素160 mg+磷酸哌喹1 280 mg
			≥80	双氢青蒿素200 mg+磷酸哌喹1 600 mg
青蒿琥酯-甲氟喹（artesunate-Mefloquine）	片剂，联合用药，由青蒿琥酯片和甲氟喹片组合包装国内无生产厂家。国外剂型包括：每片青蒿琥酯25 mg+甲氟喹55 mg，每片青蒿琥酯100 mg+甲氟喹220 mg	口服，1次/天，共服3天	5～<9	青蒿琥酯25 mg+甲氟喹55 mg

续　表

药物名（drug-name）	剂型（formulation）	用法（usage）	体质量（body weight/kg）	用量（dosage）
青蒿琥酯-甲氟喹（artesunate-Mefloquine）	片剂，联合用药，由青蒿琥酯片和甲氟喹片组合包装国内无生产厂家。国外剂型包括：每片青蒿琥酯25 mg+甲氟喹55 mg，每片青蒿琥酯100 mg+甲氟喹220 mg	口服，1次/天，共服3天	9～<18	青蒿琥酯50 mg+甲氟喹110 mg
			18～<36	青蒿琥酯100 mg+甲氟喹220 mg
			≥36	青蒿琥酯200 mg+甲氟喹440 mg
青蒿琥酯-磺胺多辛-乙胺嘧啶（artesunate-sulfadoxine-pyrimethamine）	联合用药，由青蒿琥酯片和磺胺多辛-乙胺嘧啶（SP）片组合。包装由25 mg/片的青蒿琥酯片和500 mg/片磺胺多辛+25 mg乙胺嘧啶的SP片组成	青蒿琥酯：口服，1次/天，共服3天；磺胺多辛-乙胺嘧啶：口服，首日单次服用	5～<10	青蒿琥酯25 mg，磺胺多辛250 mg+乙胺嘧啶12.5 mg
			10～<25	青蒿琥酯50 mg，磺胺多辛500 mg+乙胺嘧啶25 mg
			25～<50	青蒿琥酯100 mg，磺胺多辛1 000 mg+乙胺嘧啶50 mg
			≥50	青蒿琥酯200 mg，磺胺多辛1 500 mg+乙胺嘧啶75 mg
青蒿琥酯-咯萘啶（artesunate-malaridine）	片剂，复方制剂，由青蒿琥酯和磷酸咯萘啶组成。国内无生产厂家。国外剂型包括：片剂，每片青蒿琥酯60 mg+磷酸咯萘啶180 mg	口服，1次/天，共服3天	5～<8	青蒿琥酯20 mg+磷酸咯萘啶60 mg（干混悬剂）
			8～<15	青蒿琥酯40 mg+磷酸咯萘啶120 mg（干混悬剂）
			15～<20	青蒿琥酯60 mg+磷酸咯萘啶180 mg（干混悬剂）
			20～<24	青蒿琥酯60 mg+磷酸咯萘啶180 mg（片剂）
			24～<45	青蒿琥酯120 mg+磷酸咯萘啶360 mg（片剂）
			45～<65	青蒿琥酯180 mg+磷酸咯萘啶540 mg（片剂）

续 表

药物名（drug-name）	剂型（formulation）	用法（usage）	体质量（body weight/kg）	用量（dosage）
青蒿琥酯-咯萘啶（artesunate-malaridine）	片剂，复方制剂，由青蒿琥酯和磷酸咯萘啶组成。国内无生产厂家。国外剂型包括：片剂，每片青蒿琥酯60 mg+磷酸咯萘啶180 mg	口服，1次/天，共服3天	≥65	青蒿琥酯240 mg+磷酸咯萘啶720 mg（片剂）

目前，国内注册的唯一能够杀灭肝内期疟原虫的药物是磷酸伯氨喹。在临床上，伯氨喹常与杀红内期疟原虫药物联合使用，用于间日疟和卵形疟的根治。然而，伯氨喹存在严重的不良反应，可导致葡萄糖-6-磷酸脱氢酶（G6PD）缺乏者出现严重急性血管内溶血。因此，在G6PD缺乏人群中使用时应在医护人员的监护下进行，并禁止孕妇使用。

对于重症疟疾，病情凶险，病死率高，除了抗疟治疗外，还需要应用综合性急救措施。非重症疟疾或无严重并发症的患者，只要及时治疗，预后良好，没有后遗症。然而，重症疟疾的病死率较高，原虫密度越高，救治时间越晚，预后越差。

疟疾的预防需要采取综合措施。控制传染源是关键，积极治疗疟疾患者和带虫者，以减少疾病传播。同时，需要加强传播媒介的控制，改善环境卫生，消灭按蚊的繁殖场所，使用化学杀虫剂来杀灭蚊虫的幼虫和成虫。进入疟疾流行区域的人员需要采取个人防护措施，并可考虑使用预防性药物。此外，WHO推荐了一种疟疾疫苗，供生活在疟疾高发国家/地区的儿童使用。

点 评

中国于2021年被WHO认证成功消除疟疾。然而，随着国际交流合作的增加以及国际旅行入境人员的增加，输入性疟疾已成为我国疟疾防治工作的重点。在输入性疟疾中，恶性疟的病例数量占主要优势，其次是间日疟和卵形疟，三日疟和诺氏疟的病例较少。此外，混合感染病例也有报道，尽管比例仅为1.5%，但在临床实践中常容易忽视。

本文报道了1例非洲刚果民主共和国务工的年轻男性的疑难病例。该患者最初在当地发病时被诊断为恶性疟感染，使用了杀灭红内期疟原虫的药物来控制临床症状。然而，之后该患者多次出现病情反复的情况。后来，在对患者的外周血涂片进行反复检查后发现，患者不仅患有恶性疟，还同时感染了卵形疟，即为混合感染病例。最终，患者接受了以青蒿素为基础的复方用药（ACT）治疗后，使用磷酸伯氨喹来杀灭卵形疟肝内期疟原虫，以防止疟疾再燃和卵形疟复发，并取得了满意的疗效。

该病例提醒临床医生在处理输入性疟疾、混合感染和恶性疟疾再燃时要保持高度警惕，及时诊断和治疗，并考虑联合用药的策略。此外，加强对入境人员的疟疾筛查和防控措施，以预防和控制输入性疟疾的传播。

（赵华真　徐倩倩　朱浩翔　王新宇）

参·考·文·献

[1] 国家传染病医学中心.疟疾诊疗指南[J].中华临床感染病杂志,2022,15 (4)：243-252.
[2] WHO. World malaria report 2022[R]. https://www.who.int/publications/i/item/9789240064898.
[3] 刘巧,刘珏.全球疟疾流行病学研究进展[J].中国公共卫生,2023,39 (4)：509-513.
[4] 王新宇,张文宏.中国消除疟疾流行后如何加强临床医生疟疾的诊治能力[J].临床内科杂志,2022,39 (4)：217-218.

18

以肝脏病灶为突出表现的灾难性
抗心磷脂抗体综合征

题记

  临床上对于发热病例为感染性还是非感染性疾病的鉴别仍存在困难，二者的治疗存在矛盾之处，时常困扰临床医生。该病例就是典型的被误认为是肝脏感染性病变的非感染性疾病，即灾难性抗心磷脂抗体综合征，这是风湿免疫性疾病中极其凶险的一种，起病表现不一。该患者起病以发热、肝脏病灶为首发表现，非常容易诊断为感染性疾病，我们通过对患者病情的仔细甄别，与相关学科反复讨论，最终明确诊断。

病史摘要

患者，女，55岁。农民，2021-10-19入我院。

主诉

诊断为系统性红斑狼疮2年余，腹痛3周余伴发热。

现病史

2021-09-29患者禁食螃蟹后出现中上腹腹胀，未予重视，后症状加重伴腹痛，10-06患者至当地医院就诊，血常规：白细胞计数 $3.77 \times 10^9/L$，血红蛋白87 g/L，血小板计数 $116 \times 10^9/L$；腹部CT示不完全性肠梗阻，予以对症支持后胀痛好转。10-09患者出现右侧季肋区阵发性抽痛伴发热，T_{max} 38℃；肺部CT：右肺上叶小肺大疱，双侧胸腔积液，双侧胸膜粘连，肝内多发占位，考虑血管瘤可能；胃肠镜：非萎缩性胃炎，痔疮；腹部B超：脂肪肝，右肾钙化灶。追问病史，患者2019-03因"双下肢皮疹伴瘙痒、关节痛、白细胞减少"，于当地医院就诊，当时查ANA 1 : 640，SSA（+），dsDNA 1 : 80（+），补体C3 0.734 g/L；诊断为"系统性红斑狼疮"，予以泼尼松10 mg qd+羟氯喹0.2 g po bid，每月定期复查，未规律服药，自行减量至泼尼松5 mg qd（经常漏服）+羟氯喹0.1 g qd。2019-09复查病情平稳，当时查血常规：白细胞计数 $5.2 \times 10^9/L$，血红蛋白135 g/L，血小板计数 $131 \times 10^9/L$；其他：肌酐67 μmol/L，肝功能（－），补体C3/C4正常水平,血沉21 mm/h;dsDNA 1∶320,免疫球蛋白IgG 16.9 g/L。当地医院予抗感染等治疗后患者症状未见明显好转,后至我院就诊,拟诊为"系统性红斑狼疮"收住我院风湿科。

患病以来患者精神可,胃纳可,睡眠好,大小便正常,无体重明显下降。

既往史:患者否认高血压、糖尿病史。

入院查体

体温38.5℃,脉搏106次/分,呼吸19次/分,血压140/75 mmHg,身高160 cm,体重55 kg。神志清楚,发育正常,回答切题,皮肤、黏膜未见明显出血点。双肺呼吸音粗,未及明显啰音。心率106次/分,律齐。腹平坦,腹壁软,全腹无压痛,无肌紧张及反跳痛,肝脾肋下未触及,肝区叩击痛(+),肾脏无叩击痛,肠鸣音3次/分。关节无红肿,无杵状指(趾),双下肢无水肿,肌力正常,肌张力正常,生理反射正常,病理反射未引出。

入院后实验室检查和辅助检查

- 血常规:白细胞计数18×10⁹/L,中性粒细胞百分比92.6%,淋巴细胞百分比2.6%,血红蛋白85 g/L,血小板聚集(复测44×10⁹/L)。

- 尿常规:红细胞0~1/HP,潜血(++),蛋白质(+)。

- 肝肾功能、电解质:谷丙转氨酶350 U/L,谷草转氨酶230 U/L,总胆红素18.6 μmol/L,白蛋白35 g/L,肌酐76 μmol/L;钾3.2 mmol/L,钠126 mmol/L,乳酸脱氢酶430 U/L。

- 凝血功能:国际标准化比值(INR)1.42,活化部分凝血活酶时间(APTT)64.4秒,纤维蛋白原定量7.69 g/L,D-二聚体8.51 mg/L(FEU)。

- 炎症指标:血沉120 mm/h,C反应蛋白185 mg/L,降钙素原0.46 μg/L。

- 肿瘤标志物:甲胎蛋白0.6 μg/L,癌胚抗原0.37 μg/L,CA 12-5 79.74 U/mL,CA 19-9 99.42 U/mL,神经元特异性烯醇酶18.51 ng/mL。

- 免疫学检查:类风湿因子分型(−),IgG 14.30 g/L,IgA 4.93 g/L,IgM 1.02 g/L;C3 0.70 g/L,C4 0.12 g/L,ANA颗粒型1∶1 000,dsDNA-IgG 234.4 IU/mL,cANCA(−),pANCA(+),抗心磷脂抗体IgG 113.5 PLIgG-U/mL,抗β₂-糖蛋白1抗体90.2 RU/mL,SS-A/Ro52(+++),SS-A/Ro60(++),抗组蛋白抗体(+)。

- 隐球菌荚膜多糖抗原检测(−),G试验(−),全血EBV DNA 5.59×10²copis/mL,T-SPOT.TB(−)。

- 胸部CT(2021-10-19):双肺散在炎症伴双侧胸腔少量积液。

- 腹部彩超(2021-10-20):胆囊壁毛糙,左肾囊肿。肝、胰、脾、右肾、膀胱未见明显异常。双侧输尿管未见明显扩张。

- 上腹部CT(2021-10-20):肝内多发低密度灶。

- 心脏彩超(2021-10-21):静息状态下经胸超声心动图未见明显异常。

- 肝脏增强MR(2021-10-22):肝脏多发异常信号,考虑感染性病变可能;治疗后复查除外其他。

- 上肢血管超声(2021-10-22):双上肢腋动脉、肱动脉、桡动脉、尺动脉未见明显异常。

双上肢深静脉血流通畅。

入院后诊疗经过

患者入院后经风湿科评估，肝脏增强MRI：肝内多发（最大位于膈顶包膜下）T2WI上高信号，DWI上稍高信号，增强后延迟期壁强化；肝脏多发异常信号，考虑感染性病变可能（图18-1）。因考虑患者系统性红斑狼疮低活动状态，肝脏病灶考虑感染，遂请我科会诊，为进一步诊治，转入我科病房。

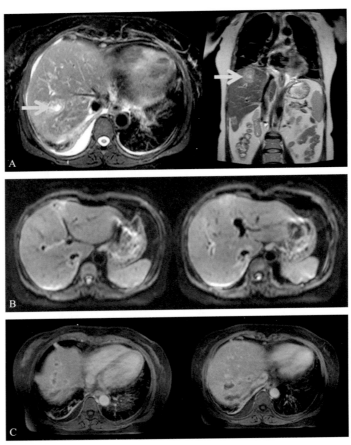

图18-1 肝脏增强MRI。肝内多发（最大位于膈顶包膜下），T2WI上高信号，DWI上稍高信号，增强后延迟期壁强化。A. T2WI，箭头所指处为异常信号处。B. DWI。C. 延迟期。

临床关键问题及处理

关键问题1 患者目前发现肝脏病灶，有系统性红斑狼疮（SLE）病史，目前诊断是SLE活动？还是肝脏感染性病灶？

风湿科教授根据患者目前病情对患者SLE活动指数进行评分（表18-1，表18-2），为6分，考虑SLE轻度活动。患者白细胞($18×10^9/L$)及C反应蛋白($185\ mg/L$)均显著升高,大部分文献提到C反应蛋白与SLE活动可能无相关性,在SLE合并感染时显著升高。国外的一项研究报告中显示,SLE患者中C反应蛋白升高有84%的特异性,提示存在活动性感染。因此考虑患者SLE合并活动性感染,予5 mg/d泼尼松维持治疗,肝脏病灶考虑感染性病变,请我科会诊后转至我科治疗。

表18-1　SLE疾病活动性指数 (SLE disease activity index, SLEDAI)

积　分	临　床　表　现	患者积分
8	癫痫发作:最近开始发作的,除外代谢、感染、药物所致	N
8	精神症状:严重紊乱干扰正常活动,除外尿毒症、药物影响	N
8	器质性脑病:智力改变,伴定向力、记忆力或其他智力功能的损害并出现反复不定的临床症状,至少同时有以下两项:感觉紊乱、不连贯的松散语言、失眠或白天嗜睡、精神运动性活动减低或亢进,除外代谢、感染、药物所致	N
8	视觉障碍:SLE视网膜病变,除外高血压、感染、药物所致	N
8	脑神经病变:累及脑神经的新出现的感觉、运动精神病变	N
8	狼疮性头痛:严重持续性头痛,麻醉性止痛药无效	N
8	脑血管意外:新出现的脑血管意外,应除外动脉硬化	N
8	血管炎:溃疡、坏疽、有触痛的手指小结节、甲周碎片状梗死、出血,或经活检、血管造影证实	N
4	关节炎:2个以上关节痛和炎性体征(压痛、肿胀、渗出)	N
4	肌炎:近端肌痛或无力伴肌酸激酶(CPK)升高,或肌电图改变或活检证实	N
4	管型尿:血红蛋白管型、颗粒管型或红细胞管型	N
4	血尿:> 5个红细胞/高倍视野,除外结石、感染和其他原因	N
4	蛋白尿:> 0.5 g/24 h,新出现或近期增加 > 0.5 g/24 h以上	N
4	脓尿:> 5个白细胞/高倍视野,除外感染	N
2	脱发:新出现或复发的异常斑片状或弥散性脱发	N
2	黏膜溃疡:新出现或复发的口腔或鼻黏膜溃疡	N
2	新出现皮疹:新出现或复发的炎症性皮疹	N
2	胸膜炎:胸膜炎性胸痛伴胸膜摩擦音、渗出或胸膜肥厚	N
2	心包炎:心包痛及心包摩擦音或积液(心电图或超声心动检查证实)	N
2	低补体:CH50、C3、C4低于正常范围的最低值	Y
2	抗ds-DNA抗体:滴度增高	Y
1	发热:> 38℃	Y

续 表

积 分	临 床 表 现	患者积分
1	血小板下降：低于正常范围最低值	Y
1	白细胞下降：< 3×10^9/L	N

狼疮活动度评估

0～4分：基本无活动；5～9分：轻度活动；10～14分：中度活动；≥15分：重度活动

入院后诊疗经过

患者于10-21转入我科，考虑患者有系统性红斑狼疮病史，长期服用激素，09-29有进食螃蟹，后出现腹痛发热，伴有肝区叩击痛；实验室检查提示肝功能异常，感染指标明显升高，CT提示肝脏多发低密度灶；为评估是否存在全身播散情况，于10-29完善PET-CT，显示肝脏FDG代谢弥漫性不均匀性增高（SUV最高5.71），部分呈局灶性，结合病史，考虑为炎性病变可能大，建议治疗后密切随诊，不除外不典型肿瘤；肝门区及患者后腹膜多发肿大淋巴结影伴FDG增高，考虑炎性可能大，请结合临床；余全身（包括脑）未见放射性异常增高灶（图18-

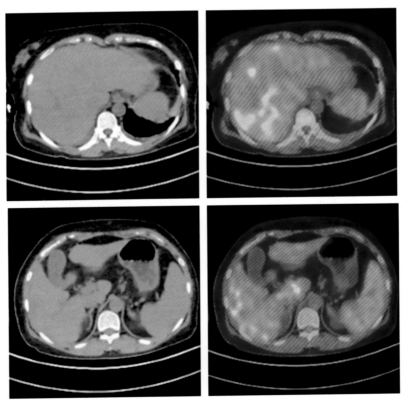

图18-2　患者PET-CT显示肝脏FDG代谢弥漫性不均匀性增高（SUV最高5.71），部分呈局灶性。

2）。本例患者肝脏MRI中脓肿表现不典型,未见明显病灶液化,血小板降低,无法穿刺活检或引流,根据治疗随访B超或CT观察病灶大小。转入我科后予亚胺培南/西司他丁联合阿米卡星抗感染治疗。后复查血常规血小板聚集(复测$44×10^9$/L),D-二聚体8.51 mg/L(FEU),因此予以抗凝(低分子肝素)治疗,但患者仍持续发热,T_{max} 38 ～ 39℃(图18-3)。

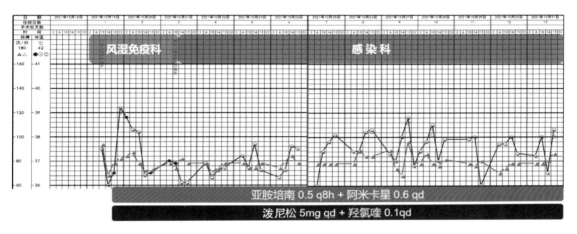

图18-3　患者治疗图(1)。

在强有力的抗感染情况下,患者仍有发热,同时存在贫血合并血小板持续下降,再次请风湿科评估患者病情,根据SLEDAI评分,患者SLE活动指数10 ～ 14分,考虑患者SLE中度活动,11-02调整激素为甲泼尼龙40 mg ivgtt每日1次,加强抗炎治疗。经治疗患者体温恢复正常,但11-03复查胸部CT示右侧胸腔积液,即予胸腔穿刺,行胸腔积液检查,胸腔穿刺见血性胸腔积液(蛋白质38.8 g/L,糖11.3 mmol/L,有核细胞$400×10^6$/L,红细胞$10.2×10^9$/L),不排除出血可能,停用低分子肝素。患者11-04复查肾功能,肌酐上升至93 μmol/L,遂停用阿米卡星。同时复查B超,示肝右叶低回声区(42 mm×13 mm);复查肝脏MRI增强(11-08),示肝脓肿较2021-10-21前片原肝内部分病灶缩小,右下叶一处病变增大,肝内新增病灶(图18-4)。

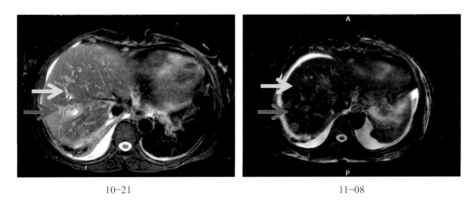

10-21　　　　　　　　　　　11-08

图18-4　复查肝脏增强MRI。肝脓肿较2021-10-21前片原肝内部分病灶缩小(蓝色箭头),右下叶一处病变增大(黄色箭头),肝内新增病灶。

患者激素加量后体温降至正常，但肝脏出现新病灶，考虑不排除真菌感染可能，11-09加用卡泊芬净，但11-09患者突发癫痫1次，即停用亚胺培南，调整为美罗培南联合卡泊芬净抗感染治疗，同时给予人免疫球蛋白15 mg ivgtt qd治疗。患者病情变化快，同时检测血检查相关指标，发现患者肌酐持续上升，11-10升至412 mmol/L，给予患者透析治疗，但患者肌酐持续升高并且D-二聚体持续升高，最高达21.1 mg/L（FEU），血小板反复检测均因凝集测不出（图18-5，表18-2）。

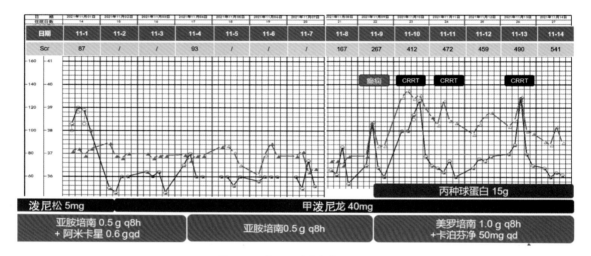

图18-5　体温及治疗变化图（2）。

表18-2　治疗及实验室检查变化

日 期	Scr (μmol/L)	CRP (mg/L)	PCT (μg/L)	ESR (mm/h)	D-D [mg/L (FEU)]	WBC (×10⁹/L)	Hb (g/L)	PLT (×10⁹/L)	C3 (g/L)	C4 (g/L)	dsDNA (IU/mL)
10-19	76	185	0.46	120	8.51	18.1	85	聚集	0.7	0.12	234.4
10-20	86	/	/	/	11.7	13.3	76	44	/	/	/
10-21	/	/	/	/	17.2	8.6	74	74	/	/	/
10-22	80	73	0.45	120	11	6.4	72	97	/	/	/
10-25	76	102	/	140	9.26	11.3	79	71	/	/	/
10-27	87	119	0.56	120	10.89	9.4	69	52	0.59	0.09	98.6
10-29	90	99	/	/	/	8.6	71	37	/	/	/
11-1	87	78	/	120	13.73	7.4	62	44	/	/	/
11-4	93	20	/	120	14.48	6.5	65	37	/	/	/
11-5	/	/	/	/	11.61	7.8	58	聚集	/	/	/

续 表

日 期	Scr (μmol/ L)	CRP (mg/L)	PCT (μg/L)	ESR (mm/h)	D-D [mg/L (FEU)]	WBC (× 10^9/L)	Hb (g/L)	PLT (× 10^9/ L)	C3 (g/L)	C4 (g/L)	dsDNA (IU/mL)
11-6	/	/	/	/	7.97	5.6	59	聚集	/	/	/
11-8	167	15		42	11.46	8	83	聚集	/	/	/
11-9	276	79		25	/	9.5	87	聚集	0.53	0.1	70.7
11-10	412 (透析)	90			20.1				0.48	0.1	
11-11	472 (透析)	127	17.1	/	7.26	11.3	74	聚集			
11-12	459	86	15.7	/	7.82	13.3	86	聚集			
11-13	490 (透析)		12.9	/	7.52	30	95	聚集			
11-14	541	/	7.08	6.84	/	/	/	/	/	/	/

Scr,血清肌酐；CRP,C反应蛋白；PCT,降钙素原；ESR,血沉；D-D,D-二聚体；WBC,白细胞；PLT,血小板；Hb,血红蛋白。

关键问题2 患者到此阶段出现贫血进一步加重，血小板持续下降，急性肾功能衰竭，突发癫痫两次，患者是单纯感染吗？或者患者的病情是感染吗？

根据患者情况，我们请血液科会诊，根据患者贫血伴血小板持续降低，伴有发热、中枢神经系统症状、急性肾功能衰竭，并有破碎红细胞阳性，考虑患者存在血栓性微血管病（TMA），再次请肾内科、风湿科会诊，此时SLE活动度评分为22，为中度活动，符合自身免疫性疾病诱发TMA，临床上易引起TMA的疾病为抗心磷脂抗体综合征，可累及肾血管，表现为急性肾功能衰竭，结合患者抗心磷脂抗体阳性，因此考虑患者狼疮性TMA可能，不排除继发于SLE的抗心磷脂抗体综合征。建议送检缺乏剪切vWF的金属酶（ADAMTS13），复查外周血破碎红细胞检查，目前治疗方案建议血透+血浆置换治疗。

入院后诊疗经过

根据风湿科、血液科、肾内科多学科会诊意见，给予患者血透（周一、三、五、六）+血浆置换（周二、四）交替治疗，患者血沉、C反应蛋白及铁蛋白恢复正常，血小板稳定（图18-6），11-19查头颅MRI增强及SWI示头颅增强未见明显异常，头颅SWI脑实质内见多发小的低信号灶，顶枕叶为著；考虑为脑实质多发微出血灶（图18-7）。根据患者病情，我们进一步进行相关检查：ANA 1：1 000，dsDNA定性（－），定量65.4 IU/mL；SS-A 45（+）、Ro-52 84（+）；抗心磷脂抗体（IgA/G/M）40.6 RU/mL（↑），心磷脂抗体IgG 33.90 PLU/mL（↑），心磷脂抗体IgA及IgM正常；抗β2糖蛋白1抗体IgA、IgG、IgM正常；补体C4 0.086 g/L，补体C3片段0.469 g/L；

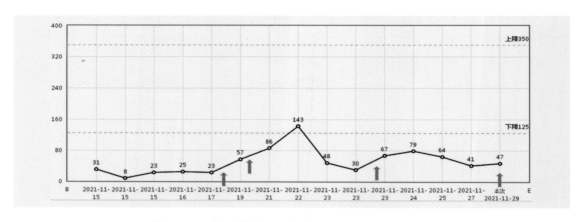

图18-6 血小板变化情况（红色箭头所指为进行血浆置换）。

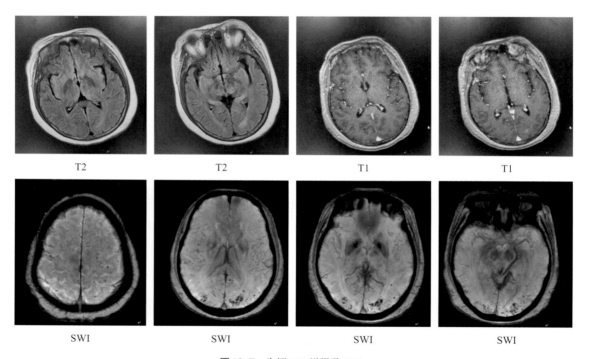

图18-7 头颅MRI增强及SWI。

余ENA、ANCA、B27、RF等均阴性；免疫球蛋白IgG 32.20 g/L（↑）；网织红细胞5.49%，Coombs（+）；复查外周血涂片：成熟红细胞大小不一，可见少量破碎红细胞约占1%，偶见泪滴状红细胞。外送ADAMTS13抗体（-）、活性正常。12-07复查肝脏增强MRI：肝脏病灶迅速好转（图18-8），根据患者一系列辅助检查以及治疗疗效，考虑肝脏病灶为非感染性，患者为SLE重度活动合并灾难性抗心磷脂抗体综合征（CPAS），遂予停用抗生素，肝素持续静脉治疗，继续激素治疗，患者症状好转明显，尿量逐渐增多，逐渐停止血透和血浆置换，患者血小板稳定，尿量恢复正常（图18-9），病情稳定，后续治疗转入风湿科继续治疗。

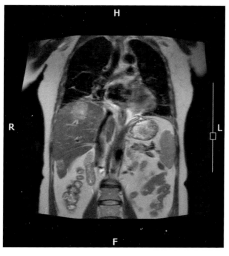 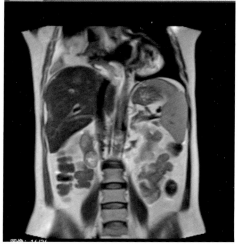

10-20   12-07

图18-8 复查肝脏增强MRI,病灶明显好转。

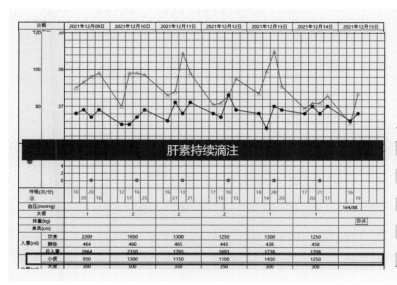

项目名称	化验日期	检验结果
血小板计数	2021-11-15	23
血小板计数	2021-11-22	143
血小板计数	2021-11-23	67
血小板计数	2021-11-24	79
血小板计数	2021-12-10	95
血小板计数	2021-12-11	95
血小板计数	2021-12-12	89
血小板计数	2021-12-13	86
血小板计数	2021-12-14	84

图18-9 肝素持续治疗后尿量变化及血小板变化情况。

背景知识介绍

　　抗磷脂抗体综合征(APS)是一种获得性自身免疫性血栓形成倾向,可为原发性疾病(无相关疾病)或继发于感染、药物使用和自身免疫性风湿病(ARD),APS与SLE之间的关联已经确立,风湿病学家在SLE的常规评估中检查APS抗体,特别是当存在血栓事件或流产等临床特征时。

血栓性微血管病（thrombotic microangiopathy, TMA）是一组急性临床综合征,呈微血管病性溶血性贫血、血小板减少及由于微循环中血小板血栓造成的器官受累表现。微血管主要是指微小动脉、毛细血管和微小静脉,其突出的病理特点为小血管内皮细胞病变,表现为内皮细胞肿胀、管腔狭窄,部分小血管腔内可见血栓形成。虽然病理上微血管的病变一致,但病因多种多样,其发病机制也不相同。原发性TMA多有*ADAMTS13*缺陷,本例患者*ADAMTS13*正常,故考虑为继发性TMA,引起继发性TMA的疾病中,包括风湿免疫性疾病,主要发生于SLE、硬皮病（包括硬皮病肾危象）、抗磷脂抗体综合征（包括灾难性抗磷脂综合征）等。

灾难性抗心磷脂抗体综合征（catastrophic antiphospholipid syndrome, CAPS）也称恶性抗心磷脂抗体综合征,是APS的急性严重类型,是罕见的APS并发症,病死率高。有近1%～2%的APS患者可发展为CAPS。最早于1992年由Asherson等描述,临床表现为在数天之内出现中、小动脉的广泛小血管床凝血块及血栓形成为特点,导致大脑、心脏、肝脏、肾脏以及胃肠道梗死,从而造成多器官功能衰竭甚至死亡。CAPS除短期内广泛血栓外,还合并严重的全身炎症综合征,即使经积极救治,CAPS患者病死率仍高达37%,因此需要积极抗凝联合免疫抑制治疗。目前CAPS的治疗推荐抗凝＋糖皮质激素＋血浆置换和/或静脉免疫球蛋白（IVIg）三联方案,当合并SLE或其他自身免疫病时应给予抗凝＋糖皮质激素＋血浆置换和/或IVIg＋环磷酰胺的四联治疗。此外,利妥昔单抗可作为二线治疗药物。

本例患者09-29进食螃蟹后出现中上腹胀痛,10-06腹部CT示不完全性肠梗阻,予以对症支持后胀痛好转,10-09右侧季肋区疼痛伴发热,发现肝脏多发病灶,考虑患者为09-29感染为诱发因素,10-06不完全性肠梗阻不排除肠道微血栓形成可能,10-09患者开始出现肝脏病灶考虑为肝脏微血栓形成;继而出现11-04出现肌酐进行性上升,急性肾功能衰竭表现,考虑肾脏微血栓形成;11-09出现癫痫2次,头颅SWI脑实质内见多发小的低信号灶,顶枕叶为著,考虑脑实质多发微出血灶均为脏器微血栓形成导致。

CAPS的诊断标准于2003年由欧洲CAPS项目小组提出,其中包含4条具体标准。① 临床表现：累及3个及以上的器官、系统和/或组织;② 起病：各临床表现同时或于1周内相继出现;③ 病理：至少有1个器官或组织的小血管阻塞的组织病理学依据;④ 实验室检查：抗磷脂抗体（LA和/或aCL和/或抗β2GPI）阳性持续6周以上。确诊的CAPS要求满足上述4点。可能的CAPS包括4种情况：① 有上述4条表现,但只有2个器官、系统和/或组织受累;② 有上述4条表现,但患者发病早期即死亡、抗体阳性不足6周;③ 仅满足上述①、②、④;④ 仅满足上述①、③、④,第3个临床事件在使用抗凝药物的情况下在1周后1个月内出现。根据上述标准,患者虽然无病理证据但有影像学及临床表现支持,故本患者CAPS诊断成立。

本例患者转入风湿科后调整治疗方案为糖皮质激素＋抗凝＋西罗莫司＋利妥昔单抗治疗,患者一度病情平稳,但意外出现,患者因肠道穿孔并发休克不幸离世。

点 评

　　本例患者有SLE基础疾病,初始发病有腹痛、腹泻等临床表现,有PCT升高,肝脏影像学有病灶,确实容易与肝脓肿混淆。该患者治疗过程中,肝脏病灶呈游走性,且抗感染治疗效果不佳,这与肝脓肿不符合。结合患者有SLE基础疾病,同时有抗心磷脂抗体阳性、相关炎症指标持续升高,需要考虑与自身免疫性疾病控制欠佳有关。在风湿科协同会诊下,患者最终诊断为灾难性抗心磷脂抗体综合征。通过积极的血透、血浆置换、抗炎抗凝等治疗,患者病情得到控制和逐渐缓解。此病例提示我们自身免疫性疾病可以有各种表现形式,在有自身免疫性基础疾病患者出现临床症状时,需警惕基础疾病的复发及加重可能。

（高　岩　虞胜镭　于　洁　赵华真　张馨赟　邵凌云　张文宏）

参·考·文·献

[1] George JN, Nester CM. Syndromes of thrombotic microangiophathy[J]. NEW J MED, 2014, 371(7): 654−666.

[2] Garcia D, Erkan D. Diagnosis and management of the antiphospholipid syndrome[J]. N Engl J Med, 2018, 378(21): 2010−2021.

19

以感觉异常为主要表现，伴有低热的结节病：被忽视的发热待查病因之一

题记

结节病因其好发于肺部，且常需与肺结核等肉芽肿性疾病鉴别而被感染科医生所熟悉。但结节病的肺外表现并非临床常见，以肺外病变作为首发表现，且以发热、感觉异常为主诉的患者更为罕见，易造成漏诊及误诊。本文报道了一例以腹痛及低热为首发症状，通过抽丝剥茧的多学科讨论，最终明确诊断为结节病累及神经系统的病例，希望能给感染科医生带来一些借鉴。

病史摘要

患者，女性，54岁。2023-02-21至复旦大学附属华山医院宝山院区感染科入院。

主诉

上腹胀痛伴发热半月余，加重5天。

现病史

患者2023-02-06进食油腻食物后出现上腹胀，有反酸、嗳气，伴腰背部酸胀，伴发热，体温最高38.4℃，伴全身瘙痒、红斑，自诉服用抗组胺药物可好转，停药后反复，无恶心、呕吐，无腹泻，大小便无明显异常。2023-02-07至当地医院消化科住院，尿常规：蛋白质（±），白细胞46/μL；肝功能：总胆红素22.2 μmol/L，直接胆红素6.1 μmol/L，间接胆红素16.1 μmol/L；血脂未见明显异常。抗甲状腺球蛋白抗体366.9 IU/mL；泌乳素49.27 ng/mL；B超示双侧腮腺及颌下腺未见明显异常急诊征象；腹股沟淋巴结46 mm×7 mm，肝内多发囊肿，双肾、输尿管、膀胱未见明显异常；双侧乳腺纤维腺病，双乳结节（左侧多发，BI-RADS Ⅲ类）；双侧甲状腺结节（左侧多发，左侧大者TI-RADS Ⅲ-Ⅳa类）。胃镜示：胃窦黏膜红白相间，以红为主，黏膜可见斑点状充血；胃体黏膜红白相间，以红为主，皱襞无中断，中部前壁见一处小息肉，约0.3 cm，活检钳除，余未见明显异常；镜下诊断：慢性浅表性胃炎，胃体小息肉；病理示：（胃体）符合息肉，（胃

窦）黏膜慢性炎，慢性炎性反应（+），活动性（－），萎缩（－），肠化（－）。肠镜检查未见明显异常。腰椎间盘MRI平扫：腰椎退变，L4、L5椎体终板变性，L4/5、L5/S1椎间盘变性并突出；腰部软组织水肿。胸部CT平扫：两肺少许纤维灶，右肺下叶炎性灶，纵隔内数枚淋巴结显示。2023-02-11全腹部CT平扫+增强：肝脏多发囊肿。2023-02-14垂体MRI增强：未见明显异常。动态心电图：窦性心律84次/分，房性早搏9次，间歇性ST-T改变。当地医院予护胃及止痛治疗，患者无明显好转，遂于2023-02-15出院。2023-02-16至上海某医院就诊，查体未及浅表明显肿大淋巴结，无法细针穿刺，建议感染科就诊。近5天患者皮肤症状出现进行性加重，2023-02-16至我院皮肤科就诊，予利湿口服液1支tid、甘草酸苷片2片tid、奥洛他定1片bid、铝薄地松搽剂外用。2023-02-20患者突发腹痛加重，至我院急诊就诊，总胆红素24 μmol/L，腹部CT示肝脏多发低密度灶，胃窦壁略增厚。现为进一步诊治入院。

患病以来患者精神好，胃纳不可，睡眠好，大小便正常，无体重明显下降。

既往史

肝炎史：患者30余年前因输血成为丙肝携带者。

手术史：30余年前曾受"子宫切除术"，具体情况不详。

外伤史：否认外伤史。

输血史：曾于30余年前因"子宫切除术"接受输血，具体情况不详。

过敏史：否认食物、药物过敏史。

入院查体

体温37.2℃，脉搏80次/分，呼吸18次/分，血压129/80 mmHg，MEWS 1分，身高167 cm，体重57 kg。神志清楚，发育正常，营养好，急性面容，回答切题，被动体位，查体合作，步入病房。全身皮肤黏膜未见异常，无肝掌，全身浅表淋巴结无肿大，未见皮下出血点，未见皮疹。头颅无畸形，眼睑正常，睑结膜未见异常，巩膜无黄染，双侧瞳孔等大等圆，对光反射灵敏，耳郭无畸形，外耳道无异常分泌物，无乳突压痛。外鼻无畸形，鼻通气良好，鼻中隔无偏曲，鼻翼无扇动，两侧鼻旁窦区无压痛，口唇无发绀。双腮腺区无肿大，颈软，无抵抗，颈静脉无怒张，气管居中，甲状腺无肿大。胸廓对称无畸形，胸骨无压痛。双肺呼吸音清晰，未闻及干、湿性啰音。心率80次/分，律齐。腹平坦，腹壁软，腹部有压痛，束带样疼痛及麻木感，无肌紧张及反跳痛，肝脾肋下未触及，肝肾脏无叩击痛，肠鸣音3次/分。肛门及外生殖器未见异常，脊柱、四肢无畸形，关节无红肿，无杵状指（趾），双下肢无水肿。肌力正常，肌张力正常，生理反射正常，病理反射未引出。

入院前辅助检查

外院颈椎MR平扫（2023-02-17）：颈椎退行性改变，C4/C5、C6/C7椎间盘突出。

入院后实验室检查和辅助检查

• 血常规：白细胞计数7.74×10⁹/L，红细胞计数4.02×10¹²/L，血红蛋白121 g/L，血小板计数362×10⁹/L↑，中性粒细胞绝对值5.17×10⁹/L。

• 炎症指标：C反应蛋白＜5.00 mg/L，血清淀粉样蛋白A5.00 mg/L，炎症因子12项均阴性；降钙素原（PCT）0.05 ng/mL，血沉7 mm/h，CD64指数0.33。

- 尿+粪常规：正常范围内。
- 血清铁11.3 µmol/L，转铁蛋白1.9 g/L（↓），铁蛋白191.5 µg/L（↑），铁饱和度26%，不饱和铁结合力31.9 µmol/L。
- TBNK正常范围内。
- 肝功能：谷丙转氨酶13 U/L，总胆红素20.0 µmol/L（↑），白蛋白44.8 g/L，总蛋白66.4 g/L，总胆汁酸4.20 µmol/L，直接胆红素7.4 µmol/L（↑），谷草转氨酶18 U/L，球蛋白21.6 g/L，前白蛋白221 mg/L，碱性磷酸酶58 U/L。
- 肾功能：尿酸167.9 µmol/L，尿素3.74 mmol/L，肌酐52 µmol/L。
- 电解质：钠138 mmol/L，镁1.00 mmol/L，氯103 mmol/L，钾4.1 mmol/L，钙2.25 mmol/L，二氧化碳结合力25.1 mmol/L，无机磷1.08 mmol/L。
- 心肌酶谱：肌酸激酶同工酶13 U/L，肌酸激酶102 U/L，乳酸脱氢酶237 U/L。
- 脂肪酶29 U/L，淀粉酶139 U/L（↑），淀粉酶（尿）246 U/L。
- 血脂全套：正常范围内。
- 凝血功能：正常范围内。
- 血气分析：实际碱剩余。2.7 mmol/L（↑），阴离子间隙4.8 mmol/L（↓），含钾阴离子间隙8.6 mmol/L（↓），钙离子1.11 mmol/L（↓），氯离子106 mmol/L，实际碳酸氢盐26.90 mmol/L，标准碳酸氢盐26.8 mmol/L（↑），乳酸1.0 mmol/L，钠离子137 mmol/L，PCO_2 39.38 mmHg，pH PO_2 107.25 mmHg，氧饱和度98.8%。
- HbA1c 5.70%，随机血糖4.89 mmol/L。
- 甲状腺功能及抗体：甲状腺球蛋白抗体（ATG）325.0 IU/mL（↑），余正常范围内。
- 心肌标志物正常范围内。
- 血隐球菌荚膜多糖抗原检测、HBsAg阴性、血培养及尿培养、T-SPOT.TB、CMV DNA、EBV DNA（全血+血浆）、血G试验、HIV、RPR、TPPA阴性。
- Anti-HCV抗体可疑，HCV RNA阴性。
- ANA/ENA/CCP/ANCA/类风湿因子分型均阴性、免疫球蛋白IgG4均在正常范围内。
- 肿瘤标志物全套：CA72-4 9.18，其余均在正常范围内。
- 血、尿免疫固定电泳阴性。
- 血、尿游离轻链：正常范围内。
- 腹部彩超（2023-02-23）：肝、胆、胰、脾、双肾未见明显异常。门静脉、脾静脉未见明显异常。右下腹目前未见明显包块及局限性积液，未见明显肿大阑尾，回盲部淋巴结未见明显肿大。后腹膜大血管旁未见明显异常。
- 胸主动脉CTA（2023-02-21）：胸主动脉CTA未见明显异常。

入院后诊疗经过

患者入院时主诉上腹部疼痛，腹胀不适，伴有血淀粉酶轻度升高，故予禁食，心电监护，急查胸主动脉CTA阴性，排除主动脉夹层。消化科会诊考虑消化不良，胰腺炎诊断依据不足，故予复方消化酶胶囊、西甲硅油口服，患者腹胀好转，02-23开放全粥饮食，02-27开放普食，患者无不适。

因患者反复主诉有腰腹部的束带样疼痛伴有麻木感，故于2023-02-22行胸腰椎MR增强：L4-L5椎体相对缘终板炎；L4/5、L5/S1椎间盘突出，胸腰椎退行性变；S2水平椎管囊肿（图19-1）。

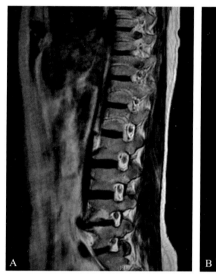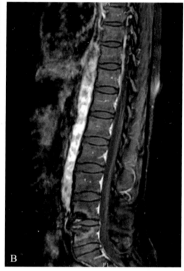

图19-1　胸腰椎MR增强（A. T2WI；B. T1WI增强）。

请神经内科会诊，建议完善颈、胸部磁共振增强扫描，完善腰椎穿刺，送检脑脊液常规生化、感染、周围神经病、脱髓鞘等相关检查，完善肌电图。02-23行腰椎穿刺，压力110 mmH$_2$O，色淡黄，透明；脑脊液常规：无色，澄清，潘氏试验阴性，有核细胞20×10^6/L，单核细胞100%，红细胞10×10^6/L；脑脊液生化：总蛋白1.14 g/L（↑），乳酸脱氢酶73 U/L，乳酸1.7 mmol/L，葡萄糖4.00 mmol/L，氯化物121 mmol/L，同步血糖4.81 mmol/L；脑脊液细胞学：未见恶性肿瘤细胞证据。脑脊液细菌＋真菌涂片及培养、抗酸涂片、GeneXpert MTB/RIF、隐球菌荚膜多糖抗原检测均阴性；脑脊液周围神经病抗体24项均阴性；血/脑脊液IgG亚型均在正常范围内。

临床关键问题及处理

关键问题1　患者主诉腹部疼痛，束带感明显，脑脊液蛋白升高，是否存在中枢神经系统病变？

02-27再次请神经内科会诊，考虑周围神经病变依据不足，脊髓炎待排，予普瑞巴林75 mg

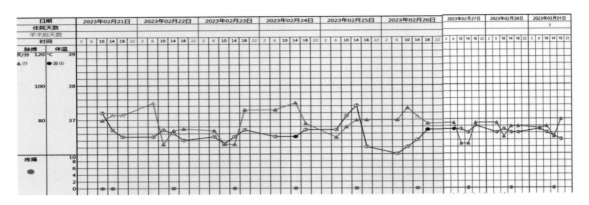

图19-2　入院后体温监测图。

bid治疗,经治疗后患者诉腹痛好转,但仍有束腰感,偶有低热（图19-2）。

关键问题2　患者中枢神经系统病变能否解释发热？致热源在何处？

为进一步寻找患者发热的原因,02-24行全身PET-CT检查,结果回报：① 双侧肺门、纵隔内、左侧内乳多发肿大淋巴结影,伴FDG代谢异常增高（较大者约1.5 cm×1.3 cm,PET示其放射性摄取异常增高,SUV最大值13.8）,结合病史,考虑炎性增殖性病变可能大（结节病？）,建议必要时行活检病理明确；② 右乳外下象限小结节伴FDG代谢轻度增高（SUV最大值为1.6）,建议B超或钼靶随诊；③ 双肺陈旧性条索；④ 肝囊肿、肠炎；⑤ 椎体退行性变（图19-3）。

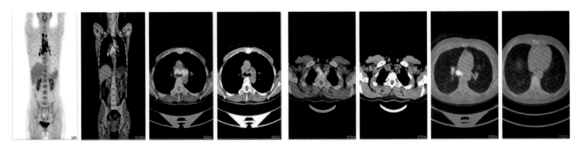

图19-3　PET-CT。

03-02为明确诊断,行神经免疫与感染多学科讨论（MDT）,放射科读片头颅MRI提示双侧额叶少量缺血灶,颈椎增强提示C6～C7左侧隐窝变窄,神经根变窄可能,可以解释患者腹部的束带感,麻木等表现,腰椎MRI提示L4/L5、L5/S1椎间盘突出,颈腰增强MRI示脊髓未见明显强化,胸部CT提示纵隔多发淋巴结,腹部CT提示胃窦胃壁增厚,PET提示纵隔、肺门多发肿大淋巴结,考虑结节病可能大,建议完善胸髓MR增强。考虑患者结节病可能大,建议完善外周血血管紧张素转化酶检测及纵隔淋巴结活检。查血ACE：阴性。

03-10行支气管镜下纵隔淋巴结活检,术后病理：①（第7组淋巴结细胞块）渗出及淋巴组织中见增生的类上皮细胞团,结节病不能除外；②（第4L淋巴结细胞块）渗出及淋巴组织中见增生的类上皮细胞团,结节病不能除外。特殊染色：PAS染色（－）,六胺银染色（－）,抗酸染色（－），免疫组化CK（－），CD20（淋巴细胞＋），CD79a（淋巴细胞＋），CD3（淋巴细胞＋），CD5（淋巴细胞＋），CD15（淋巴细胞＋），CD30（－），KI-67（淋巴细胞＋）。至此，终于柳暗花明，考虑肺结节病、中枢神经系统结节病。

背景知识介绍

结节病（sarcoidosis）是一种免疫介导的疾病，其特征是受影响器官的肉芽肿性炎症。紧密、成形良好、融合的非坏死性上皮样肉芽肿伴散在的淋巴细胞是该疾病的病理特征。受影响的常见器官包括肺（90%）、皮肤（～15%）、眼睛（10%～30%）、肝脏（20%～30%）和淋巴结（10%～20%）。

神经系统结节病（neurosarcoidosis，NS）的神经系统受累可累及中枢神经系统或外周神经系统（PNS）或两者兼有，并可导致严重的并发症。据报道，NS发生在5%～10%的结节病患者中。尸检发现15%～25%的患者患有临床隐匿性NS，约10%～20%的NS患者没有系统性结节病（称为孤立性NS）。

结节病是一种炎症性疾病，其特征是对未知抗原的由细胞介导的肉芽肿性反应。自身免疫可能在结节病的发病中发挥作用。

结节病可累及中枢或周围神经系统的任何部位，可表现为脑神经单神经病，累及下丘脑或垂体时，可表现为多尿或口渴、睡眠、食欲、体温或性欲异常；脑和脊髓受累时，引起局灶性或全面性癫痫发作，或导致局限性或广泛性脑病/血管病。如果肉芽肿性炎症累及脊髓，可出现脊髓病或神经根病。病变通常在血管周围，可在髓外或髓内，也可累及马尾。结节病也可表现为周围神经性病变，包括单神经病、多数性单神经炎及广泛的感觉性、感觉运动性和运动性多神经病。甚至肌肉受累，包括无症状的显微镜下结节、可触及的孤立性结节、急性或慢性近端肌病，以及肌肉萎缩。

结节病诊断标准见表19-1，NS诊断标准于2018年发布，将患者分类为确诊、可能的和可

表19-1　神经结节病的临床诊断标准（2018年神经结节病联盟共识）

确诊	1）临床表现和诊断评估提示神经结节病（包括临床表现、MRI、CSF和/或肌电图提示典型的NS，并严格排除其他疾病 2）神经系统病理符合神经结节病 　　a类：有明显的神经外结节病 　　b类：没有神经外结节病（孤立的中枢神经系统结节病）
可能	1）临床表现和诊断评估提示神经结节病且严格排除其他疾病 2）病理证实系统性肉芽肿病符合结节病
可疑	1）临床表现和诊断评估提示神经结节病且严格排除其他疾病 2）没有病理支持肉芽肿性疾病

疑的NS，主要基于病理和临床特征，强调临床表现和活检的重要性。目前尚无特异性血清学标志物可以确诊结节病。

　　NS治疗的目标是减少或预防肉芽肿性炎症造成的系统损伤。轻度或一过性疾病，可能不需要免疫抑制，但对于大多数中枢神经系统结节病患者和大纤维周围神经系统NS受累的患者，应尽早进行免疫抑制，以尽量减少神经系统损伤和残疾。NS的治疗应是个体化的，需权衡风险与收益。一般来说，糖皮质激素是标准的一线治疗药物。考虑到糖皮质激素的不良反应，应考虑使用甲氨蝶呤或硫唑嘌呤，有助于早期类固醇减量，尽管这可能需要数月时间才能达到临床疗效。当对糖皮质激素应答不佳时，可考虑早期使用肿瘤坏死因子（TNF）抑制剂。

　　NS患者的愈后差异很大，这取决于疾病的严重程度、范围和神经解剖学定位。文献报道与NS相关的面神经麻痹患者在80%的病例中恢复了面部运动；也有文献指出，只有29%～33%的严重难治性且最终使用TNF抑制剂治疗的NS患者的神经功能完全恢复。

　　感染科医师除了对肺结节病的临床表现及诊断有所了解，也应了解结节病的肺外表现，因其也是发热待查的病因之一。随着临床医学发展的逐步深入，专科医师难以做到对所有疾病的广泛认知，因此重视多学科讨论、跨学科的沟通有助于更全面地了解临床表现和检验检查背后的真实信息，作出更加合理的诊断，减少可能的漏诊、误诊，并作出更优的临床决策。

（张冰琰　史佳林　刘袁媛　高　岩）

参·考·文·献

[1] Bradshaw MJ, Pawate S, Koth LL, et al. Neurosarcoidosis: pathophysiology, diagnosis, and treatment[J]. Neurol Neuroimmunol Neuroinflamm, 2021, 8(6): e1084.

[2] 中华医学会呼吸病学分会间质性肺疾病学组, 中国医师协会呼吸医师分会间质性肺疾病工作委员会. 中国肺结节病诊断和治疗专家共识[J]. 中华结核和呼吸杂志, 2019, 42 (9): 685-693.

[3] Crouser ED, Maier LA, Wilson KC, et al. Diagnosis and detection of sarcoidosis. an official american thoracic society clinical practice guideline[J]. Am J Respir Crit Care Med, 2020, 201(8): e26-e51.

20

病程中反复出现呼吸困难的 GFAP 脑炎

题 记

GFAP 脑炎为自身免疫性胶质纤维酸性蛋白（autoimmune glial fibrillary acidic protein，GFAP）脑炎，为自身免疫胶质纤维酸性蛋白星形胶质细胞病，常表现为脑膜炎（头痛）、脑炎（脑病、癫痫、精神症状）、脊髓炎（双下肢无力、感觉平面、排尿排便障碍）等。

本文介绍了一例发热伴意识障碍 2 周余，病程中反复出现呼吸困难的患者，经脑脊液 TBA（tissue-based assay）检查确诊为 GFAP 脑炎，诊断明确后及时给予抗炎治疗和呼吸支持等治疗，最终获得治愈。

病史摘要

患者，男性，69 岁。2022-03-07 入院。

主诉

咽痛 24 天，发热 19 天伴意识障碍 2 周。

现病史

患者于 2022-02-10 左右因劳累出现咽痛、鼻塞症状，当时无发热，02-15 开始出现发热，均为下午高热，体温最高 39℃，同时伴嗜睡、头痛、全身酸痛，自行服用退热药物，次日早晨体温可恢复正常，02-18 出现反应淡漠、言语错乱，02-20 出现双下肢乏力，双手意向性震颤，无双眼上翻、肢体抽搐、恶心、呕吐、腹痛、腹泻等。

患者于 02-21 至当地医院就诊，肌酸激酶 413 U/L，肌钙蛋白 I（TnI）0.045 ng/mL；心电图：窦性心律，P 波高尖，频发房性早搏，完全性右束支传导阻滞，ST-T 改变（$V_3 \sim V_5$ 抬高）。头颅 MRA+SWI 未见明显异（图 20-1）。外院予以哌拉西林/他唑巴坦、更昔洛韦、奥司他韦及对症治疗后仍有发热。02-25 转入上海某三甲医院治疗，完善腰椎穿刺（简称腰穿），压力 240 mmH$_2$O，脑脊液常规：细胞总数 72×10^6/L，白细胞 6×10^6/L，单核细胞 5/6；脑脊液生化：

糖 2.3 mmol/L，乳酸脱氢酶（LDH）65 U/L，氯化物 113 mmol/L，总蛋白 0.91 g/L。脑脊液病原学宏基因组学二代测序和自身免疫性脑炎相关抗体阴性。予阿昔洛韦＋美罗培南抗感染，甘露醇降颅压，但患者仍有发热，体温最高 40℃，于 02-27 出现昏迷，氧饱和度持续性下降至 40% 左右，予呼吸兴奋剂和紧急气管插管治疗，插管中见气道内大量胃反流营养液，吸取后氧饱和度上升 96%。氧饱和度降低考虑误吸可能，后患者支气管肺泡灌洗液培养阳性：念珠菌。

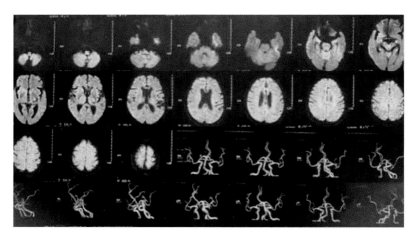

图 20-1 头颅 MRA＋SWI（2022-02-23）：未见明显异常。

患者病情未见好转，病程中反复出现氧饱和度降低，痰液较多，间断使用呼吸机辅助呼吸，即于 03-01 日请我科会诊，诊断考虑：病毒性脑膜炎可能，自免脑待排，念珠菌感染可能；建议复查腰穿，脑脊液及血送 IMPROVE 项目［即脑炎／脑膜炎症候群精准诊治最优策略项目，该项目由国家传染病医学中心（复旦大学附属华山医院）发起，复旦大学附属华山医院感染科联合神经内科，与多家医疗单位共同协作开展，给予入选患者进行脑脊液 mNGS、血和脑脊液自免脑抗体全套等检测，结合病原学检测与免疫相关脑炎检测手段，为脑炎脑膜炎症候群患者的精准诊治提供最优策略］，治疗方案暂调整为美罗培南＋伏立康唑＋阿昔洛韦等治疗。复查患者查胸部 CT 示未见明显病灶，03-02 患者再次行腰穿，脑脊液送 IMPROVE 项目检查。患者 03-03 再次无明显诱因下出现氧饱和度下降至 75%，支气管镜吸痰后，呼吸机辅助呼吸后症状缓解，03-04 改用头孢哌酮/舒巴坦联合莫西沙星抗菌治疗，阿昔洛韦抗病毒治疗，同时予以地塞米松 5 mg q12h 抗炎治疗。患者症状略稳定，于 03-07 转入我科病房继续治疗。

既往史

患者有高血压病史十余年，平素服用氨氯地平治疗，血压控制好；2016 年有脑出血病史；有前列腺增生病史，平素服用保列治治疗。

入院查体

体温 36.4℃，脉搏 77 次/分，呼吸 14 次/分，血压 141/94 mmHg，MEWS 2 分，身高 168 cm，体重 50 kg。嗜睡，呼之能应，查体部分合作，鼻插管＋导管吸氧中，氧饱和度 95% ～ 98%。全身皮肤黏膜未见异常，无肝掌，全身浅表淋巴结无肿大。头颅无畸形，眼睑正常，睑结膜未见异常，巩膜无黄染。双侧瞳孔等大等圆，对光反射灵敏，耳郭无畸形，外耳道无异常分泌物，无乳突压痛。颈软，双肺呼吸音粗，可闻及痰鸣音。心率90次/分，律齐。腹软，无压痛。双下肢无水肿，留置导尿中。下颌有不自主动作，左侧肢体肌力3级，右下肢肌力2～3级，右上肢肌力0级，下肢反射不活跃，病理征未引出。

神经系统相关体征检查：精神行为异常；有淡漠抑郁等阴性症状；嗜睡；轻度记忆认知定向障碍；语言障碍：失写，言语表达困难；无癫痫；无脑膜刺激征；瞳孔对光反射灵敏；肌张力正常，肌力减退；GCS评分12分；mRS评分3分。

入院后实验室检查和辅助检查

- 血常规：白细胞计数6.32×10^9/L，中性粒细胞百分比76.5%，红细胞计数4.5×10^{12}/L，血红蛋白118 g/L，血小板计数86×10^9/L。
- 炎症指标：C反应蛋白 < 3.2 mg/L，降钙素原0.08 ng/mL，D-二聚体5.68 mg/L。
- 血气分析：pH=7.467，二氧化碳分压4.44 kPa，氧分压8.39 kPa，乳酸1.7 mmol/L，剩余碱0.3 mmol/L。
- 肿瘤标记物：基本正常。
- 血沉27 mm/h，铁蛋白1 092 ng/mL；C反应蛋白2.32 mg/L，降钙素原0.08 ng/mL。
- 肺CT：慢性支气管炎，肺气肿（图20-2）。

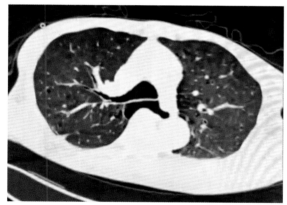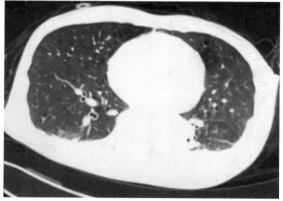

图20-2　患者胸部CT扫描：慢性支气管炎，肺气肿。

- CMV抗体IgM（－）IgG（＋）；CMV-DNA阴性；EBV DNA阴性。
- 自身抗体：抗RO-52弱阳性；抗线粒体M2亚型抗体弱阳性。
- 脑脊液细菌真菌结合培养均为阴性，脑脊液墨汁染色未见异常。
- 头颅CT扫描（外院检查）：双侧海马低密度影。

入院后治疗经过

患者03-07转入我科，入院时仍有高热，痰量多。入院初步诊断为：① 中枢神经系统疾患：病毒性脑膜脑炎可能，自身免疫性脑炎待排；② 肺部感染；③ 尿潴留。入院后予以抗感染（莫西沙星＋更昔洛韦＋头孢哌酮/舒巴坦）及抗炎（地塞米松5 mg q12h）治疗。患者偶有氧饱和度偏低，双肺可闻及痰鸣音，吸痰吸不出，鼻插管已2周，遂拔除鼻插管，但患者无法自主呼吸且氧饱和度降低，遂予口插管气管插管，吸出较多脓性痰液，后予呼吸机辅助呼吸，SWI模式，氧浓度50%，氧饱和度可维持在90% ～ 95%，后行支气管镜检查，镜下见左右侧支气管大量脓性黏稠痰液，吸出及灌洗后送培养，经上述处理患者氧饱和度上升，可维持在95% ～ 99%。

患者转入我科前，IMPROVE项目查脑脊液宏基因组病原学检测结果回报：阴性；脑脊液自身免疫性脑炎抗体检测CBA检测8项均阴性；血清和脑脊液自身免疫性脑炎抗体TBA检测：小脑、海马阳性和其他组织均阳性，属于胶质细胞染色模式，考虑为GFAP抗体阳性可能。03-10患者脑脊液送GFAP抗体检测，提示GFAP抗体IgG阳性1 ： 1+（图20-3），结合患者抗体检出和中枢神经系统受累情况，经神经内科会诊及IMPROVE项目组讨论，拟诊断为GFAP脑炎，建议继续加大剂量糖皮质激素治疗，鉴于患者有误吸后肺炎病史，甲泼尼龙80 mg ivgtt qd。经治疗后患者病情平稳，无发热，氧饱和度维持稳定，病情平稳。病程中患者痰培养：碳青霉烯耐药铜绿假单胞菌和肺炎克雷伯菌；尿培养：肺炎克雷伯菌，经抗感染治疗后逐渐好转，培养转阴性。

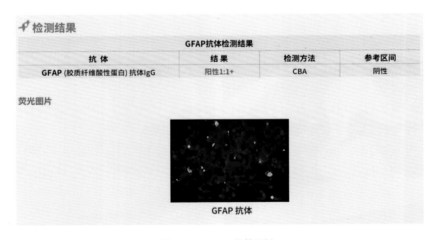

检测结果

	GFAP抗体检测结果		
抗 体	结 果	检测方法	参考区间
GFAP（胶质纤维酸性蛋白）抗体IgG	阳性1:1+	CBA	阴性

荧光图片

GFAP抗体

图20-3　GFAP抗体阳性。

治疗过程中患者病情逐渐好转，神志清楚，但患者多次尝试脱呼吸机均失败，仔细观察患者呼吸情况，可见患者呼吸无力，嘱患者深呼吸时，患者胸廓无明显运动，考虑患者呼吸肌乏力，在经口气管插管4周时，患者仍无法脱呼吸机进行有效自主呼吸，03-30给予患者气管切开、人工呼吸机辅助呼吸。04-16患者症状进一步好转，呼吸有力，胸廓活动正常，成功撤呼吸机，后成功拔除气切金属套管，复查血清GFAP抗体IgG阴性。入院后2个月患者神志清楚，与医护人员交流通畅，可自行坐起，患者病情好转，甲泼尼龙逐渐减量，05-16改为14 mg qd，05-

25患者出院至当地康复科继续康复治疗。出院2周随访患者,成功拔除导尿管,2022-06从康复医院出院,恢复良好,2022-08底再次随访患者,患者已可以独立行走、爬楼梯等,生活能够自理。

临床关键问题及处理

关键问题1　GFAP 脑炎的诊断

本文报道的患者以"咽痛24天,发热19天伴意识障碍2周"入院,病程初期表现为脑炎症状,并反复出现呼吸困难,多项病原学检测均为阴性。最终通过患者的临床表现结合脑脊液 TBA 检查结果,考虑为 GFAP 脑炎,且治疗有效,符合临床判断。

GFAP 脑炎的确诊主要依赖于特异性抗体检测和临床症状,检测的诊断标志物为针对 GFAP 的 α 异构体(GFAP-α)的 IgG 型自身抗体。脑脊液和血清均可进行检测,其中脑脊液更具有检测价值。患者 TBA 提示小脑、海马阳性,属于胶质细胞染色模式,考虑为 GFAP 抗体阳性。同时在临床表现上,患者主要体现为脑炎症状,患者的头颅 CT 和 MRI 均未有明显的表现提示免疫性脑炎。进一步查脑脊液 GFAP 抗体 IgG 阳性1：1+,治疗后院复查脑脊液 GFAP IgG 转为阴性,可能和有效治疗有关。在临床其他疑似 GFAP 脑炎患者的诊断中,GFAP IgG 仍然为重要指标,推荐检测。

关键问题2　病程中呼吸困难的原因和解决方案

患者在病程早期即反复出现呼吸困难,氧饱和度持续性下降,通过呼吸机辅助呼吸后有所缓解,但仍存在反复。最后诊断考虑为 GFAP 脑炎,考虑病程早期的呼吸困难与脑炎相关,后结合呼吸机和糖皮质激素治疗及对症处理后,患者呼吸困难有明显好转。

此外,患者在病程住院期间肺部和尿路细菌感染,03-24痰培养检铜绿假单胞菌和肺炎克雷伯菌;后续尿培养出肺炎克雷伯菌。入院期间辅助呼吸后由于气道开放和患者的抵抗力较低,增加了院内细菌感染的风险,从而引起肺部感染,这也提示在重症患者的临床管理中,应该注意患者的继发感染和院内感染的管理,减少呼吸机相关性肺炎和其他部位感染的可能,以促进患者的康复。

背景知识介绍

GFAP 脑炎为自身免疫胶质纤维酸性蛋白星形胶质细胞病。任何年龄均可发病,中位年龄约40～50岁,性别无差异,约50%患者有感冒样前驱症状。90%以上 CSF GFAP 抗体阳性的患者存在以下综合征之一或组合:脑膜炎(头痛);脑炎(脑病、癫痫、精神症状);脊髓炎(双下肢无力、感觉平面、尿便障碍)。其中脑膜脑炎的组合最常见,孤立性脊髓炎少见。

GFAP 脑炎的临床症状包括脑病、震颤、头痛、脊髓症状或体征、脑膜刺激征等。此外,GFAP 脑炎也有其他临床表现,如视盘水肿、共济失调、精神症状、自主神经功能障碍、癫痫、眼球运动障碍、呕吐、周围神经病等。在Boyan Fang等研究的16例患者中有6例（38%）在神经系统发病3年内被诊断为肿瘤，包括前列腺和胃食管腺癌、骨髓瘤、黑色素瘤、结肠类癌、腮腺多形性腺瘤和畸胎瘤。

在影像学上，MRI可以协助判断GFAP脑炎，脑部MR T1WI增强最有价值，约2/3患者存在异常；部分患者T2WI可能有一些病灶，主要为非特异性改变。脊髓的影像学中T1WI增强最有价值，部分患者T2WI可以看到长节段的脊髓病灶。但GFAP患者也可能表现为正常的MRI，或者延迟出现的MRI异常。

GFAP脑炎一般对糖皮质激素治疗反应良好，约20%～50%存在复发，总体预后较好，延迟诊断和治疗可能与预后不良相关。此外，也有研究表明血清中的MIP-3可能作为GFAP脑炎的疾病严重程度标志物和潜在治疗靶点。

本例患者中枢神经系统症状表现明显，外院就诊首先考虑病毒性脑膜脑炎。但患者在治疗过程中反复出现呼吸困难，在其救治过程中充分体现了追踪病因、坚持治疗，给患者足够的恢复时间，使得患者最终得到好转，甚至达到了超出预期的治疗效果。

（张　怡　高　岩　卢　清　邵凌云　张文宏）

参·考·文·献

[1] Kunchok A, McKeon A, Zekeridou A, et al. Autoimmune/paraneoplastic encephalitis antibody biomarkers: frequency, age, and sex associations[J]. Mayo Clin Proc, 2022, 97: 547−559.

[2] Fang B, McKeon A, Hinson SR, et al. Autoimmune glial fibrillary acidic protein astrocytopathy: a novel meningoencephalomyelitis[J]. JAMA Neurol, 2016, 73: 1297−1307.

[3] Zhu B, Sun M, Yang T, et al. Clinical, imaging features and outcomes of patients with anti-GFAP antibodies: a retrospective study[J]. Front Immunol, 2023, 14: 1106490.

[4] Fu CC, Huang L, Xu LF, et al. Serological biomarkers in autoimmune GFAP astrocytopathy[J]. Front Immunol, 2022, 13: 957361.

21

反复发热伴四肢关节疼痛，诊断为慢性复发性多灶性骨髓炎

慢性非细菌性骨髓炎（chronic nonbacterial osteomyelitis, CNO）/慢性复发性多灶性骨髓炎（chronic recurrent multifocal osteomyelitis, CRMO）属于罕见病，是发生于儿童的无菌性慢性炎性疾病，主要累及骨骼，不治疗时可破坏骨骼。该系列疾病在临床、实验室、影像学和病理学上均无特异性，属于"排它性"诊断。本例患者却是成年病例，更有迷惑性。

病史摘要

患者，男性，18岁。2022-02-10入我院。

主诉

反复发热伴四肢关节疼痛1年余。

现病史

患者自2020-04开始出现发热，体温37.4～38℃，最高体温40℃，以下午为高峰。热前伴畏寒，无寒战，发热时伴四肢关节疼痛，否认皮疹、咽痛、咳嗽，否认恶心、呕吐，否认腹痛、腹胀及腹泻，否认尿频、尿急、尿痛等症状。在外服中草药治疗无效（具体药物不详）。2020-08-26在当地医院就诊，血常规：白细胞计数4.63×10^9/L，血红蛋白123 g/L，血小板计数234×10^9/L，C反应蛋白19.81 mg/L，血沉34 mm/h；疟原虫、登革热、布鲁IgG抗体均阴性，CMV-DNA及EBV DNA阴性，自身抗体阴性，T-SPOT.*TB*阴性，血培养及骨髓培养均阴性，骨髓涂片未见明显异常；骨髓病理示骨组织增生减低，粒/红比例升高，嗜酸性粒细胞增多；胸部CT提示右肺中上叶交界区磨玻璃小结节。予以多西环素治疗1天，亚胺培南治疗1周，血沉下降，无发热，予以出院。出院后10天患者再次发热，症状同前。09-28到当地医院就诊，血培养、血常规、C反应蛋白、降钙素原、G试验、GM试验、血mNGS均无异常；胸部CT提示右肺中上叶交界区磨玻璃小结节，与前相仿。予复方磺胺甲噁唑（SMZ）抗感染治疗3天，患者仍发热。10-04开始

予异烟肼 0.3 g qd、利福平 0.6 g gd、乙胺丁醇 0.75 g qd、吡嗪酰胺 0.5 g bid 诊断性抗结核治疗。次日患者体温开始正常，继续此方案抗结核治疗 3 个月，其间体温均正常。此后调整抗结核药为异烟肼及利福平，2 周后患者体温再次开始升高，37.4 ～ 38℃。2021-02-07 再次入外院完善相关检查，血常规、C 反应蛋白、降钙素原正常，血沉 25 mm/h。加用原四联抗结核药后，患者体温正常。2 周后减为乙胺丁醇及吡嗪酰胺，体温正常。1 个月后再次出现发热，改为四联抗结核药后体温正常，2 周后再次开始发热，发热症状均同前。停用结核药，患者体温 37.4 ～ 38℃，无明显不适症状。于 2021-04-15 首次至我科住院治疗。入院后完善相关检查，血常规未见明显异常、血沉 26 mm/h、C 反应蛋白 50.43 mg/L、降钙素原 0.07 ng/mL；PET-CT 提示右前臂桡骨远端、右手骨、右侧肱骨头、左侧肩胛骨、双侧跟骨（右侧跟骨前段明显）多发 FDG 代谢不均匀增高灶，结合病史，考虑良性病变可能大，建议结合 MRI，余骨髓 FDG 代谢弥漫性增高，考虑反应性改变可能，建议随诊，余全身（包括脑）PET 显像未见 FDG 代谢明显异常增高灶；肠镜检查提示回肠末端淋巴滤泡增生；血 mNGS 阴性；足 MRI 平扫示右足第四掌趾、第一近节趾骨、跟骨、外侧楔骨及骰骨异常信号，考虑炎性病变可能；手 MRI 平扫示右手第一掌骨、示指及中指近侧指间关节面下指骨异常信号，考虑炎性改变，左侧肩胛骨肩胛盂、喙突信号异常。患者反复发热，多部位骨质异常信号，不排外低毒力病原感染，特别是非结核分枝杆菌感染可能，予以异烟肼 0.6 g ivgtt qd，莫西沙星 0.4 g ivgtt qd，克拉霉素 0.5 g po bid，乙胺丁醇 0.75 g po gd 抗非结核分枝杆菌治疗，患者体温正常，于 2021-04-30 出院。出院后继续口服克拉霉素片、乙胺丁醇、莫西沙星片、异烟肼，出院后 10 天再次出现发热，伴畏寒，无寒战，多于下午 2 ～ 3 点发热，最高体温达 39.7℃。未做特殊处理，能自行降至正常，发热持续约 5 天后体温恢复正常，间隔 10 天左右再次出现发热，反复发作，伴四肢远端关节疼痛，呈游走性，程度不剧，局部有皮温增高，无肿胀，无晨僵，无活动障碍。为求进一步诊治，于 2021-06-15 再次来我院住院治疗，入院后完善骨髓穿刺及流式细胞检查，未见明显异常造血淋巴细胞群；骨髓 mNGS 未见致病菌；血常规：白细胞计数 4.92×10^9/L，中性粒细胞绝对值 2.70×10^9/L，血红蛋白 143 g/L，血小板计数 256×10^9/L；铁蛋白 67.10 ng/mL，C 反应蛋白 2.78 mg/L，降钙素原 0.02 ng/mL，类风湿因子阴性；血免疫球蛋白 IgM 0.57 g/L，IgE 525.60 ng/mL，IgG 12.20 g/L，IgA 1.45 g/L；肝肾功能正常。患者入院后无发热，继续口服异烟肼、莫西沙星、克拉霉素、乙胺丁醇抗非结核分枝杆菌治疗。跟骨 CT 示右侧跟骨未见明显骨质异常。联系 PET-CT 中心阅片，前次 PET-CT 中 SUV 值信号以跟骨最高。患者行右跟骨活检，病理结果：灰白碎组织，大小 0.4 cm × 0.4 cm × 0.2 cm，质稍硬，穿刺组织为碎骨、脂肪、纤维结缔组织及少量血管伴局灶纤维素性坏死，未见骨髓及慢性炎细胞浸润，局灶呈血管瘤图像；免疫组化结果（M21-05797）：A 号：CK（-），MP0（-），SMA（+），S100（+），CD20（-），CD31（+），CD34（+）。患者出院后继续服用上述四联抗结核药物，仍间断发热，症状同前。11 月份加用利奈唑胺后体温降至正常，服用 28 天后停药，停利奈唑胺 1 个月后患者又出现发热，患者又加服利奈唑胺及利福平仍有发热。为进一步诊治，再次入院。

既往史

无传染病史、无过敏史、无手术外伤史；否认高血压、糖尿病、冠心病等病史；无吸烟、饮酒史，无其他药物、毒物接触史；无家族肿瘤或遗传病史。

入院查体

体温36.8℃，脉搏80次/分，呼吸20次/分，血压104/71 mmHg。神志清楚，精神可，回答切题，自动体位，查体合作。全身皮肤无瘀斑、皮疹。双肺未闻及干湿啰音。心律整，各瓣膜听诊区未闻及病理性杂音。腹平软，全腹无压痛，无肌紧张及反跳痛，肝脾肋下未触及。腕关节、踝关节有压痛，无红肿，活动未受限。

入院后实验室检查

- 血常规：白细胞计数4.50×10^9/L，中性粒细胞百分比73.0%，血红蛋白149 g/L，血小板计数215×10^9/L。
- C反应蛋白38.92 mg/L，血沉23 mm/h，铁蛋白101.00 ng/mL，中性粒细胞CD64指数73.58，白介素-6 32.02 pg/mL。
- 肝肾功能、电解质：谷丙转氨酶19 U/L，谷草转氨酶18 U/L，总胆红素4.1 μmol/L，肌酐58 μmol/L，白蛋白52 g/L，钾4.1 mmol/L。
- T-SPOT.*TB*阴性。
- 免疫固定电泳：未发现单克隆免疫球蛋白。
- 肿瘤标志物：CA 50 2.3 U/mL，CA 24-2 5.0 U/mL，CA 12-5 4.55 U/mL，CA 15-3 6.94 U/mL，神经元特异性烯醇酶11.30 ng/mL，CA 72-4 2.88U/mL，甲胎蛋白1.53 ng/mL，CA 19-9 4.23 U/mL。
- 自身抗体、肌炎抗体、类风关抗体均为阴性。

临床关键问题及处理

关键问题1　患者发热伴关节疼痛的诊断思路是什么？

入院后完善检查，评估患者既往病情。可以观察到患者反复发热伴关节疼痛，发作与缓解似乎与药物治疗不相关。发作时可有轻度炎症反应，无毒血症状，无消耗症状。发病以来无明显体重下降。PET-CT及MRI可见多发骨髓病灶，CT及X线片未见明显骨质破坏及增生，提示患者为非感染性炎症性疾病可能。

2022-02-15再次行PET-CT示双侧股骨下端、双侧胫骨上端、右前臂桡骨远端、左侧腕骨、右侧股骨头多发FDG代谢不均匀增高灶，与前次PET-CT检查相比：双侧股骨下端、双侧胫骨上端、左侧腕骨为新发，前次检查右手骨、双侧跟骨病灶消失，结合病史，考虑良性可能大，余骨髓FDG代谢弥漫性增高，考虑反应性改变可能，余全身（包括脑）PET显像未见FDG代谢明显异常增高灶（图21-1）。

仔细比较PET-CT，提示患者病灶有"此起彼伏"的特点，且多位于干骺端，患者年轻男性，使人可联想到在骨质生长环境下的特殊炎症。完善双膝、左腕关节X线平片，未见明显骨

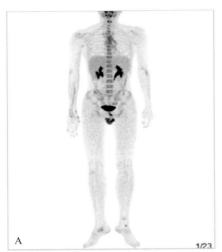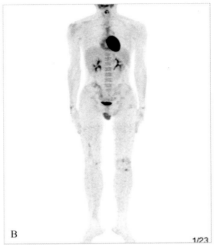

图21-1 A. 2021-04 PET-CT。右前臂桡骨远端、右手骨、右侧肱骨头、左侧肩胛骨、双侧跟骨（右侧跟骨前段明显）多发FDG代谢不均匀增高灶。B. 2022-02 PET-CT。与前次相比：双侧股骨下端、双侧胫骨上端，左侧腕骨为新发，前次检查右手骨、双侧跟骨病灶消失。

质异常。左腕MRI示左腕关节三角纤维软骨损伤（TTCC）可能，左手舟骨骨髓水肿。借外院跟骨穿刺病理片重新读片：（右跟骨）少量黄色骨髓组织，未见特征性病理诊断异常；免疫组化结果：CD117（－），CD38（－），Ki67（－）。查阅文献并与风湿科教授及病理科教授沟通后，考虑患者为"慢性复发性多灶性骨髓炎"。

关键问题2　慢性复发性多灶性骨髓炎如何诊断？

CNO是一种自身炎症性骨疾病，多灶性骨髓炎也称为CRMO。CNO/CRMO以儿童最为常见，累及部位可见于任何骨骼，但下肢长骨干骺端最常受累，其次是骨盆、椎骨、锁骨、上肢长骨和下颌骨，颅骨很少受累。CNO发病时，17%～20%的患者可出现全身症状，如发热或疲劳，但C反应蛋白或血沉通常仅为轻度至中度增高。

影像学检查中，X线平片检出CNO的敏感性低于MRI，因此，全身MRI是CNO诊断性影像学检查和疾病监测的金标准，MRI最常见的影像学表现是骨髓水肿和溶骨性病变。骨组织活检的目的是排除其他可能疾病。

不同的医疗团队提出了CNO的诊断标准，但这些都没有在前瞻性研究中得到验证，可供参考的是Jansson和Bristol诊断标准（表21-1）以及Aikaterini Koryllou等提出的诊断流程（图21-2）。

迄今为止，CNO/CRMO仍然缺乏可靠的临床诊断方案，依赖排除其他疾病作出诊断。多灶性病变依据及长期随访观察有助于区分CNO/CRMO与其他疾病，如细菌性骨髓炎及肿瘤等。在单灶性或非典型病例中，可能仍需要进行骨活检。

结合患者病史，反复发作的骨干骺端炎症，X线片未见明显异常，MRI可见炎症改变，PET-CT多发病灶，活检无明确感染及肿瘤依据，有反复发作及自发缓解的特点。长期随访，患

表21-1　已公布的慢性非细菌性骨髓炎（CNO）/慢性复发性多灶性骨髓炎（CRMO）诊断标准

Jansson标准	Bristol标准
主要标准	必须标准
1 影像学证实的骨溶解或者硬化性表现 2 多灶性骨病变 3 掌跖脓疱病或银屑病 4 骨活检有炎症和/或纤维化、硬化	1 有典型的临床表现（骨痛/局部肿胀，无明显的局部或全身炎症或感染特征） 2 有典型的影像学表现［STIR MRI显示骨髓水肿（±）骨膨胀、溶解区和骨膜反应，或X线平片显示溶解区、硬化和新骨形成］
次要标准	同时有以下其一表现
A 血常规正常，一般状况良好 B C反应蛋白或血沉轻度至中度增高 C 观察时间长达6个月 D 骨质增生 E 除了掌跖脓疱病或银屑病与其他自身免疫疾病相关 F Ⅰ级或Ⅱ级亲属有自身免疫性或自身炎症性疾病或非细菌性骨髓炎	A 骨病灶超过1处受累（或仅锁骨），C反应蛋白无明显升高（＜30 g/L） B 除锁骨以外的单灶性疾病，或C反应蛋白＞30 g/L，骨活检显示炎症改变（浆细胞、破骨细胞、纤维化或硬化），无感染性疾病依据
诊断标准：≥2个主要标准或1个主要标准加3个次要标准	诊断标准：满足必须标准1和2，同时有A或者B

者疾病无明显进展及其他脏器累及表现，无毒血症状及消耗表现，无自身免疫性疾病依据，需考虑"慢性复发性多灶性骨髓炎"可能性大。行外显子测序结果为阴性，排除其他自身炎症性疾病。

患者入院后停用抗非结核分枝杆菌药物，体温正常，复查炎症指标均好转，考虑患者处于炎症缓解期，予以出院。出院后门诊随访，发作时予以依托考昔＋柳氮磺胺吡啶肠溶片对症治疗，仍有反复发作，加用JAK-2抑制剂仍有反复关节疼痛发作，无发热。加用阿达木单抗随访患者情况。

─── 背景知识介绍 ───

CNO/ CRMO

CNO是一种自身炎症性骨疾病，可为复发性（阵发性）或持续性（慢性）骨痛，伴有疼痛部位肿胀、压痛，受累部位可以是1处（单发）或多处（多发）骨骼，平均为3～4处（范围2～6处）。

CNO可见于任何骨骼，但下肢长骨干骺端最常受累，其次是骨盆、椎骨、锁骨、上肢长骨和下颌骨。颅骨很少受累，存在时应考虑其他疾病。孤立性下颌骨疾病（如Garré骨髓炎、弥漫性硬化性骨髓炎）很有可能属于CNO。长期随访报告显示，大部分单灶性病变患者都会在进一步诊断性检查中发现更多病变（无症状病变）或在随访期出现新病变。持续性单灶性病变组中更常见锁骨受累，多灶性病变组中男性更多。

在高达20%的病例中，CNO与其他慢性炎症有关，包括青少年特发性关节炎、脊柱炎、炎

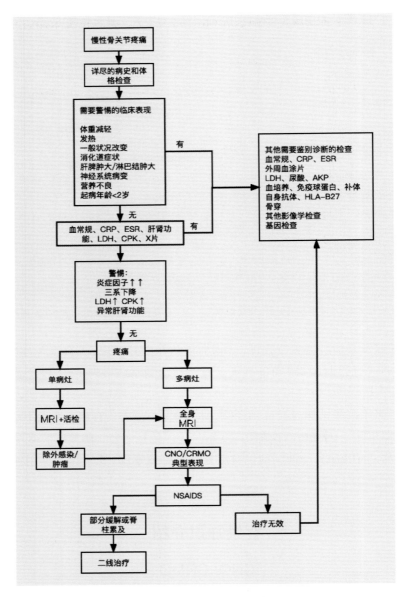

图21-2　CNO/CRMO诊断决策流程。
NSAIDS，非甾体类抗炎药；CRP，C反应蛋白；ESR，血沉；LDH，乳酸脱氢酶；CPK，肌的激酶；AKP，碱性磷酸酶。

症性肠病等，可出现相关的皮肤表现包括银屑病、掌跖脓疱病、痤疮等。

　　CNO发病时，17%～20%的患者可出现全身症状，如发热或疲劳，发病时出现全身炎症反应的比例在各研究中相差很大，从19%～90%各不相同。14%～20%的患者血常规中有白细胞增多，但C反应蛋白或血沉通常仅为轻度至中度增高。

　　CNO/CRMO为排他性诊断，症状可与多种疾病重叠，其他症状重叠。影像学检查中，X线平片检出CNO的敏感性低于MRI，因此，全身MRI是CNO诊断性影像学检查和疾病监测的金标准，MRI最常见的影像学表现是骨髓水肿和溶骨性病变。有时也可采用骨ECT和PET-CT行全身评估，以识别所有病变。

常见的CNO组织学表现不具有特征性，骨组织活检的目的是排除其他可能疾病。

多项研究均未发现有单个基因缺陷是CNO的致病关键，CNO中的单核细胞/巨噬细胞偏向释放促炎细胞因子，如IL-6、TNF-α及IL-20，而很少产生抗炎分子，如IL-10及IL-19。幼年特发性关节炎患儿与CNO患儿具有相似的细胞因子谱，说明两者的疾病通路部分一致，但尚未在CNO患儿中识别出自身抗体或疾病特异性T细胞亚群，因此CNO可能是自身炎性疾病。

CNO的初始治疗为非甾体类抗炎药（nonsteroidal anti-inflammatory drug, NSAID）。若在尝试4～6周NSAID治疗后仍持续存在活动性症状和异常MRI结果，也可采用其他治疗，包括肿瘤坏死因子抑制剂、双膦酸盐，以及甲氨蝶呤等改变病情的抗风湿药（disease-modifying antirheumatic drug, DMARD）。

点　评

CNO属于罕见疾病，多认为是特异性累及骨的自身炎症性疾病，其发病机制仍未完全阐明，排除其他疾病尤其是感染性骨髓炎是诊断的关键。本例曾误诊为非结核分枝杆菌感染，进行了长期的抗分枝杆菌治疗，主要是该病的自发缓解与治疗疗效在时间上的巧合，误导了临床医生。该病例极好地提示了对诊断依据不足的疑难病例细致观察、长期随访、科学分析在诊断中的重要性。

近年来随着遗传和分子生物学技术的广泛运用，许多自身炎症性疾病的发病机制得到了阐明，新的特异性药物和治疗方案得以应运而生，极大地提高了对疑难发热疾病的认识和诊治水平。临床医生了解相关领域的突破性进展，有利于开拓诊断思路，值得重视。

（虞胜镭　毛日成　陈　澍）

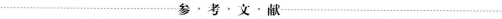

参·考·文·献

[1] Koryllou A, Mejbri M, Theodoropoulou K, et al. Chronic nonbacterial osteomyelitis in children[J]. Children (Basel), 2021, 8(7): 551.

22

慢性肉芽肿病背景下反复发生机会性感染

题 记

　　该例患者为年轻成年男性,却因免疫缺陷病,自幼已与各种各样的感染抗争了二十余年,这些感染往往严重甚至播散,同时病原体检出率低。在这个漫长的过程中,我们对于慢性肉芽肿病患者发生的感染及诊治有了更深刻的体会。

病史摘要

　　患者,男性,1991-09出生。上海人,2012—2023年因反复感染反复于我科住院治疗。
　　现病史

18岁前诊治经过(外院)

　　患者自幼反复发生细菌感染,外院确诊为慢性肉芽肿病(CGD,*CYBB*基因突变),母亲为携带者。幼年时曾患有颈部淋巴结炎,多次双侧颈部、颌下淋巴结活检及切开引流术,病原学阴性,考虑为卡介苗菌病。2002-01-12(10岁时)因肝脓肿行肝穿刺,组织病理见肝脏慢性炎症反应,系非特异性炎症或慢性肝炎;肝组织涂片找到少量抗酸杆菌。考虑结核,01-30开始抗结核治疗,方案为异烟肼+利福平+吡嗪酰胺,疗程15个月,肝脏病灶明显吸收。2004-02-20(12岁时)因高热,最高体温40.1℃,于外院诊断为肝脏结核复发,住院期间多次调整抗结核治疗方案,后体温正常出院,此次抗结核疗程27个月。2009-03-12(17岁时),CT增强见双侧颌下腺外前方感染灶,左侧为著,局部脓腔形成,外院诊断淋巴结核,再次给予强化抗结核治疗,至2009-07-09改巩固期治疗。

2012年(20岁时)诊治经过

　　患者2012-04-16因腹痛就诊,上腹部CT发现腹腔多发淋巴结肿大,肺CT示左肺舌叶斑片状高密度影伴左侧胸腔积液,右下肺及左上肺可见小结节(影像未见),经验性考虑真菌感染予伏立康唑静滴1周后出院,改伏立康唑继续口服1周后停药。05-15胸部CT示左肺舌叶病灶及左侧胸腔积液明显吸收。2012-06-11患者出现头痛,无发热、恶心、呕吐、意识障碍、肢体抽搐等,06-13头颅MR示左侧颅内类圆形密度增高影,周围水肿明显,为进一步诊治收入我科。入院后2012-07-02头颅MR增强见左侧基底节见椭圆形占位,T1WI上呈等信号,FLAIR上呈低信号,DWI上呈混杂稍高信号,直径约1.8 cm,周围可见大片水肿区,增强明显强化,左侧脑室前角明显受压;诊断:左侧基底节占位,真菌性肉芽肿可能大,淋巴瘤不能除外(图22-1);血常规(2012-06-27):白细胞计数8.39×10⁹/L,中性粒细胞绝对值3.76×10⁹/L,中性粒细胞百分比44.9%(↓),血G试验、血隐球菌荚膜多糖抗原检测阴性,淋巴细胞分类CD4⁺T淋巴细胞23%(↓),入院后继续予伏立康唑200 mg q12h(首日剂量加倍)静滴抗真菌治疗,患者头痛逐渐好转,多次复查头颅MR增强逐渐好转,持续静脉用伏立康唑治疗3个月后2012-09-18起改为伏立康唑200 mg q12h po,至2013-03停药。2014-05复查头颅MR增强未见明显异常(图22-1)。

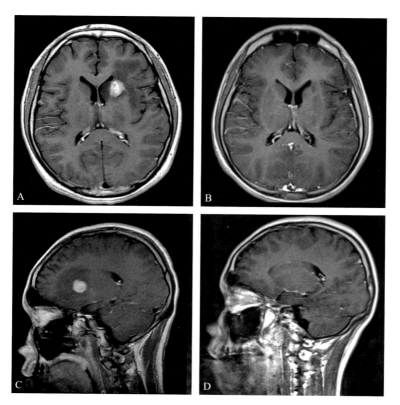

图22-1 患者第一阶段头颅MR增强。A、C. 2012-07-02入我院首次头颅MR增强,可见颅内强化病灶;B、D. 2014-05-14停药后复查头颅MR增强未见明显异常。

2014年(22岁时)诊治经过

患者2014-07-01受凉后出现咽痛、发热,几日后逐渐出现咳嗽、脓痰,最高体温40.5℃,热峰一般出现于下午。发热前有寒战,伴有手指皮肤发绀,无气急、呼吸困难、胸闷、胸痛和咯血。门诊血常规：白细胞计数 $14 \times 10^9/L$，C反应蛋白190 mg/L，查体见咽喉红肿。外院使用头孢克肟＋甲硝唑治疗4天，头孢唑肟＋帕珠沙星治疗4天，咽痛逐渐缓解，仍有发热、咳嗽咳痰，体温高峰＞39℃。07-10肺部CT平扫见左下肺大片实变，痰培养＋涂片见白念珠菌。为进一步诊治收治入院。患者入院后血常规（2014-07-15）：白细胞计数 $15.34 \times 10^9/L$（↑），中性粒细胞绝对值 $12.08 \times 10^9/L$（↑），中性粒细胞百分比78.7%（↑），血G试验、血隐球菌荚膜多糖抗原检测、T-SPOT.*TB*、血培养、痰培养均为阴性，予亚胺培南＋莫西沙星＋甲硝唑抗感染治疗，使用5天后效果不佳，仍有每日下午至夜间发热。考虑患者既往曾有曲霉感染病史，改伏立康唑（200 mg q12h）经验性抗真菌治疗，治疗8天后效果仍不佳，患者仍有发热。07-25胸部CT示"双肺多发结节，左肺下叶巨大病灶伴空洞形成，较2014-05-12图片病灶明显增多，符合感染性病变影像表现，以真菌性感染可能大"（图22-2），组织多学科讨论（MDT）后考虑患者非结核分枝杆菌感染不能除外，予异烟肼＋对乙酰基水杨酸＋阿米卡星经验性治疗，后症状好转，出院后门诊随访调整药物。

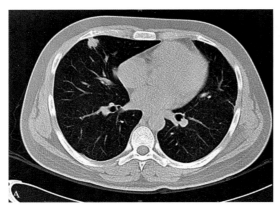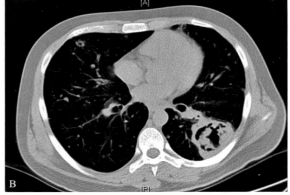

图22-2　患者胸部CT。A. 患者第二阶段起病前2014-05-12常规随访胸部CT，提示两肺多发陈旧性病灶，右中肺真菌球可能；B. 第二阶段起病入我院治疗10天（2014-07-25）后胸部CT，提示双肺多发结节，左肺下叶巨大病灶伴空洞形成，较2014-05-12图片病灶明显增多，符合感染性病变影像表现，以真菌性感染可能大，建议密切随访；左侧腋窝钙化灶。

2015年（24岁时）诊治经过

患者2015-10-03无明显诱因出现右上腹痛，呈阵发性抽搐样疼痛，与呼吸、运动、体位改变等无明显关系，随后出现低热，无咳嗽、咳痰，无头痛，10-04完善腹部CT示肝右后叶低密度灶，上腹部MRI示肝脓肿，外院先后予亚胺培南、莫西沙星抗感染治疗，患者发热好转，但腹痛未见好转，10-27行腹部MRI后行经皮肝脓肿穿刺，穿出脓性液体约5 mL，脓液培养阴性。经亚胺培南、甲硝唑、莫西沙星和利奈唑胺治疗后，患者仍反复发热，结合患者既往非结核分枝杆菌（NTM）感染病史，行MDT讨论后予异烟肼、利奈唑胺、莫西沙星和阿米卡星抗分枝杆菌治疗，患者发热有所好转。入院后血常规（2015-11-16）：白细胞计数 $14.31 \times 10^9/L$（↑），中性粒细胞绝对值 $11.73 \times 10^9/L$（↑），中性粒细胞百分比82%（↑），降钙素原0.34 ng/mL（↑），C反应蛋白183 mg/L（↑），血G试验、血隐球菌荚膜多糖抗原检测、T-SPOT.*TB*、血培养均为阴性。2015-11-17上腹部增强CT示"肝多发病灶，符合肝结核表现"，11-18肝脏MRI增强示"肝右叶异常信号，可符合肝结核伴脓肿形成表现，脾脏异常强化灶，考虑结核不除外"（图22-3），继续予患者利奈唑胺0.6 g q12h+异烟肼0.4 g qd+莫西沙星0.4 g qd+阿米卡星0.6 g qd抗感染治疗，但仍反复发热，腹痛无好转。11-16患者血培养回报浅绿气球菌生长（革兰阳性球菌，未行药敏），故加用达托霉素500 mg qd（至11-24）抗感染治疗，患者体温逐渐降至正常（图22-3，体温单），腹痛好转，遂予利奈唑胺联合莫西沙星带药出院，门诊随访。出院后持续口服利奈唑胺600 mg q12h至2016-02，复查肝MRI较前好转。

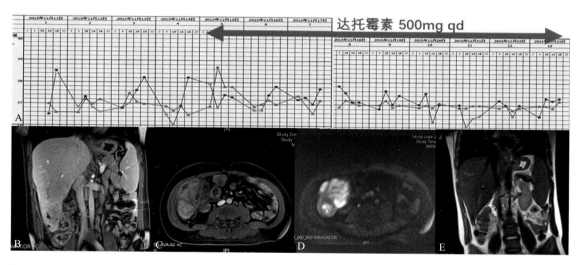

图22-3　A. 患者第三阶段入院后体温单，蓝色为体温曲线，红色为脉搏曲线。B～D. 患者2015-11-18我院肝脏MR增强影像，报告肝右叶异常信号，可符合肝结核伴脓肿形成表现，请结合临床相关检查；脾脏异常强化灶，考虑结核不除外；右肾上极囊肿可能，随访；腹膜后多发淋巴结肿大。E. 患者2016-02复查的肝脏MR影像，病灶较前明显好转。

2017年（25岁时）诊治经过

患者2017-01-03无明显诱因下再次出现发热，峰值达39.9℃，多于夜间发热，伴畏寒、肌肉酸痛，无寒战、腹痛、腹泻、腰背痛、关节痛等。于当地给予左氧氟沙星0.5 g qd+阿米卡星0.6 g qd抗感染治疗，仍反复发热，01-06地段医院查血常规：白细胞计数14.10×10⁹/L（↑），血红蛋白116 g/L（↓），中性粒细胞百分比78.71%（↑），淋巴细胞百分比16.72%（↓），血小板计数383×10⁹/L（↑）；C反应蛋白＞200 mg/L；腹部彩超：肝内多发弱低回声区，大者约28 mm×22 mm，肝内钙化灶，胆囊结石。同时患者出现左侧颈部包块并破溃，于外院行分泌物结核杆菌培养为阴性，后左侧颈部创口逐渐愈合，但继而出现右侧颈部包块。01-11腹部MRI增强示肝多发脓肿、脾脏小脓肿可能，腹膜后多发小淋巴结，结合2015年病史，予改为达托霉素500 mg ivgtt qd抗感染治疗至01-21，但患者体温高峰仍高达39.5℃。01-22更换为利福平+异烟肼+左氧氟沙星+吡嗪酰胺+克拉霉素经验性抗分枝杆菌治疗，效果仍不佳。02-02于当地医院复查超声示肝内弱低回声区（大者位于右叶范围约98 mm×76 mm），肝内钙化灶，肝大。由于患者肝内病灶明显增大，在抗分枝杆菌治疗的基础上加用亚胺培南/西司他丁及阿米卡星加强抗细菌治疗仍无效，体温高峰仍有39.7℃，门诊以肝脓肿、免疫缺陷病收住入院。入院后停用亚胺培南/西司他丁及阿米卡星，予异烟肼0.6 g ivgtt qd、利福平0.6 g ivgtt qd、乙胺丁醇0.75 g po qd、克拉霉素0.5 g po bid、左氧氟沙星0.5 g po qd、利奈唑胺600 mg ivgtt q12h强化抗分枝杆菌治疗，体温逐渐降至正常（图22-4，体温单），予出院门诊随访。至2017-05因双下肢麻木进行性加重，停用利奈唑胺。至2017-09随访，未再发热，肝脏MRI增强未见明显强化（图22-4）。

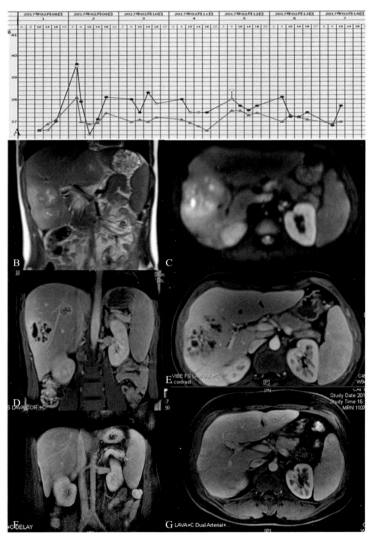

图22-4 A. 为第四阶段入院后体温单，蓝色为体温曲线，红色为脉搏曲线。B～E. 2017-01-11腹部MRI增强示肝多发脓肿（动态增强后可见分隔及边缘呈蜂窝状强化，弥散受限，较大者6 cm×4 cm）；脾脏小脓肿可能；双肾囊肿；后腹膜多发小淋巴结。F、G. 2017-09-05复查肝脏MR增强示肝脓肿治疗后改变（无明显强化）；副脾；胆囊小结石；双肾囊肿，后腹膜多发淋巴结。

2022年（30岁时）诊治经过

患者2022-08初开始出现右上腹隐痛不适，伴有发热，体温38.0℃，发热时有畏寒、寒战，自服左氧氟沙星片0.5 g qd抗感染治疗，体温无明显下降，08-11最高体温39.0℃，在当地医院查腹部B超示肝内实质性占位，考虑肝脓肿可能，肝内钙化灶，胆囊结石，门诊拟肝脓肿、免疫缺陷病收住入院。患者入院后血常规（2022-08-12）：白细胞计数11.34×10⁹/L（↑），中性粒细胞绝对值9.14×10⁹/L（↑），中性粒细胞百分比80.5%（↑）；全血C反应蛋白（2022-08-12）170.18 mg/L（↑）；免疫球蛋白（2022-08-12）：血免疫球蛋白A 6.85 g/L（↑）；血培养、血G试验、GM试验、T-SPOT.*TB*、隐球菌荚膜多糖抗原检测及外周血mNGS均为阴性。2022-08-12腹部B超见"肝右后叶近包膜低回声团（最大92 mm×70 mm×77 mm），结合病史，考虑肝脓肿可能；肝右叶钙化灶，胆囊结石。"2022-08-15肝脏MR增强见"肝右叶见类圆形异常信号灶，T1WI上呈低信号，T2WI上呈高信号，内信号欠均，DWI上呈明显高信号，边界欠清，大小约6.5 cm×5.0 cm，增强后病灶呈多发环形强化；结论：肝右叶占位，可符合肝脓肿表现。（图22-5）"患者强烈拒绝行肝穿刺检查，结合既往病史，考虑肝脓肿为分枝杆菌感染复发可能大，故入院后08-12起即予以异烟肼0.4 g qd ivgtt、左氧氟沙星0.5 g qd po、克拉霉素片0.25 g bid po、利奈唑胺600 mg ivgtt q12h抗分枝杆菌治疗。其间08-18复查全血C反应蛋白降至109.93 mg/L（↑），体温逐渐降至正常。09-02予以出院，改为口服异烟肼0.4 g qd（两个月后因消化道不良反应停药），克拉霉素0.25 g bid、利奈唑胺0.6 g q12h、左氧氟沙星0.5 g qd继续抗感染治疗。2022-12-06门诊复查B超示肝内低回声病灶，大小约48 mm×32 mm，考虑肝脓肿可能，病灶较前逐渐缩小。患者现仍在口服左氧氟沙星、克拉霉素及利奈唑胺治疗中。

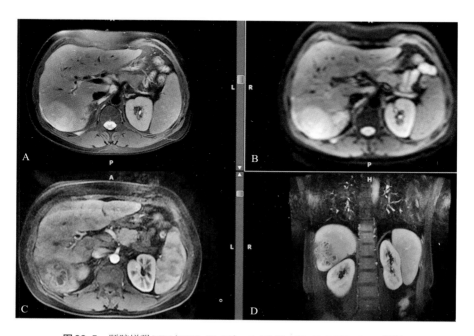

图22-5　肝脏增强MRI（2022-08-15）。A. T2 FLAIR；B. DWI；C、D. 增强。

临床关键问题及处理

关键问题1 纵观患者病程历经多次穿刺培养，为何少有获得阳性的病原学确诊依据？

在患者幼年时期，多次淋巴结肿大，时有破溃，结合患者慢性肉芽肿病的免疫缺陷病史，高度提示卡介苗菌病可能，对培养的要求较高，同时儿童结核病一般菌量较成人更低，因此卡介苗菌病多以临床诊断为主。而患者反复肝脓肿，多次抗分枝杆菌治疗有效，但也仅在儿童时期的肝穿刺组织中找到少量抗酸杆菌。一方面也是和病原体本身不易培养有关，另一方面，可能和患者合并的慢性肉芽肿病自身特点有关。功能缺陷的中性粒细胞和巨噬细胞聚集形成非干酪样（非坏死性）肉芽肿是慢性肉芽肿病的标志，即使产生脓液，病原体载量也并不一定高。有报道CGD患者的肝脓肿中病原体阴性率达70%。对于菌量低且不易培养的病原体，分子诊断是值得尝试的，但这在当时尚不可及。2022年入院时患者强烈拒绝再行侵入性操作，因此没能获得病灶部位标本，确实留有遗憾。

关键问题2 在多次缺乏病原学确诊依据的情况下，各阶段的诊疗应如何考虑？

患者具有慢性肉芽肿病的原发性免疫缺陷基础，吞噬细胞（中性粒细胞、单核细胞及巨噬细胞）的功能有缺陷，导致容易罹患各种细菌、真菌和分枝杆菌的感染。该患者成年后反复、多次发生了肺部感染、中枢神经系统感染、肝脓肿和淋巴结炎。除了一次细菌性肝脓肿发病过程中通过血培养获得了病原学依据，其余多次感染都未获得病原体。播散性曲霉病（累及肺和中枢神经系统）的治疗中，经验性抗真菌治疗很快获得了显著的临床疗效，因而对临床诊断提供了充分的依据。余肺部感染和多次肝脏脓肿，则是在充分的抗细菌、抗真菌治疗无效，同时结合其幼年时曾发生卡介苗菌病、肝结核、淋巴结结核的前提下，经验性给予了抗分枝杆菌治疗，在长期的随访过程中看到了疗效。

背景知识介绍

（一）慢性肉芽肿病

慢性肉芽肿病（chronic granulomatous disease, CGD）是由吞噬细胞中的烟酰胺腺嘌呤二核苷酸磷酸（nicotinamide adenine dinucleotide phosphate, NADPH）氧化酶复合体缺陷导致的一种原发免疫缺陷病（primary immunodeficiency diseases, PID）。这些遗传缺陷导致吞噬细胞（中性粒细胞、单核细胞及巨噬细胞）不能产生活性氧，因而不能消灭吞噬的致病微生物。而功能缺陷的中性粒细胞和巨噬细胞在局部大量聚集形成非干酪样肉芽肿是本病的病理特征也是名称由来。目前所有已知的CGD病例都是由构成NADPH氧化酶复合体的6种蛋白质的编码基因突变所致，其中超过半数是X-连锁的 *CYBB* 基因缺陷，因此男性患者远多于女性，本例患者就携带这一基因缺陷；最近发现的 *CYBC1* 基因编码的Eros蛋白缺陷不组成NADPH氧化酶，但其是NADPH氧化酶正常表达必需的分子伴侣，目前发现的CGD致病基因信息详见表22-1。疑似CGD的患者首先应进行中性粒细胞功能检测。目前最常用的中性粒细胞功能检测为二氢罗丹明（DHR）123试验。该试验不仅敏感，而且可以定量检测残余的超氧化物生成程度，从而将患者分为呼吸暴发功能受损更严重和较轻的亚组提供重要的预后信息，也可能识别CGD的携带者和缺陷类型。如中性粒细胞功能试验结果为阳性，应通过基因分型确认，而具体的基因缺陷类型能为患者的风险预测和预后提供重要信息。

表22-1　目前已知的CGD致病基因（Yu HH, et al. 2021）

蛋白质	亚基	基因	位置	OMIM编号	遗传方式	比例（%）
NADPH氧化酶复合体	gp91phox	CYBB	Xp21.1	306400	X-连锁	65
	p22phox	CYBA	16q24.2	608508	AR	5～10
	p47phox	NCF1	7q11.23	608512	AR	25
	p67phox	NCF2	1q25.3	608515	AR	5～10
	p40phox	NCF4	22q12.3	613960	AR	罕见
Eros（Cytochrome B-245 chaperone 1）		CYBC1	17q25.3	618334	AR	罕见

AR，常染色体隐性遗传；NADPH，还原型辅酶Ⅱ。

CGD患者通常在幼年时期即出现反复或严重的细菌或真菌感染，而对病毒的免疫应答是正常的——这与CGD患者缺陷的是吞噬细胞相符。肺炎是最常发生的感染类型，其他常见的严重感染有皮肤和器官的脓肿、化脓性淋巴结炎、骨髓炎、血流感染、浅表皮肤感染（蜂窝织炎）等。最常见的病原体类型根据报道不同地区有所不同：在美国最常见的5种病原体发病率从高到低依次是曲霉、金黄色葡萄球菌、洋葱伯克霍尔德菌、黏质沙雷菌和诺卡菌属；而中国的CGD患者中，细菌感染仍然是最主要的感染，值得注意的是接近60%的患者在接种卡介苗后出现卡介苗菌病，37%的患者GM试验阳性。表22-2总结了CGD患者常见的感染病原体及部位。此外，CGD患者容易形成肉芽肿，在胃肠道和泌尿生殖道尤甚，近50%的患者中发现了类似克罗恩病的炎症性肠病（IBD）。自身免疫病在CGD患者中发病率也高达5%，包括系统性红斑狼疮、免疫性血小板减少症、幼年特发性关节炎等均有报道，发病率高于一般人群。

CGD起初名为"儿童期致命性肉芽肿疾病"，因为在常规使用预防性抗微生物药物以前，患者极少能存活超过10岁，而今平均寿命已达40岁以上。女性（常染色体隐性遗传）的总生存率高于男性（多为X连锁），提示X连锁CGD更严重。推荐对CGD患者进行复方黄氨甲噁唑的预防性抗细菌治疗及伊曲康唑预防性抗真菌治疗，有临床研究表明预防性抗感染治疗能显著改善预后，但很多患者由于副作用和经济原因难以坚持。而急性感染期，即使症状轻微，仍需要依据病原积极处理，尤其是CGD患者的真菌感染在就诊时可能仅有轻微症状但可能迅速发展并致命。部分重症感染需要合并糖皮质激素治疗，包括CGD患者的葡萄球菌肝脓肿、诺卡菌肺炎和暴露于含有大量真菌覆盖物或尘土的"覆盖性肺炎"。CGD的炎症性表现（包括炎症性肠病等）则需要糖皮质激素联合免疫抑制剂的长期治疗。造血干细胞移植是CGD的根治性治疗，成功率可达80%～90%；基因治疗目前成功率较低，尚在探索之中。

表22-2　CGD患者常见感染病原体及感染部位（Yu HH，et al. 2021）

类别	病原体	感染部位							
		软组织	淋巴结	肝脓肿	骨	肺	血流	脑	胃肠
细菌	金黄色葡萄球菌	+	+	+	+	+	+		
	伯克霍尔德菌属 洋葱伯克霍尔德菌、唐菖蒲伯克霍尔德菌、类鼻疽伯克霍尔德菌		±			+			
	黏质沙雷菌	+	+		+	+			
	诺卡菌属 星形诺卡菌、新星诺卡菌、豚鼠诺卡菌、鼻疽诺卡菌		±			+		+	
	克雷伯菌属、大肠杆菌	+				+			+
	假单胞菌属	+				+	+		+
	沙门菌属	+		+	+		+		+
真菌	曲霉属 烟曲霉、构巢曲霉、绿垂曲霉、黄曲霉、土曲霉、黑曲霉			+	+	+		+	
分枝杆菌	结核分枝杆菌	+				+			+
	卡介苗（BCG）	+		+	+	+		+	+

（二）慢性肉芽肿病与分枝杆菌感染

CGD患者中分枝杆菌感染的类型和比例在不同地区报道差异较大，这主要取决于患者对分枝杆菌的暴露程度，而X连锁与常染色体隐性CGD突变类型在分枝杆菌易感性上没有发现明显差异。麻风分枝杆菌及非结核分枝杆菌感染特别是环境分枝杆菌感染在结核的低流行区为CGD患者分枝杆菌感染的主要类型；而在结核高负担及卡介苗接种国家，如我国，卡介苗菌病和结核感染在CGD患者中可达50%以上。

结核分枝杆菌复合群（MTBC）包括结核分枝杆菌、牛分枝杆菌、非洲分枝杆菌和田鼠分枝杆菌。卡介苗（bacille Calmette-Guerin, BCG）是牛分枝杆菌的一种减毒菌株，是目前世界卫生组织唯一推荐的结核疫苗，在我国出生即接种。它对大多数儿童都是安全的，但少数可能出现注射部位脓肿、破溃或化脓性淋巴结等不良反应；最严重的是播散性卡介苗菌病，发生率在1/1 000 000左右，但病死率可高达60%～80%，这些患者中目前超过90%发现有免疫缺陷基础。近年来报道的我国卡介苗菌病患者中，近50%为CGD患者，常见的临床表现有发热、接种部位异常、接种同侧腋窝或颈部淋巴结肿大、咳嗽等,常见的播散部位有肺、淋巴结、骨、肝脾、皮肤软组织等。卡介苗虽然也属于结核分枝杆菌复合群,但与结核分枝杆菌药敏存在较大差异,其对吡嗪酰胺天然耐药。并且不同来源疫苗菌株药敏也可能不同,新加坡 Rina Yue Ling Ong 等对卡介苗菌病患者中分离到的牛分枝杆菌进行药敏试验,发现各药物的敏感率如下:利福平88.9%、异烟肼44.47%、乙胺丁醇100.0%、链霉素100.0%、卡那霉素100.0%、乙硫异烟胺25.0%和氧氟沙星100.0%。

卡介苗菌病的治疗方案缺少高级别的循证医学证据,欧洲免疫缺陷学会(European Society for Immunodeficiencies)推荐对播散性卡介苗菌病的患者强化期至少需要4种药物直到患者完全康复,通常由异烟肼、利福平和乙胺丁醇联合氟喹诺酮类、大环内酯类或氨基糖苷类药物组成;其后调整为异烟肼和利福平的维持期治疗直到纠正患者原有免疫缺陷。

(三)慢性肉芽肿病与曲霉感染

侵袭性真菌病仍然是一些国家CGD患者死亡的主要原因,其发生率在CGD患者中据报道约26%～45%。最常见感染部位依次为肺、骨、脑;最常见病原体为烟曲霉(*Aspergillus fumigatus*),占55%,其次是构巢曲霉(*Aspergillus nidulans*),占35%,而构巢曲霉是一种几乎只感染CGD患者的微生物,其导致的骨髓炎发生率和病死率明显高于其他真菌。与常染色体隐性CGD患者相比,X连锁(gp91phox)CGD患者的侵袭性曲霉病发病率更高,预后更差,首次曲霉感染的中位年龄更低,且在X连锁CGD中观察到由构巢曲霉引起的侵袭性曲霉病患病率更高。

CGD患者中的曲霉感染随着感染部位和病原体的不同而有不同的临床表现。慢性进展型肺曲霉病主要表现为胸部不适、干咳、呼吸困难,咯血少见;由构巢曲霉导致的肺曲霉病更容易引起肺组织破坏和邻近结构的侵袭。CGD患者中急性进展型肺曲霉病又被称为"覆盖性肺炎"(mulch pneumonitis),是CGD患者中特有的一种肺曲霉病类型,常见于园艺活动中大量暴露于曲霉分生孢子后,表现为快速进展的严重缺氧,病死率高,这一综合征的最佳治疗是同时给予糖皮质激素和抗真菌药物。有报道CGD患者中骨髓炎和脑脓肿最常见的病原体都是曲霉。骨曲霉中胸椎和肋骨是最常见的受累部位,由构巢曲霉导致的骨髓炎几乎均发生于携带gp91phox突变的男性CGD患者中。其他感染部位还包括皮肤、淋巴结、肝脾、心脏瓣膜等。

对CGD患者,首先应该减少于真菌的环境暴露,避免接触覆盖物、干草、木屑和腐烂植物(堆肥),参观洞穴、马厩、棚屋和施工和/或翻新区域及园艺等活动;同时推荐终生伊曲康唑5 mg/kg qd 口服液或胶囊预防性抗真菌治疗,耐伊曲康唑的真菌感染大多对伏立康唑或泊沙康唑有反应。

点　评

慢性肉芽肿病是一种基因缺陷引起的罕见原发性免疫缺陷病,发病率很低,在美国约为1/200 000，我国目前尚无CGD发病率的确切数据。CGD患者以反复发生危及生命的细菌及真菌感染和肉芽肿形成为特征，大多数患者在幼儿阶段以及5岁前得以诊断。随着临床诊疗水平的提高，CGD患者的生存情况和生活质量也得到了大幅提升。感染科医生可通过对该类患者感染的临床诊治实践加深对CGD患者感染的认识。

（周　晛　王　璇　于　洁　朱浩翔　王　森　张　舒　朱利平）

参·考·文·献

[1] Yu HH, Yang YH, et al. Chronic granulomatous disease: a comprehensive review[J]. Clinical reviews in allergy & immunology, 2021, 61(2): 101−113.

[2] Gao LW, Yin QQ, Tong Y J, et al. Clinical and genetic characteristics of Chinese pediatric patients with chronic granulomatous disease[J]. Pediatric Allergy and Immunology, 2019, 30(3): 378−386.

[3] Zeng Y, Ying W, Wang W, et al. Clinical and genetic characteristics of BCG disease in chinese children: a retrospective study[J]. J Clin Immunol, 2023, 43: 756−768.

[4] Ritz N, Tebruegge M, Connell TG, et al. Susceptibility of Mycobacterium bovis BCG vaccine strains to antituberculous antibiotics[J]. Antimicrobial agents and chemotherapy, 2009, 53(1): 316−318.

[5] King J, Henriet SSV, Warris A. Aspergillosis in chronic granulomatous disease[J]. J Fungi. (Basel), 2016, 2(2): 15−30.

[6] Henriet S, Verweij PE, Holland SM, et al. Invasive fungal infections in patients with chronic granulomatous disease[M]. Hot Topics in Infection and Immunity in Children IX, 2013: 27−55.

[7] van den Berg JM, van Koppen E, Åhlin A, et al. Chronic granulomatous disease: the European experience[J]. PloSone, 2009, 4(4): e5234.

23

幼年起反复感染的元凶——*STAT3* 基因突变引起的高 IgE 综合征

题记

正值青春年华的 19 岁青年为何反复发生皮疹、皮肤感染、咳嗽、咳痰甚至咯血？从幼年起患者就饱受病痛的折磨，辗转于各个医院，在经过全外显子基因测序后发现，原来发生了 *STAT3* 基因突变，从而引起高 IgE 综合征，造成免疫功能低下。高 IgE 综合征（hyper IgE syndromes, HIES）是一类罕见的原发性免疫缺陷病，以顽固性湿疹样皮炎、反复的皮肤及肺部感染、血清 IgE 水平显著增高为特征。HIES 的临床诊断目前尚无特异性的指标，最终确诊需结合基因诊断。本文从 1 例肺部曲霉感染的病例入手，探讨此类原发性免疫缺陷病引起感染的特点及诊治要点。

病史摘要

患者，男，19 岁。四川人，2023-02-21 收入我科。

主诉

反复咳嗽、咳痰 19 年，加重伴咯血 2 年余。

现病史

患者出生后反复出现咳嗽、咳痰，多为白色黏痰，无痰中带血，无胸痛、咯血等不适，当地医院多次行痰培养提示"草绿色链球菌、奈瑟菌、凝固酶阴性葡萄球菌"等，诊断"肺部感染"，予以抗感染治疗后好转（具体不详），其间患者伴反复皮疹、皮肤感染，予以对症治疗后好转。2020-10 开始出现反复咯血，量不多，当地医院完善胸部 CT 后诊断"支气管扩张"，予以对症治疗好转后出院（具体不详），出院后仍间断少量咯血，每次 20 ～ 50 mL。2021-11 出现一次咯血 200 mL，就诊于当地儿童医院，血 GM 试验 0.61，胸部 CT 示双肺多发病变，右肺为甚，符合曲霉感染影像学改变，考虑"肺曲霉病、支气管扩张"，予"头孢哌酮/舒巴坦、伏立康唑"抗感染治疗好转出院，出院后长期口服伏立康唑 200 mg q12h 抗真菌治疗。平素仍有间断咳嗽伴咯血。2022-03 于外院住院治疗，血G试验、GM试验阴性，行支气管镜，肺泡灌洗液涂片未见细菌、真菌及结核，Xpert MTB/RIF 阴性，肺部增强CT提示右肺上叶扩张支气管内见霉菌球形成，考虑"肺曲霉病"（图23-1），予"伏立康唑200 mg q12h ivgtt联合两性霉素B 5 mg bid雾化，气管内两性霉素B注入治疗"，咳嗽、咯血症状稍改善后出院，出院后继续口服伏立康唑200 mg q12h抗真菌。2022-09-19因咳黄脓痰伴咯血就诊于外院，入院后完善胸部CT，提示双肺散在磨玻璃结节影，右肺为甚，右肺上叶及下叶见厚壁空洞影，最大位于右肺上叶，大小约4.9 cm×3.0 cm，形态不规则，空洞内见结节状软组织影；双肺散在肺大疱；右肺中叶及左肺下叶支气管扩张，心脏增大。肺动脉CTA示右肺上叶部分肺动脉分支显影浅淡，不均，管壁毛糙，周围软组织影，病灶累及？肺栓塞？右肺门支气管动脉显影，发自降主动脉，走形迂曲，局部与右肺上叶肺动脉分支分界不清。痰涂片见金黄色葡萄球菌（MSSA），行支气管镜肺泡灌洗，灌洗液mNGS提示"金黄色葡萄球菌（序列数11 562条）"，遂予"哌拉西林/他唑巴坦、伏立康唑"抗感染，2022-09-20行双侧支气管动脉对比剂栓塞术，症状好转后出院，出院后仍有反复咳嗽、咳痰、咯血伴发热。2022-10-14为进一步治疗，就诊我院专家门诊，建议予"万古霉素联合伏立康唑"抗感染治疗，使用该方案治疗后咳嗽咳痰症状明显好转，无发热。今为求进一步治疗，拟"肺曲霉病"收住入院。

既往史及个人史

2013年在外院行基因检测，提示 *STAT3* 基因突变，诊断"高IgE综合征"，间断输注人免疫球蛋白，口服复方磺胺甲噁唑片。

家族史

否认高IgE综合征家族史及其他遗传病史。

入院查体

体温36.2℃，脉搏75次/分，呼吸15次/分，血压116/78 mmHg，身高177 cm，体重50 kg，指末氧饱和度98%。神清，精神可，可见较特殊面容（鼻翼宽，齿列异常，见图23-2A和B），双手杵状指（见图23-2C）。双肺呼吸音粗，可及少许干啰音。腹软，无压痛及反跳痛。脊柱侧弯（图23-2D），四肢活动正常，无关节畸形，双下肢无水肿。

入院后实验室检查

• 血常规：白细胞计数 8.52×10^9/L，中性粒细胞百分比51.9%，血红蛋白120 g/L，红细胞计数 4.02×10^{12}/L，血小板计数 275×10^9/L，嗜酸性细胞绝对值 1.13×10^9/L（↑）。

• 肝肾功能：谷丙转氨酶60 U/L（↑），总胆红素8.4 μmol/L，碱性磷酸酶163 U/L（↑），谷草转氨酶49 U/L（↑），eGFR（EPI公式计算）127.8 mL/min。

• 血沉：20 mm/h（↑）。

• 全血C反应蛋白：5.03 mg/L。

• GM试验（曲霉特异半乳甘露聚糖试验）、G试验（1-3-B-D葡聚糖试验）、隐球菌荚膜多糖抗原检测、结核T-SPOT.*TB*检测：均阴性。

• 烟曲霉 m3sIgE 31.5 KUA/L（↑），霉菌混合 mx2 40.4 KUA/L（↑）。

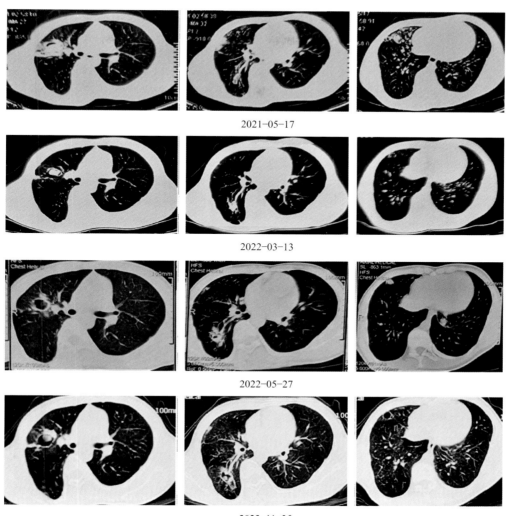

2021-05-17

2022-03-13

2022-05-27

2022-11-25

图 23-1 患者入院前肺CT。

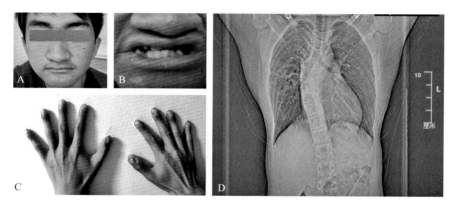

图 23-2 患者特殊体征。A. 鼻翼宽；B. 齿列异常；C. 杵状指；D. 脊柱侧弯。

- ANA、ENA、ANCA、抗心磷脂抗体：均阴性。
- 血免疫球蛋白E：> 2 832.00 ng/mL（↑）。
- 淋巴细胞亚群：淋巴细胞群22.87%，NK$^+$ 4.43%，CD8$^+$ 17.92%，CD4$^+$ 47.16%，CD4/CD8 2.63（↑），CD3$^+$ 75.40%，CD19$^+$ 19.91%。

辅助检查

- 胸部CT：右肺感染，考虑霉菌性可能，右肺上叶肺大疱（图23-3）。
- 腹部、甲状腺及浅表淋巴结B超：未见明显异常。

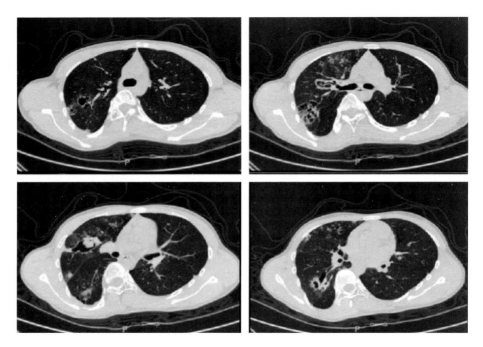

图23-3 患者入院时胸部CT。

临床关键问题及处理

关键问题1 该患者的诊断是什么？外院使用伏立康唑抗真菌治疗后仍有反复咯血，下一步应如何治疗？

该患者病程较长，进展缓慢，有咳嗽、咳痰、咯血症状，胸部CT见肺空洞、曲霉球及多发斑片渗出影，均提示为慢性肺曲霉病可能，但由于痰培养一直未分离到曲霉，曲霉特异半乳聚糖试验均阴性，所以该患者考虑可能为慢性空洞型肺曲霉病。慢性空洞型肺曲霉病基础上发生葡萄球菌感染，一方面抗真菌治疗的疗程要足够长，在治疗过程中出现病变进展，痰细菌培养为金黄色葡萄球菌提示有继发细菌感染可能，加用抗革兰阳性菌药物治疗后明显好转，也支持该诊断。入院后我们再次评估患者的免疫功能，除IgE明显升高外并无其他异常，遂更换口服方案为利奈唑胺联合伏立康唑治疗。在经过近4个月治疗后,患者肺部病灶明显好转(图23-4),无明显咳痰、咯血等不适。

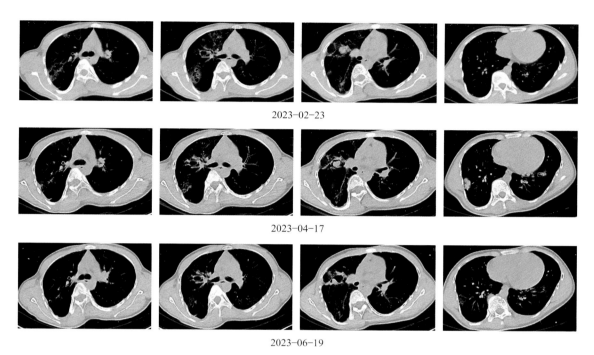

2023-02-23

2023-04-17

2023-06-19

图23-4 患者抗感染治疗后胸部CT。

关键问题2 如何评价高IgE综合征在患者反复感染中的作用?如何治疗原发病?

患者既往外院诊断 *STAT3* 基因突变引起的高IgE综合征,该综合征是一种原发性免疫缺陷病,易引起各种感染。因此,我们再次借助临床研究项目平台对患者本人及家属进行免费全外显子测序,并完善了免疫表型评估,结果显示为 *STAT3* 突变 [NM_003150:exon13:c.C1144T:p.R382W(rs113994135)],该突变为功能缺失突变,在HGMD和Clinvar数据库中已经收录,并报道为致病位点,疾病类型为"自身免疫性疾病,多系统,婴幼儿早期发病;高IgE反复感染综合征;常染色体显性遗传"。该患者的免疫表型评估提示,CD4+、CD8+T淋巴细胞向效应、记忆亚型分化障碍、活化状态异常,记忆、效应CD4+T淋巴细胞占比均降低;中央记忆、效应CD8+T淋巴细胞均减少,效应记忆CD8+T淋巴细胞占比降低;同时有B细胞分化异常,初始B细胞增多,Switched记忆B细胞减少,记忆B、IgM记忆B细胞占比降低;固有免疫细胞亚群数量、占比、分化未见明显异常。结合患者症状体征及基因检查,考虑高IgE综合征诊断明确。

目前高IgE综合征的治疗存在困难,抗IgE单克隆抗体对该类疾病无明显疗效,可通过造血干细胞移植恢复细胞免疫功能。该患者肺部感染暂未完全控制,需等待合适的时机尝试进行造血干细胞移植。

背景知识介绍

高IgE综合征

高IgE综合征（HIES）包括一组以特应性皮炎、复发性皮肤和肺部感染、IgE水平显著增高为特征的原发性免疫缺陷病（PIDs）。信号传导与转录激活因子-3（STAT3）和胞质分裂因子-8（DOCK8）是最早被发现的HIES致病基因。近年来，随着对PIDs研究的深入，不仅有新的HIES致病基因被报道，而且发现HIES三联征也出现在其他PIDs中。虽然症状相似，但这些疾病的致病机制和治疗策略不同。

1966年，Davis等首次把患有严重湿疹、反复肺部感染和葡萄球菌皮肤脓肿的患者定义为JOB综合征。1974年，Hill等创造了富有争议但至今仍广泛应用的"HIES"。1999年，Grimbacher等将HIES描述为具有免疫和非免疫双重表现的常染色体显性遗传（AD）多系统疾病。2004年，Renner等描述了13例具有HIES三联征表现的患者，但他们对病毒的易感性增加，缺乏骨骼和结缔组织异常，因此定义了另一种以免疫缺陷为表型常染色体隐性遗传（AR）的HIES。在过去的10年里一直认为STAT3基因杂合突变是AD-HIES的原因，DOCK8基因是AR-HIES的致病基因。而随着测序技术的发展，近年来发现了其他单基因突变，如葡萄糖磷酸变位酶-3（PGM3）、半胱天冬氨酸酶激活、募集结构域-11（CARD11）和锌指转录因子-341（ZNF341）等，这些基因变异所致的PIDs统称为HIES。

（一）STAT3功能缺失突变

AD-HIES也称JOB综合征，是STAT3基因杂合变异导致的典型AD-HIES。STAT3参与多种细胞因子的信号转导，在白细胞介素-6（IL-6）和IL-10信号通路及炎症反应平衡中发挥重要作用，它还能调节IL-11和金属蛋白酶的产生。AD-HIES的临床特点包括湿疹、复发性皮肤葡萄球菌感染、复发性金黄色葡萄球菌肺炎、深部器官脓肿、皮肤黏膜念珠菌病、骨骼和牙齿及结缔组织异常等。非免疫学表现是AD-HIES的关键特征，包括特殊面容（耳间距增加、前额突出、面部不对称）、乳牙保留、关节过度伸展、脊柱侧弯、复发性病理性骨折、骨质疏松和血管异常，但这些特征早期可能没有，随着年龄增长逐渐出现。大多数患者中都存在血清IgE显著升高，但IgE水平与年龄呈负相关。超过90%的患者存在嗜酸性粒细胞增多，但IgE浓度和嗜酸性粒细胞增多都与疾病活动度无关。美国国立卫生研究院（NIH）在1997年提出了基于21种临床表现和实验室结果的评分系统用于识别AD-HIES，评分 > 40分可临床诊断HIES，20 ～ 40分为可疑，< 20分基本排除HIES。

（二）HIES的治疗及预后

HIES常出现严重的湿疹及死于严重的感染，因而细致的皮肤护理、预防性抗葡萄球菌和抗真菌是治疗重点。AD-HIE患者表现为"冷脓肿"，并没有典型的炎症迹象，因此容易忽略其皮肤及肺部感染。对于缺乏特异性临床表现的患者需从病史、体格检查、辅助检查上早期明确诊断。皮疹常为金黄色葡萄球菌感染，会加重特应性皮炎的范围和严重程度，可予以稀释的漂白浴冲洗皮肤或在含氯的游泳池内游泳，以及预防性应用抗生素（如复方新诺明）。真菌感染常见于慢性皮肤黏膜念珠菌病,其次可发生于甲真菌病及口腔、阴道念珠菌病。口服抗真菌药物(如氟康唑),一般都能有效地控制感染,必要时可预防性用药。反复肺部感染导致的支气管扩张是患者死亡的主要原因,因此建议全身性抗生素联合常规局部用药。肺部真菌性感染,一般多见于曲霉感染,可使用抗曲霉治疗(如伏立康唑、伊曲康唑和泊沙康唑)。目前认为抗曲霉能有效预防肺膨出。合并病毒感染的患者,可通过免疫接种暂时提高免疫力。虽然静脉注射高剂量免疫球蛋白的疗效存在争议,但替代剂量的免疫球蛋白对抗体缺乏的患者有效。

造血干细胞移植对于治疗 HIES 有重要作用,AR-HIES 常较 AD-HIES 易出现严重的感染及中枢神经系统的损害,因而建议 AR-HIES 患者尽早行造血干细胞移植。1998 年,Nester 等的研究发现,1 例因淋巴瘤而进行造血干细胞移植的患者,于术后 6 个月死亡,但患者血清 IgE 及 HIES 相关症状均得到改善。据 Woellner 等的研究,2 例 AR-HIES 患者在进行造血干细胞移植后,皮肤病毒感染完全恢复且免疫功能也完全恢复正常。据 Goussetis 等的研究,有患者接受造血干细胞移植后,免疫系统及非免疫系统疾病均得到有效控,尽管供体嵌合体正常且 Th17/IL-17 轴正常,但一名患者仍发生了与冠状动脉瘤相关的前壁心肌梗死。近期,Harrison 等总结了 8 名患者,随访时间为 1 ~ 20 年不等,生存率为 100%,围移植期并发症极少。在免疫学上,移植后血清 IgE 下降,并且已经证明分泌 IL-17 的 Th17 淋巴细胞群正常,表明造血干细胞移植可能纠正免疫缺陷,并且对该综合征的各个方面是有益的,但目前还未有大规模临床研究证实 HSCT 能够完全缓解病情。

尽管 AD-HIES 存在很高的病死率,但尽早诊断可以提高患者的生存率,通过医疗保健、密切监测和患者自身的调整,平均生存期已可以长达 50 年以上。

点 评

本例中患者以长期反复皮疹、皮肤软组织感染、肺部感染为主要表现,结合患者年龄,考虑不排除原发性免疫缺陷病,全外显子基因测序证实患者存在罕见的 *STAT3* 基因突变,引起高 IgE 综合征,回溯患者症状、体征,完全符合该诊断。该患者在疾病初期胸部 CT 即可见疑似曲霉球病灶,遗憾的是经过多次痰培养及支气管肺泡灌洗液 mNGS 找病原体,始终未找到曲霉感染依据,但同时捕获另一致病菌即金黄色葡萄球菌,在影像学的高度提示下,我们仍然坚持规律的抗曲霉和抗葡萄球菌治疗,患者症状及胸部 CT 明显好转,进一步印证了诊断。对于该曲霉球病灶是否应该行手术治疗,结合相关指南,考虑到患者非单纯曲霉瘤,长期伴有咯血,目前三唑类药物治疗有效,且患者有免疫功能缺陷基础,外科手术将作为最后的治疗方法。该病例警醒我们,不明原因感染背后的病因极其复杂,近年来随着基因检测技术的发展,越来越多先天性免疫缺陷被发现,也很好地解释了一些没有明确流行病学史或者没有实验室检查可发现的免疫缺陷背后的感染,往往隐藏着一些更深层次的基因缺陷。

（王瑾瑜　于　洁　朱利平）

参·考·文·献

[1] Davis SD, Schaller J, Wedgwood RJ. Job's Syndrome. Recurrent, "cold", staphylococcal abscesses[J]. Lancet, 1966, 1(7445): 1013−1015.

[2] Hill HR, Ochs HD, Quie PG, et al. Defect in neutrophil granulocyte chemotaxis in Job's syndrome of recurrent "cold" staphylococcal abscesses[J]. Lancet, 1974, 2(7881): 617−619.

[3] Grimbacher B, Holland SM, Gallin JI, et al. Hyper-IgE syndrome with recurrent infections—an autosomal dominant multisystem disorder [J]. The New England Journal of Medicine, 1999, 340(9): 692−702.

[4] Renner ED, Puck JM, Holland S M, et al. Autosomal recessive hyperimmunoglobulin E syndrome: a distinct disease entity[J]. J Pediatr, 2004, 144(1): 93−99.

[5] Al-Shaikhly T, Ochs H D. Hyper IgE syndromes: clinical and molecular characteristics [J]. Immunol Cell Biol, 2019, 97(4): 368−379.

[6] Grimbacher B, Schaffer AA, Holland S M, et al. Genetic linkage of hyper-IgE syndrome to chromosome 4 [J]. Am J Hum Genet, 1999, 65(3): 735−744.

[7] 朱航. 高IgE综合征的临床和分子遗传学研究进展[J]. 国际儿科学杂志, 2020, 47 (1)：51−54.

[8] Nester TA, Wagnon AH, Reilly WF, et al. Effects of allogeneic peripheral stem cell transplantation in a patient with job syndrome of hyperimmunoglobulinemia E and recurrent infections [J]. Am J Med, 1998, 105(2): 162−164.

[9] Spielberger BD, Woellner C, Dueckers G, et al. Challenges of genetic counseling in patients with autosomal dominant diseases, such as the hyper-IgE syndrome (STAT3-HIES)[J]. J Allergy Clin Immunol, 2012, 130(6): 1426−1428.

[10] Goussetis E, Peristeri I, Kitra V, et al. Successful long-term immunologic reconstitution by allogeneic hematopoietic stem cell transplantation cures patients with autosomal dominant hyper-IgE syndrome [J]. J Allergy Clin Immunol, 2010, 126(2): 392−394.

[11] Harrison SC, Tsilifis C, Slatter MA, et al. Hematopoietic Stem Cell Transplantation Resolves the Immune Deficit Associated with STAT3-Dominant-Negative Hyper-IgE Syndrome [J]. J Clin Immunol, 2021, 41(5): 934−943.

[12] Tsilifis C, Freeman AF, Gennery AR. STAT3 Hyper-IgE Syndrome—an Update and Unanswered Questions [J]. J Clin Immunol, 2021, 41(5): 864−880.

24

普通变异型免疫缺陷病合并
支原体性脾脓肿

题 记

    脾脓肿是较少见的感染,常见病因为感染性心内膜炎菌栓血行播散或邻近腹部脏器感染蔓延,可能会出现发热、左上腹疼痛、左侧反应性胸腔积液等症状。病原体的经验性治疗需要考虑可能的来源,例如心内膜炎常见病原体为葡萄球菌和链球菌,消化道来源的病原体需考虑阴性杆菌及厌氧菌。该患者脾脓肿的病原体为口腔支原体,为十分罕见的病例报道,感染原因或与该患者存在低丙种球蛋白血症密切相关。

病史摘要

患者,女性,30岁。2022-03-02收入我科。

主诉

脾脏进行性增大3年余、反复发热1周。

现病史

2018-10患者体检发现脾大,长径140 mm,肝肾功能指标未见异常,未进行治疗。2021-03-16因支气管扩张伴感染于上海某医院住院,B超示轻度脂肪肝,脾脏肿大,实质回声分布不均匀,脾内多发低回声区,双侧腋窝、腹股沟区、颈部大血管旁多发淋巴结肿大,较大约18 mm×6 mm,边界尚清。肝肾功能未见明显异常。03-22 PET-CT提示脾脏体积明显增大伴多发略低密度结节且FDG代谢不均匀增高,贫血改变,全身骨质密度略增高且FDG代谢增高,考虑为血液系统疾病所致可能性大;左侧腮腺、双侧颈深间隙、颌下及双侧腋窝、腹盆腔肠系膜、左肾周、左侧髂内血管旁、盆底直肠周围多枚小淋巴结FDG代谢增高,考虑为淋巴结增生性改变可能。03-26骨髓穿刺:① 骨髓流式未见明显异常;② 骨穿涂片:增生活跃骨髓象粒红比稍增高,粒巨两系增生活跃,红系增生欠活跃;③ 骨髓活检病理:骨髓造血组织增生活跃,结构未见破坏,粒红巨核三系增生,未见明显异型淋巴细胞。05-20患者因贫血、脾大至外院血液科门诊就诊。全身浅表淋巴结B超：双侧腹股沟见淋巴结，较大位于左侧 20 mm×5 mm，边界清，形态规则，皮髓质分界清；双侧颌下、颈部、锁骨上、腋下未见明显淋巴结肿大。脾脏超声：脾门后62 mm，长径150 mm，右侧卧位肋下27 mm，回声分布均匀，CDFI 血流信号正常。脾内见多发混合回声结节以无回声为主，较大12 mm×10 mm，边界清，形态规则。07-03复旦大学附属华山医院腹部MRI增强示肝脾肿大，脾脏多发异常信号灶，首先考虑感染性病变（图24-1）。

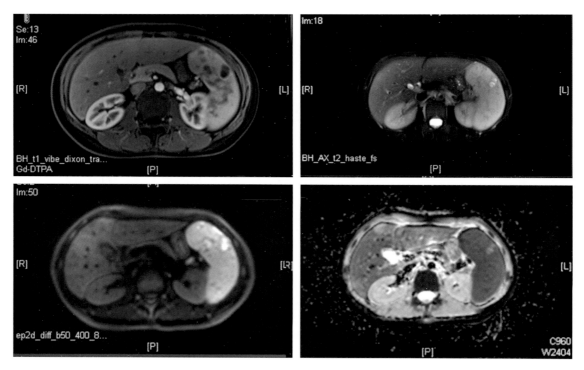

图24-1　2021-07-03腹部MRI增强。

2022-01-28患者翻身时出现左上腹疼痛，持续5分钟左右自行缓解，无发热、头痛、恶心、呕吐、腹痛、腹泻、尿痛、尿急。疼痛持续1周后消失，未做特殊处理。02-06起患者出现食欲逐渐减退，大便不成形，02-20患者出现水样便。03-23起出现反复发热，最高体温达40℃，为明确脾肿大原因收入我科住院。

患病以来，患者精神好，胃纳差，睡眠好，小便正常，大便为水样便，黄色、无黏液，每日1～2次，体重下降8 kg。

既往史

有鼻窦炎10余年，支气管扩张10余年。患者出生于湖南省，家中养有猫、狗等宠物，宠物未接种疫苗，自诉与宠物接触较少。初潮15岁，3～4天/38天，末次月经时间：2022-02-10。有青霉素过敏史。

入院查体

体温37.6℃,脉搏90次/分,呼吸20次/分,血压83/60 mmHg。慢性病面容,贫血貌。左侧颈后触及单个淋巴结肿大,约1 cm大小,光滑,界清,活动度可,无压痛。腹平坦,腹壁软,全腹无压痛,无肌紧张及反跳痛。肝肋下可触及,脾平脐下,无压痛,肠鸣音4次/分。

入院后实验室检查

- 血常规:白细胞计数3.42×10⁹/L,中性粒细胞百分比80.1%,血红蛋白79 g/L,血小板计数134×10⁹/L。
- C反应蛋白60.56 mg/L,血沉13 mm/h,中性粒细胞CD64指数50.43,降钙素原0.22 ng/mL,铁蛋白402 ng/mL。
- 生化检查:谷丙转氨酶14 U/L,谷草转氨酶30 U/L,总胆红素8.4 μmol/L,肌酐41 mmol/L,血钾3.2 mmol/L,血钠135 mmol/L。
- 免疫球蛋白:IgM < 0.18 g/L,IgG < 0.07 g/L,IgA < 0.28 g/L。
- GM试验、G试验、弓形虫IgM、T-SPOT.*TB*、EBV-DNA、CMV-DNA、隐球菌荚膜多糖抗原检测、HIV、RPR、TPPA、抗核抗体均为阴性。

临床关键问题及处理

关键问题1 患者脾肿大伴发热原因考虑什么?如何进行经验性治疗?

患者慢性病程长达3年,关键问题位于脾脏。

我们复查了B超报告,提示脾脏大小约220×81 mm(2018-10脾脏长径为140 mm,2021-05脾脏长径为150 mm,可见脾脏为进行性增大),形态饱满,内见多个低回声区,边界尚清,形态不规则,较大约75 mm×82 mm,内见少量血流信号,脾门区血管迂曲扩张明显。

脾脏MR增强(2022-03-07)提示脾脏多发异常信号灶,较2021-07-02脾脏增大,脾脏病灶增大,肝脏肿大,胆囊窝积液,胆囊炎可能(图24-2)。

患者先出现脾脏肿大,近期出现高热,脾脏有多发病灶,DWI增高,需要考虑感染性疾病(脾脓肿)及非感染性疾病(血液系统肿瘤累及脾脏)。

患者胸部CT提示左下肺炎症,左侧胸腔积液,左下肺实性结节伴钙化影,考虑肉芽肿性病变可能。心超:结构诊断见极少量心包积液,功能诊断见左心收缩功能正常,左心舒张功能正常。血培养为阴性。若为脾脏脓肿,首先考虑腹腔来源的革兰阴性杆菌(本系列书中曾报道过伯克霍尔德等病原体导致的脾脓肿),因此选用了碳青霉烯类(美罗培南)进行经验性治疗。

然而,患者仍有反复高热,最高体温达40.4℃,伴有咳嗽,少许黄脓痰。全身疼痛不适,腹胀,背部胀痛,乏力纳差,精神萎靡,听力下降。结合患者脾脏肿大为慢性病程,近期突然进展,并伴有发热,脾脏占位,化验结果为低丙种球蛋白血症,鉴别诊断需考虑免疫缺陷病继发感染、血液系统肿瘤。

我们迅速进行了其他鉴别诊断的评估。

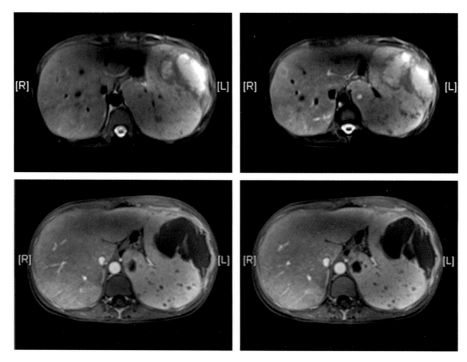

图24-2 2022-03-07腹部MR增强。脾脏肿大，内见多发异常信号灶，T1WI上呈低信号（左下图及右下图），T2WI上呈高信号伴边缘低信号环，DWI示部分病灶弥散受限，较大者位于肋旁，大小约8.2 cm×4.8 cm，周围胸壁软组织形态欠规则，信号欠均匀。增强后病灶边缘轻度强化。

03-07行骨髓穿刺及活检，骨髓流式未见明显异常造血淋巴细胞群；骨髓涂片为增生性骨髓象；粒系明显左移部分伴退行性变，NAP积分升高；红系部分有血红蛋白充盈不足，铁染色示有铁利用障碍表现。涂片上可见少量噬血细胞及异形淋巴细胞。骨髓活检：10余个髓腔，造血细胞约占50%，巨核细胞可见，酶标显示少量T淋巴细胞散在分布，各系造血细胞未见明显异常，请结合临床。网状染色（－），刚果红（－），特染PAS（散在＋）。骨髓mNGS为阴性。

浅表淋巴结B超示右侧腹股沟区异常淋巴结肿大，双侧锁骨上区、双侧腋窝及左侧腹股沟区未见明显肿大淋巴结。

03-08完善胃肠镜检查。胃镜见浅表性胃炎；肠镜末段黏膜粗糙，颗粒样增生，并见散在乳白色突起，似来源于黏膜下，用水不能冲去，直肠见散在斑点状乳白色黏膜下突起，盲肠、回盲瓣、升结肠、横结肠、降结肠、乙状结肠黏膜光滑，色泽正常，血管纹理清楚，未见溃疡及新生物。

患者血液系统肿瘤诊断依据不足，碳青霉烯类抗感染效果不佳，结合患者有低丙种球蛋白血症，是否有少见或机会性感染可能？尤其是真菌或者一些非结核分枝杆菌。因此，我们调整了抗感染方案，予以莫西沙星＋米卡芬净治疗，并予以静注丙种球蛋白纠正低球蛋白血症。

为了进一步明确病原体，再次行B超检查提示脾脏肿大，脾内多发囊性、混合性病灶，炎症可能,部分脓肿形成? 行超声造影发现脾脏最大病灶已至包膜,且包膜处血供少,可行穿刺。超声引导下穿刺见脾脏浅面下病灶,抽出脓性液体(图24-3)送检标本并留置引流管。

脾脏穿刺脓液细胞学检查:红细胞背景中散在炎症细胞;脓液 Xpert-TB(-),抗酸染色(-);脓液送 mNGS 回报为口腔支原体,序列数 29 305(图24-4)。

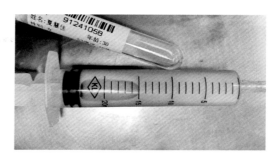

图24-3　脾脏病灶穿刺获得脓液。

	属			种		
类型	属名	相对丰度	序列数	种名	鉴定置信度	序列数
G⁻	支原体属 *Mycoplasma*	99.8%	29,797	口腔支原体 *Mycoplasma orale*	99%	29,305

图24-4　脓液 NGS 结果提示为口腔支原体。

关键问题2　口腔支原体是否是该患者的致病病原体?

脾脏穿刺液送 mNGS 获得病原体为口腔支原体(*Mycoplasma* orale),序列数多,可信度高。但口腔支原体一般不认为有致病性,常在实验室中作为污染物被发现。除肺炎支原体外,人类感染支原体并不常见,但可能会在免疫缺陷患者中遇到。曾有1例病例报道了合并普通变异型免疫缺陷病的患者发生口腔支原体感染引起的多处脓肿和破坏性骨病。该病例为33岁的男性,患有普通变异型免疫缺陷病,接受定期免疫球蛋白输液治疗。临床症状为反复发热、白细胞减少、脾肿大、淋巴结肿大、左肩疼痛。淋巴结和骨髓活检均没有发现血液恶性肿瘤的证据,16S rRNA 测序提示病原体为口腔支原体。口服多西环素治疗6个月后缓解。此病例报道与本患者病情极为相似,均存在低丙种球蛋白血症,考虑为普通变异型免疫缺陷病。

普通变异型免疫缺陷病(CVID)是一种免疫疾病,特征性免疫缺陷是B细胞分化障碍伴免疫球蛋白生成缺陷。诊断标准为大于4岁且证实有以下所有特征的患者:血清总IgG浓度显著降低,IgA 和/或 IgM 水平低,对免疫接种应答不佳或无应答,无其他明确的免疫缺陷状态。本患者免疫球蛋白极度降低(IgM < 0.18 g/L,IgG < 0.07 g/L,IgA < 0.28 g/L),未发现有其他免疫缺陷(随后行全外显子测序未测到相关基因突变),自幼易感染,反复肺炎发作,有支气管扩张10余年,提示患者可诊断为CVID。结合患者有免疫缺陷病史,本次发生脾脓肿,口腔支原体完全可能就是其致病病原体。

治疗经过

患者03-12开始予以调整为多西环素+莫西沙星抗感染治疗,随后体温下降至正常。03-30复查胸部CT扫描:两肺散在炎症伴纤维灶,两侧胸腔积液,与前片(2022-03-12)相比炎性病变有所吸收。03-31复查腹部B超,提示脾脏脓肿病灶较前缩小。04-11复查全血C反应蛋

白 < 0.5 mg/L，考虑患者症状明显改善，炎症好转，脾脏病灶缩小，予以出院，出院后继续口服药物，随访病情稳定。

背景知识介绍

普通变异型免疫缺陷病

普通变异型免疫缺陷病（common variable immunodeficiency, CVID）是一种原发性免疫缺陷病，特征为B细胞分化障碍伴免疫球蛋白生成缺陷，导致重度抗体缺陷，儿童和成人均可发病。

CVID并非单一疾病，而是一组源于多种遗传缺陷的低丙种球蛋白血症综合征。大多数患者的病因不明，仅在小部分患者中发现了特定的分子缺陷。因此诊断CVID不需要基因检测，只需满足以下实验室标准：① 血清IgG浓度明显降低，合并低水平的IgA和/或IgM；② 对免疫接种无应答或应答不佳；③ 无其他明确的免疫缺陷状态。大多数患者在20 ～ 45岁之间确诊，疾病的识别延迟较常见。虽然基因检测不是CVID诊断所必需的，但可能有助于治疗。

该病的临床表现多种多样，包括反复感染、慢性肺病、胃肠道疾病和自身免疫性疾病。免疫球蛋白替代治疗可降低CVID患者的感染发生率，对于有感染表现者应尽早针对常见感染给予抗生素治疗。

本例病程长达3年，脾脏肿大至平脐，且早期发热等症状也不明显，一般而言考虑脾脏感染确实很难解释。本病例的诊断关键：一是敏锐地把握了患者的免疫缺陷状态，高度怀疑患者存在特殊病原体机会性感染可能，并由此进行了一系列深入的针对性检查；二是充分发挥介入团队MDT的作用，降低了脾脏穿刺的风险，从而获得了宝贵的标本送检机会。

口腔支原体是少见的感染病原体，结合患者的CVID诊断和既往的文献报道，进行了经验性治疗，从疗效反馈来看，这些长期以来认为的"非致病菌"对于免疫缺陷人群均有致病的可能，应该引起临床医生警惕。

（虞胜镭　杨景楠　陈　澍）

参·考·文·献

[1] Paessler M, Levinson A, Patel JB, et al. Disseminated Mycoplasma orale infection in a patient with common variable immunodeficiency syndrome[J]. Diagn Microbiol Infect Dis, 2002, 44(2): 201-204.

25

全血细胞减少合并堪萨斯分枝杆菌感染，最终诊断为 GATA2 缺乏症

患者为年幼即起病的年轻男性，病程长达 10 余年，主要表现为白细胞减少，近 1 个月来出现反复发热，病原体宏基因组测序诊断为堪萨斯分枝杆菌感染。考虑患者存在免疫缺陷背景，送检外周血全外显子测序检测，检测到 *GATA2* 基因变异。通过文献检索，该患者的临床表型符合 GATA2 缺乏症，最终明确诊断。这一病例的诊疗经过提醒感染科医生，在面对非典型病原体或反复感染，但缺少免疫缺陷背景的年轻患者时，基因检测技术可以帮助我们获得全面了解患者遗传、代谢和基因背景的"钥匙"，从而对疾病有更系统和全面的认知。

病史摘要

患者，男性，24 岁。2022-11-08 收入我科。

主诉

反复白细胞减少 12 年，发热伴咳嗽 1 个月余。

现病史

患者 12 年前拟行"鼻窦炎"手术前查血常规示白细胞 1.4×10^9/L，当时完善相关检查未发现明显异常，服用"中药"约两个月后复查血常规示白细胞 2.5×10^9/L，自行停用中药。10 年前患者因"发热"至外院住院治疗，其间完善骨髓穿刺未见明显异常，白细胞 $(1.8 \sim 2.0) \times 10^9$/L，住院治疗 12 天左右（具体不详），体温正常后出院。7 年前，患者出现发热，体温最高 39℃左右，至外院血液科门诊就诊，当时查血白细胞 2.3×10^9/L，完善相关检查未见明显异常，患者体温自行恢复正常。1 个月前（09-30）患者无明显诱因下出现乏力、纳差，不伴发热、皮疹、消瘦、盗汗、咳嗽、咳痰、胸闷、腹痛、腹泻，无鼻出血、牙龈出血、血尿、血便等，10-03 出现发热，体温最高 39.4℃，伴畏寒、寒战、干咳，无咳痰、腹泻、肌肉关节酸痛等其他不适，自行口服退

热药（具体不详），仍有反复发热，故于10-06于当地医院就诊，血常规：白细胞计数$0.7×10^9$/L，中性细胞计数$0.28×10^9$/L，血红蛋白100 g/L，血小板计数$68×10^9$/L，网织红细胞百分比1.16%；C反应蛋白137.25 mg/L，降钙素原0.19 ng/mL；铁蛋白1 188.4 pg/mL，叶酸3.1 ng/mL，维生素B_{12} 274 pg/mL；血转铁蛋白1.32 g/L，未饱和铁结合力2.7 μmol/L，总铁结合力32.02 μmo1/L，血清铁29.3 mo1/L；CD55/59阴性；抗核抗体阳性，滴度1 ∶ 100，ENA抗体谱阴性，免疫球蛋白在正常范围内。完善骨髓穿刺，见增生活跃骨髓象，粒系36%，比例减低，以中幼粒及以下阶段细胞为主；红系32%，以中晚幼红细胞为主，巨核细胞91个，分类细胞25个，其中颗粒巨核细胞23个，产板巨核细胞2个；可见吞噬细胞，吞噬物为粒细胞、血小板。骨髓活检：HE及PAS染色示送检骨髓伴明显出血，少部分区域骨髓增生较低下（20% ～ 30%），粒红比例减小，粒系各阶段细胞可见，以中幼区以下阶段细胞为主，红系各阶段细胞可见，以中晚幼红细胞为主，巨核细胞片少见，分叶核为主，淋巴细胞、浆细胞散在分布，网状纤维染色米（MF-0级）。骨髓流式：原幼细胞比例正常，表型未见异常；淋巴细胞比例偏高。骨髓送检MDS-FISH未见明显异常。胸部CT：① 双肺散在间质性病变，伴双侧胸腔积液，考虑炎性可能；② 双肺尖间隔旁肺气肿；③ 纵隔、腹膜后肿大淋巴结。外周血病原体mNGS检出堪萨斯分枝杆菌3条，人疱疹病毒4型2条。外周血EBV DNA $1.9×10^3$/L，CMV DNA阴性。先后予以美罗培南1.0 g q8h（10-07 ～ 10-14）、利奈唑胺600 mg q12h（10-08 ～ 10-14）、伏立康唑200 g q12h（10-08 ～ 10-14）、莫西沙星0.4 g qd（10-12 ～ 10-17）、利福喷丁0.6 g biw（10-12 ～ 10-14）、利福平0.6 g qd（10-14 ～ 10-17）、克拉霉素500 mg bid（10-14 ～ 10-17）、乙胺丁醇0.75 g qd（10-14 ～ 10-17）治疗，人粒细胞集落刺激因子300 μg（10-14 ～ 10-17）升白细胞、营养支持等对症治疗。经上述治疗，患者体温平，偶有干咳，于10-17出院。出院后患者未规律用药，18天前（10-21）再次出现发热，体温波动在38 ～ 39℃，患者自行口服"利福平、乙胺丁醇、克拉霉素"治疗，10-31于外院就诊完善骨髓穿刺：骨髓增生，粒、巨二系伴成熟障碍，骨髓流式未见明显异常造血细胞。11-01患者再次复查血常规：白细胞计数$0.94×10^9$/L，中性细胞计数$0.64×10^9$/L，血红蛋白63 g/L，血小板计数$69×10^9$/L。患者为进一步诊疗，于11-08收入我科。

患病以来，患者精神好，胃纳可，睡眠好，二便正常，无明显体重下降。

既往史及个人史

患者自幼有听力下降病史。否认有肝炎、结核等传染病史。否认手术史，否认输血史。否认食物、药物过敏史。各系统回顾无特殊。出生于原籍。否认疫区接触史、否认疫情接触史。否认化学性物质、放射性物质、有毒物质接触史。否认吸毒史。否认吸烟史。否认饮酒史。否认冶游史。否认家族遗传病史。否认家族肿瘤史。

入院查体

体温36.4℃，脉搏96次/分，呼吸20次/分，血压125/89 mmHg，身高167 cm，体重52 kg。神志清楚，发育正常，回答切题，自动体位，查体合作，步入病房。全身皮肤黏膜未见异常，无肝掌，全身浅表淋巴结无肿大，未见皮下出血点，未见皮疹。头颅无畸形，眼睑正常，睑结膜未见异常，巩膜无黄染。双侧瞳孔等大等圆，对光反射灵敏，耳郭无畸形，外耳道无异常分泌物，无乳突压痛。外鼻无畸形，两侧鼻旁窦区无压痛。颈软，无抵抗，颈静脉无怒张，气管居中，甲状腺无肿大。胸廓对称无畸形，胸骨无压痛；双肺呼吸音清晰，未闻及干、湿性啰音。心率96次/分，律齐。腹平坦，腹壁软，全腹无压痛，无肌紧张及反跳痛，肝脾肋下未触及，肝肾脏无叩击痛，肠鸣音4次/分。脊柱、四肢无畸形，关节无红肿，无杵状指（趾），双下肢无水肿。肌力正常，肌张力正常，生理反射正常，病理反射未引出。

入院后实验室检查和辅助检查

- 血常规：白细胞计数 1.20×10^9/L（↓）（细胞少未分类），血红蛋白70 g/L（↓），血小板计数 124×10^9/L（↓）。

- 肝功能：谷丙转氨酶9 U/L，谷草转氨酶38 U/L，总胆红素19.6 μmol/L，直接胆红素11.7 μmol/L（↑），碱性磷酸酶203 U/L（↑），γ-谷氨酰转移酶130 U/L（↑），白蛋白36 g/L（↓），球蛋白27 g/L。

- 肾功能：尿素4.1 mmol/L，尿酸0.151 mmol/L，肌酐45 μmol/L（↓）。

- 电解质：钠141 mmol/L，氯化物101 mmol/L，钾3.7 mmol/L，血镁0.93 mmol/L，血钙2.17 mmol/L，无机磷1.07 mmol/L。

- 凝血功能：凝血酶时间16.3秒，纤维蛋白原降解产物4.0 μg/mL，部分凝血活酶时间26.9秒，国际标准化比值1.02，D-二聚体2.12 mg/L（FEU）（↑），纤维蛋白原定量5.7 g/L（↑），凝血酶原时间12.1秒。

- 心肌指标：肌钙蛋白0.01 ng/mL（↓），肌红蛋白 < 21.0 ng/mL（↓），CK-MB mass 0.34 ng/mL，NT-pro BNP 46.3 pg/mL（↑）。

- 炎症指标：血沉27 mm/h（↑），C反应蛋白57.07 mg/L（↑），降钙素原0.15 ng/mL（↑），白介素-6 13.25 pg/mL（↑），铁蛋白1 236 ng/mL（↑），乳酸脱氢酶352 U/L（↑），nCD64：67.43（↑），白介素-2受体913 U/mL（↑）。

- 感染标志物：巨细胞病毒IgM抗体（-），CMV DNA低于检测下限，G试验（-），EBV DNA（全血和血浆）低于检测下限，血隐球菌荚膜多糖抗原检测（-），血GM试验（-），结核分枝杆菌特异性细胞免疫反应检测（-）。

- 免疫球蛋白：IgM 0.69 g/L，IgG 8.43 g/L（↓），IgA 1.37 g/L，IgG4 0.278 g/L。

- 补体：补体C4 0.532 g/L（↑），补体C3 1.760 g/L（↑）。

- 血、尿免疫固定电泳（-）。

- 自身抗体：抗核抗体（+），滴度1∶100；ENA抗体谱（-）。

- 淋巴细胞绝对值计数：T淋巴细胞绝对值（$CD3^+$）221 cells/μL（↓），Th淋巴细胞绝对值（$CD3^+CD4^+$）76 cells/μL（↓），Tc淋巴细胞绝对值（$CD3^+CD8^+$）142/μL（↓），B淋巴细胞绝对值（$CD3^-CD19^+$）7 cells/μL（↓），NK自然杀伤细胞绝对值（$CD3^-CD16^+CD56^+$）26 cells/μL（↓）。

- 胸部CT平扫：双肺散在炎症，考虑间质性，较前片（2022-10-26）增多；上纵隔偏左肿块较前片（2022-10-26）稍增大；右肺尖肺气肿、肺大疱；左侧胸腔少量积液。

• B超：肝脏弥漫性病变，请结合临床；胆囊、胰腺、脾脏、双肾未见明显异常；双侧颈部、双侧腋下、双侧腹股沟未见明显异常淋巴结肿大。

临床关键问题及处理

关键问题1 该患者病程长，病灶累及全身多部位，外院已完善多项检查，入院后应如何进一步评估？

（1）发热，外院血mNGS见堪萨斯分枝杆菌（3条）。患者外院针对堪萨斯分枝杆菌治疗后体温好转，停药后体温反复，入院后我们仍首先考虑本次发热由堪萨斯分枝杆菌感染引起可能大，继续予以利福平胶囊0.6 g po qd、克拉霉素500 mg po bid、乙胺丁醇0.75 g po qd抗感染，体温恢复正常，咳嗽、咳痰较前好转，炎症指标下降。

（2）胸部CT提示双肺间质性炎症，上纵隔偏左肿块。11-14完善支气管镜检查，肺泡灌洗液微生物培养、抗酸染色涂片、真菌涂片、GM试验、Xpert检测均阴性；BALF NGS：金黄色葡萄球菌（75），肺炎克雷伯菌（219），产气克雷伯菌（53），乳明串珠菌（1912），阴沟肠杆菌复合群（54）。结合患者肺部影像学及炎症指标及临床表现，考虑上述细菌感染可能性小，未予以特殊治疗，仍针对堪萨斯分枝杆菌进行治疗。同时完善胸部CT增强评估纵隔内肿块性质：上纵隔偏左不规则肿块，增强后不均匀强化（图25-1）。请胸外科会诊：建议待患者抗感染治疗病情稳定后，行纵隔肿瘤活检明确病理。

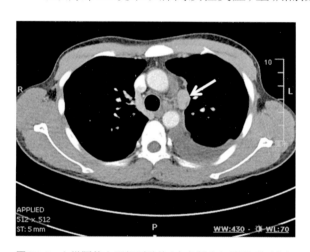

图25-1 上纵隔偏左不规则肿块（白色箭头），增强后不均匀强化。

（3）全血细胞减少：患者幼年时即发现白细胞减少，多年的长期随访中出现全血细胞减少，病程中多次行骨髓相关检查，均无阳性发现。10-31最近一次骨髓穿刺提示骨髓尚增生，粒、巨二系伴成熟障碍，骨髓流式未见明显异常造血细胞。血液科会诊后，建议送检外周血外显子测序。

患者幼年（12岁）起病，全血细胞减少，纵隔内见肿块，合并出现堪萨斯分枝杆菌感染，考虑存在免疫缺陷背景，送检外周血全外显子测序检测，检测到*GATA2*基因变异，其中1个罕见终止子获得突变杂合位点（NM_032638：exon6：c.C1180T：p.Q394X位点）。进一步对患者父母都进行全外显子测序，其父亲及母亲均无此突变（图25-2）。

关键问题2 *GATA*基因变异结果是否与患者的疾病表型具有相关性？

基因检测结果提供的只是与生俱来的遗传特性，与实际情况不一定完全相符，检测结果

检测结果

基因	染色体位置	突变信息	分型	疾病名称	遗传模式	变异来源
GATA2	Chr3：128200125	GATA2:NM_032638:exon6:c.C1180T:p.Q394X	Het	21型免疫缺陷症：常染色体显性遗传：Immunodeficiency 21; OMIM [614172]; Autosomal dominant	AD	未知

家系验证结果

基因	位点	突变信息	受检者	其父亲	其母亲
GATA2	Chr3：128200125	GATA2:NM_032638:exon6:c.C1180T:p.Q394X	GA 杂合	未知	未知

图25-2　患者外周血全外显子测序检测结果。

只提示某种疾病发生的可能性或可能原因。该患者的临床表型可以总结为：非结核分枝杆菌感染、全血细胞减少和纵隔内占位。经过文献检索，*GATA2*基因变异的特点包括：① 幼年起病，多见于青少年期和青年期，往往合并有感染非结核分枝杆菌、真菌或人类乳突病毒；② 单核细胞、B淋巴细胞、自然杀伤细胞、循环和组织树突状细胞显著减少或功能缺失，对T细胞数量和功能影响很小；③ 往往最终发展为骨髓增生异常综合征（myelodysplastic syndrome, MDS）、慢性粒单核细胞白血病（chronic myelomonocytic leukemia, CMML）和急性髓系白血病（acute myeloid leukemia, AML）；④ *GATA2*等位基因突变，呈常染色体显性遗传模式。该患者12岁时出现全血细胞减少，虽然多次骨髓检查未提示明确血液系统肿瘤，但可见粒、巨二系成熟障碍，合并有堪萨斯分枝杆菌感染，外周血全外显子基因测序检测到*GATA2*基因变异，最终诊断为GATA2缺乏综合征。

背景知识介绍

　　GATA2缺乏综合征是一种常染色体显性遗传疾病，由*GATA2*基因胚系突变导致其编码的GATA结合蛋白2单倍剂量不足所引起。GATA2缺乏综合征最常导致单核细胞减少与分枝杆菌感染综合征（syndrome of monocytopenia and mycobacterial disease, MonoMAC），该病的特征为青少年期或青年期出现播散性非结核分枝杆菌感染，其他常见的临床表型还包括树突状细胞、单核细胞、B型和自然杀伤性淋巴细胞减少症（dendritic cell monocyte lymphocyte B and natural killer lymphocyte deficiency, DCML deficiency）。

　　一项回顾性研究总结了57例*GATA2*突变患者的临床特征，发病年龄变化很大（5个月～78岁），4例（7%）突变携带者在最后一次随访时无症状。最常见的表现是严重的非结核分枝杆菌或病毒性感染和骨髓增生异常/急性髓系白血病。非结核分枝杆菌感染是GATA2缺陷综合征最常见的临床表型之一，往往发生于患者的青少年时期或青年期，主要为鸟分枝杆菌复合群和堪萨斯分枝杆菌。儿童期也可见病毒感染，如人类乳突状病毒、传染性软疣病毒和疱疹病毒属（单纯疱疹病毒、EB病毒和巨细胞病毒）。绝大部分患者最终发展为血液系统恶性肿瘤，主要为骨髓增生异常综合征和急性髓系白血病，发病年龄多在10～48岁。不太常见的特征包括侵袭性真菌感染（16%）、肺泡蛋白沉积症（18%）和淋巴水肿（11%）。

骨髓移植是GATA2缺乏症唯一的治疗方法，由于GATA2缺陷症患者在骨髓移植前往往合并有感染或脏器功能不全，移植风险较高，移植后1年和4年的生存率约为70%和50%。

随着病原体宏基因组学二代测序、外周血全外显子测序等检测技术的出现及普及，对于感染性疾病的理解和诊治也得到了很大程度的丰富和提高。对于没有合并常见免疫缺陷因素，但出现非典型病原体感染甚至不同病原体反复感染的患者，潜在的免疫缺陷特别是遗传相关免疫缺陷是必须考虑的可能性之一，而上述的检测手段为探究深层次的原因打开了一扇门。本例关于合并堪萨斯分枝杆菌感染的GATA2缺乏症的诊疗过程，也显示了随着各项技术的进展，对于感染性疾病的理解更为立体，不仅要明确患者是否存在感染、什么类型的感染，还要了解出现感染背后的深层次原因。

（喻一奇　徐　斌　卢　清）

· 参 · 考 · 文 · 献 ·

[1] Calvo KR, Hickstein DD. The spectrum of GATA2 deficiency syndrome[J]. Blood, 2023, 141(13): 1524-1532.

[2] Homan CC, Venugopal P, Arts P, et al. GATA2 deficiency syndrome: A decade of discovery[J]. Hum Mutat, 2021, 42(11): 1399-1421.

26

肾移植术后心包积液，最终诊断为移植后淋巴组织增生性疾病

　　该患者有肾移植基础，长期服用免疫抑制剂；肾移植后11年出现发热、头痛，诊断为隐球菌脑膜炎，治疗好转后却出现血性胸腔积液及心包积液。该患者因免疫缺陷，首先考虑感染性疾病，但逐一排查细菌、真菌、结核等病原体均未找到原因；而心包积液和胸腔积液的细胞学结果意外揭示了答案——见到形态变异的幼稚淋巴细胞增殖浸润，临床诊断为移植后淋巴组织增生性疾病。移植后淋巴组织增生性疾病发生罕见，但预后不良，及时诊断和治疗可以明显提高存活率。我们介绍该例患者的诊治经过，希望可以帮助大家提高对移植后淋巴组织增生性疾病的认识。

病史摘要

患者，男性，60岁。江苏太仓人，2023-02-15收入我科。

主诉

肾移植术后11年，胸闷1周。

现病史

患者2012年行肾移植手术（具体不详），术后长期口服吗替麦考酚酯1片bid、他克莫司1 mg q12h、醋酸泼尼松7.5 mg qd治疗。肾功能维持稳定，尿量正常。监测他克莫司浓度维持在7～8 mmol/L。2022-11患者因发现肺结节增大3个月，在上海市某医院行胸腔镜下肺结节切除术，病理提示真菌感染（具体不详），但未抗真菌治疗。2022-12-07无明显诱因下出现发热、头痛，2022-12-13外院完善腰椎穿刺，压力 > 330 mmH$_2$O，脑脊液：糖2.0 mmol/L，蛋白质1 441 mg/L，白细胞125×10^6/L，单核细胞百分比86%。2022-12-15收入我科，头颅MRI增强提示左侧基底节区、右侧枕叶及双侧小脑半球散在异常信号，新近梗死灶可能。血及脑脊液隐球菌荚膜多糖抗原检测均为1∶80，考虑隐球菌性脑膜炎，予氟康唑＋氟胞嘧啶抗隐球菌治疗，同时暂停吗替

麦考酚酯。住院过程中因感染新型冠状病毒，服用奈玛特韦/利托那韦，监测他克莫司浓度升高。多次调整他克莫司剂量减量至 0.5 mg qd。经积极治疗后患者发热及头痛较前好转，复查脑脊液：白细胞 137×10^6/L，单核细胞百分比 98%，糖 2.33 mmol/L，蛋白质 2 369 mg/L，脑脊液隐球菌荚膜多糖抗原检测 1∶10。于 2023-01-10 出院，后续继续氟康唑口服巩固治疗。2023-02-07 患者无明显诱因下出现胸闷，当地医院心超提示心包腔大量积液。排除禁忌证后，当地医院予心包腔穿刺置引流管，心包积液送培养检查，结果均为阴性。2023-02-15 患者转入我院我科，患者现一般情况可，体温平，神清，有胸闷、咳嗽，无头痛、头晕，无恶心、呕吐。现为行进一步诊治，收入院。

第一次住院期间曾检查全血 EBV DNA 1.32×10^3 copies/mL，血浆 EBV DNA 低于检测下限（1 000 copies/mL）。无特殊处理。

患病以来患者精神一般，胃纳可，睡眠好，大小便正常，无体重明显下降。

既往史及个人史

否认肝炎、结核史。手术史详见现病史。否认有外伤史。否认输血史。否认食物、药物过敏史。预防接种史不详。有高血压病史 10 年，血压控制良好。否认酗酒史。

婚育史和家族史

婚姻状况：已婚。生育状况：已生育。家族史无特殊。

入院查体

神志清楚，发育正常，营养好，回答切题，自动体位，查体合作，轮椅推入病房。全身皮肤黏膜未见异常，无肝掌，全身浅表淋巴结无肿大，未见皮下出血点，未见皮疹。头颅无畸形，巩膜无黄染。双侧瞳孔等大等圆，对光反射灵敏。颈软，无抵抗，气管居中，甲状腺无肿大。胸廓对称无畸形，胸骨无压痛；双肺呼吸音清晰，未闻及干、湿性啰音。心率 112 次/分，律齐，心音遥远。腹平坦，腹壁软，全腹无压痛，无肌紧张及反跳痛，肝脾肋下未触及，肝肾脏无叩击痛，肠鸣音 4 次/分。脊柱、四肢无畸形，关节无红肿，无杵状指（趾），双下肢无水肿。股四头肌肌力：右侧 3 级/左侧 4 级，股三头肌肌力：右侧 3 级/左侧 4 级，髂腰肌肌力：右侧 3 级/左侧 4 级，足背伸肌力：右侧 0 级/左侧 2 级，足跖屈肌力：右侧 0 级/左侧 2 级。肌张力正常，生理反射正常，病理反射未引出。

入院后实验室检查和辅助检查

• 血常规（2023-02-20）：红细胞计数 4.23×10^{12}/L（↓），血红蛋白 117 g/L（↓），血小板计数 79×10^9/L（↓）。

• 炎症指标（2023-02-20）：血沉 51 mm/h（↑），C 反应蛋白 96.79 mg/L（↑），血清淀粉样蛋白 A 88.9 mg/L（↑）。

• 肝肾功能（2023-02-20）：白蛋白 36 g/L（↓），余肝功能未见明显异常；肌酐 167 μmol/L。

• 心肌标志物（2023-02-20）：肌红蛋白 281.10 ng/ml（↑），肌钙蛋白 T 0.109 ng/mL（↑），NT-pro BNP 20 771.00 pg/mL（↑）。

• DIC（2023-02-20）：D-二聚体 0.97 FEUmg/L（↑），余基本正常。

• 他克莫司浓度（2023-02-17）：6.22 ng/mL。

• 病原体相关检查：G 试验、GM 试验、血 T-SPOT.*TB* 阴性；血隐球菌荚膜多糖抗原检测阴性。

- EBV-DNA（全血及血浆）：均低于检测下限1 000 copies/mL。
- 胸腔积液及定位超声（2023-02-16）：右侧胸腔中量积液，已定位；左侧胸腔内少量积液。
- 胸部CT扫描（2023-02-17）：左肺上叶术后，双侧气胸较前（2023-02-15）进展，右侧为著，纵隔积气减少；双肺下叶炎症，双侧胸腔积液伴邻近肺组织膨胀不全，较前减轻；心包大量积液，较前增多。
- 头颅MRI增强（2023-02-18）：双侧额顶叶及侧脑室旁多发缺血灶，左侧基底节区腔隙灶，双侧顶部脑膜局部少许强化。

临床关键问题及处理

关键问题1　该患者的诊断需要考虑什么，如何进一步明确？

本次起病出现心包积液和胸腔积液，其可能病因主要考虑以下三类：感染性（细菌、病毒、分枝杆菌、真菌、寄生虫等）、肿瘤性（间皮瘤、淋巴瘤、肺癌、白血病等）、免疫/炎症性（结缔组织病如系统性红斑狼疮、动脉炎、肾源性等）。考虑到该病例为肾移植后长期使用免疫抑制剂患者，已发生机会性感染（隐球菌性脑膜脑炎），需特别警惕合并其他机会性感染，如结核病等可能。目前从各类非侵入性检查结果未获得进一步病因的线索，因此当务之急是需要对心包积液和胸腔积液进行更多检查。

2023-02-17抽取心包积液200 mL送检常规提示：① 有核细胞计数3 200×10^6/L；② 成熟红细胞：满视野；③ 有核细胞分类：成熟淋巴细胞32%，单核巨噬细胞8%，中性粒细胞8%，异型细胞52%；④ 心包积液生化：体液蛋白（干式法）40 g/L。完善病原学检测包括细菌培养、革兰染色涂片、结核培养、抗酸涂片、Xpert MTB/RIF、G试验、曲霉特异性半乳甘露聚糖（GM）试验、真菌涂片及培养、T-SPOT.*TB*、mNGS结果均为阴性。完善细胞学检查提示：见大量形态变异的幼稚样淋巴细胞增殖，该类细胞胞体较大，胞质量中等或丰富，色蓝，部分可见瘤状突起，胞核呈椭圆形或不规则形，核染色质疏松，可见1～3个核仁，可见其核分裂型。细胞学诊断及意见：见大量形态变异的幼稚淋巴细胞增殖浸润（图26-1），建议临床考虑移植后淋巴细胞增生性疾病。

同时，对胸腔积液进行病原体的各项检查：生化、常规、细菌涂片+培养、真菌荧光染色+培养、分枝杆菌涂片+培养均为阴性。完善胸腔积液的细胞学检查，结果提示血性背景下，中性粒细胞比例明显增多，可见少量形态变异的幼稚样淋巴细胞（图26-2）。

为了进一步明确患者疾病性质，完善心包积液的流式细胞学检查，结果提示心包积液可见FSC/SSC较大的异常B淋巴细胞占有核细胞的10.44%；CD45^+ CD19^+ CD20^+ CD22^+ CD10^part CD38^part FMC7^+ part CD79b^+ CD5^− CD200^− CD23^− TdT^− cyκ^− cyλ^−；完善胸腔积液的流式细胞学检查，结果提示胸腔积液可见FSC/SSC较大的异常B淋巴细胞占有核细胞的3.97%；CD45^+ CD19^+ CD20^+ CD22^+ CD10^+ part CD38^part CD5^− cyκ^− cyλ^−。

综合以上细胞学和免疫学检查，患者移植后淋巴细胞增生性疾病诊断明确。

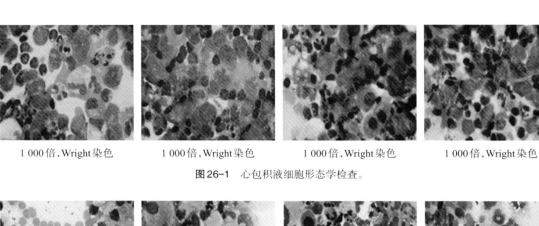

| 1 000倍，Wright染色 | 1 000倍，Wright染色 | 1 000倍，Wright染色 | 1 000倍，Wright染色 |

图26-1　心包积液细胞形态学检查。

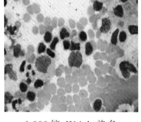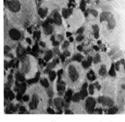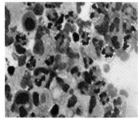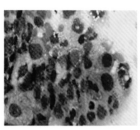

| 1 000倍，Wright染色 | 1 000倍，Wright染色 | 1 000倍，Wright染色 | 1 000倍，Wright染色 |

图26-2　胸腔积液细胞形态学检查。

关键问题2　该患者后续处理？

由于患者目前合并肾移植，首先请肾内科会诊，考虑他克莫司浓度偏高，且患者存在移植后淋巴细胞增殖性疾病，建议停用他克莫司，调整为口服西罗莫司1片 qd。

后续患者转入血液科继续诊治，包括完善骨髓穿刺+骨髓流式等。完善各项检查后，血液科按照血液系统肿瘤予以靶向治疗和化学治疗。

背景知识简介

移植后淋巴组织增生性疾病（post-transplant lymphoproliferative disorder, PTLD）是一种罕见的实体器官移植和造血干细胞移植后并发症。PTLD为一组异质性病变，疾病谱从良性淋巴增生到恶性侵袭性淋巴瘤，病死率高，显著影响移植后疗效。

我国成人肾移植患者的PTLD发病率在1%～3%，其中以非霍奇金淋巴瘤中的弥漫性大B细胞淋巴瘤（DLBCL）最为常见，约占所有患者的1/3。PTLD可在移植后1年内（早发型）或1年后（晚发型）发病。PTLD的危险因素包括免疫抑制剂使用导致的免疫监视功能障碍、实体器官移植时受者EB病毒血清学阴性、EB病毒原发感染/再激活和既往癌症病史，其中最主要的危险因素是EB病毒感染。患者长期服用免疫抑制剂，处于免疫抑制状态的患者无法建立有效的免疫监视功能，细胞毒性T细胞不能消灭受EB病毒感染的B淋巴细胞，B淋巴细胞内的EB病毒发生再激活、复制，并整合入宿主B淋巴细胞的基因组，使B淋巴细胞无限制增殖，从而导致PTLD。

PTLD的临床症状表现多样，缺乏特异性，主要取决于发病部位和病变的严重程度，常见的症状有不明原因发热、盗汗、疲乏、体重下降和淋巴结肿大等。PTLD也可累及淋巴结以外的多种器官，包括胃肠道、肺、皮肤、移植器官和中枢神经系统等，也可同时发生全身多器官的累及。肾移植后PTLD多发生在胃肠道、胸部和颈部，中枢神经系统受累较为少见。PTLD表现为心包积液和胸腔积液者并不多见，主要诊断途径是浆膜腔积液的脱落细胞学检查和流式细胞学检查。

诊断PTLD主要依据组织病理学检查。必要的免疫组化指标包括CD3、CD5、CD10、BCL6、BCL2、IRF4/MUM1、CD20、CD79a、PAX5、Ki-67、kappa、lambda。通过流式细胞术对外周血和/或活检标本进行细胞表面标记分析，指标包括CD3、CD5、CD7、CD4、CD8、CD19、CD20、CD10、kappa、lambda。

既往确诊PTLD患者的病死率很高，5年总存活率在40%～60%不等。但近10年随着PTLD临床诊断率的提高，通过对PTLD的早期诊断和合理治疗，PTLD患者的存活率有了明显提高。

点　评

器官移植后抗排斥药物使用患者是典型的免疫缺陷，容易继发各种病原体感染，包括少见病原体感染；在器官移植后会出现的非感染性相关问题也很多，包括排斥反应、免疫抑制剂相关毒性反应、心血管问题、血液系统问题、骨代谢异常和骨病、电解质及酸碱平衡紊乱及恶性肿瘤。肾移植受者发生癌症的可能性约为一般人群的3倍，包括皮肤癌、唇癌、肾癌、PTLD、卡波西肉瘤等。其中PTLD是实体器官移植或异基因造血干细胞移植后免疫抑制淋巴细胞和/或浆细胞增殖，需要注意的是，它不是一个独立的疾病，而是疾病链，包括异常增生（炎性或反应性）和淋巴细胞恶性增生，可以为良性自限性，也可能为侵袭性，表现多种多样，比较难以识别，容易误诊，是移植后患者的一种特殊疾病谱，是移植最严重的并发症之一。及早识别，正确诊断，可以改善预后。

（朱以健　李　杨　秦艳丽　金嘉琳）

参·考·文·献

[1] Dispenzieri A, Kyle RA, Lacy MQ, et al. POEMS syndrome: definitions and long-term outcome[J]. Blood, 2003, 101(7): 2496-2506.

[2] Mba BS, Riella LV, Dierickx D. Posttransplant lymphoproliferative disorder following kidney transplantation: a review[J]. American Journal of Kidney Diseases, 2021, 78(2): 272-281.

[3] Thomas MH. National organization for rare disorders: post-transplant lymphoproliferative disease[ER/OL]. https://rarediseases.org/rare-diseases/posttransplant-lymphoproliferative-disorders/.

[4] 刘晓, 祝藩原, 周梅生, 等. 肾移植术后淋巴增殖性疾病的诊治体会[J]. 中华器官移植杂志, 2021, 42 (1): 5.

[5] 李静怡, 蒋怡丽, 吕翠翠, 等. 实体器官移植后淋巴组织增生性疾病诊疗进展[J]. 实用器官移植电子杂志, 2021, 9 (3): 5.

27

青少年患者快速进展的淋巴结肿大伴发热，最终诊断为鼻咽癌

题 记

淋巴结肿大可以有多种原因，包括感染，如病毒感染、分枝杆菌感染等，肿瘤也是常见的引起淋巴结肿大的原因。本例青少年患者发热伴发展迅速的颈部淋巴结肿大，淋巴结处脓液mNGS EBV-DNA（－），首先会考虑到EBV感染导致淋巴结肿大，但淋巴结病理EBER阴性，未查见肿瘤证据，予糖皮质激素治疗效果不佳。最终通过细致的检查，再次病理活检得到确诊。

病史摘要

患者，男性，14岁。2022-09-07收入我科。

主诉

发现双侧颈部淋巴结肿大2个月，伴发热1个月。

现病史

2个月前，患者无明显诱因下开始出现左侧颈部淋巴结肿大，半个月后右侧颈部开始出现淋巴结肿大，无发热，无恶心、呕吐，无头痛、头昏，无腹痛、腹泻，无关节疼痛。于2022-08-01就诊于某儿童医院，颈部CT（平扫＋增强）提示双侧颈部淋巴结多发增大；血常规：白细胞计数 $13.28 \times 10^9/L$，血小板计数 $403 \times 10^9/L$，血红蛋白116 g/L，嗜酸性细胞百分比13.4%；C反应蛋白28 mg/L，可溶性白细胞介素-2受体1 279 U/mL，血IgG4 3.11 g/L，抗核抗体阳性，滴度1：3 200；血清寄生虫抗体全套阴性。08-04行双侧颈部淋巴结活检手术，淋巴结病理报告提示（左颈淋巴结）送检组织出血变性坏死，大量中性粒细胞浸润；（右颈淋巴结）淋巴结组织反应性增生，以副皮质区增生为主；分子病理结果：双侧EBER（－）；脓液mNGS（全流程DNA＋RNA）：人类疱疹病毒4型（序列数604 175）；脓液培养及涂片未见异常。术后患者开始出现反复发热，体温最高39℃，予以阿莫西林/克拉维酸钾、阿昔洛韦治疗，体温控制欠

佳，后调整为头孢哌酮/舒巴坦抗感染治疗，患者体温峰值<37.5℃，予以出院，出院后继续法罗培南、阿昔洛韦口服，头孢哌酮/舒巴坦静滴治疗，体温高峰未超过37.5℃。08-21患者再次出现发热，自述近期体温午休后升高，体温峰值可达38.9℃，口服布洛芬混悬液12 mL，体温降至正常。左侧颈部肿块仍持续流脓。颈部CT示双侧淋巴结多发肿大部分融合，左侧范围约54.2 mm×40.9 mm，密度不均匀，右侧范围约43.5 mm×18.5 mm，调整治疗方案：利奈唑胺、美罗培南静滴，患者体温未降，体温峰值可达39℃，加用甲泼尼龙40 mg后，体温控制于37～38℃，后甲泼尼龙加量至60 mg（用至09-04），仍有低热。为进一步明确病因，外院风湿免疫科会诊，诊断为淋巴结炎（EBV），IgG4RD？木村病？病理白片送外院会诊：淋巴组织反应性增生，IgG4阳性浆细胞极少数，无Kimura病依据，EBER阴性。完善骨髓穿刺，示粒系增生明显活跃，各阶段细胞可见，过渡阶段粒细胞比例增高，核左移；红系增生相对较低，中晚幼红细胞居多，形态未见改变，淋巴细胞少见，巨核细胞较多见，血小板聚集或散在分布可见。患者09-04带药出院后，继续口服小儿法罗培南颗粒（200 mg tid）、利奈唑胺（0.6 g bid）、醋酸泼尼松（10 mg tid）和阿昔洛韦（400 mg tid），疗效欠佳，仍有发热，体温峰值39.1℃，左侧颈部肿块逐渐增大，活检创口未愈，有淡黄色渗出物。患者为进一步诊治，收入我科。

患病以来患者精神好，胃纳可，睡眠好，大小便正常，无体重明显下降。患者2022-05开始家中饲养鹦鹉和面包虫。

入院查体

体温39℃，脉搏88次/分，呼吸18次/分，血压110/80 mmHg，身高165 cm，体重50 kg。神志清楚，精神可，发育正常，查体合作，步入病房。全身皮肤黏膜未见异常，无肝掌。双侧颈部颌下区域淋巴结肿大左侧较大，以颌下耳后明显，皮肤颜色正常，未见皮疹。右侧肿块约4 cm×5 cm大小，右侧肿块皮肤上见一长2 cm手术瘢痕，愈合佳。左侧肿块约5 cm×6 cm，并且皮肤上见约1 cm大小未愈创口，有淡黄色脓液流出，放置引流条；触之皮温稍高，质韧，有触痛压痛（图27-1）。锁骨上、腋窝、滑车上、腹股沟、腘窝淋巴结未触及肿大。巩膜无黄染，双侧瞳孔等大等圆，对光反射灵敏。颈软，无抵抗，颈静脉无怒张，气管居中，甲状腺无肿大。胸廓对称无畸形，胸骨无压痛；双肺呼吸音清晰，未闻及干、湿性啰音。心率88次/分，律齐。腹平坦，腹壁软，全腹无压痛，无肌紧张及反跳痛，肝脾肋下未触及，肝区肾区无叩击痛，肠鸣音5次/分。双下肢无水肿。肌力正常，肌张力正常，生理反射正常，病理反射未引出。

入院后实验室检查和辅助检查

• 血常规：白细胞计数21.73×10⁹/L（↑），中性粒细胞百分比61.9%，单核细胞百分比7.3%，嗜酸性粒细胞百分比15.6%（↑），血红蛋白108 g/L（↓），血小板计数467×10⁹/L（↑），嗜酸性细胞计数3 388×10⁶/L（↑）。

• 肝功能：谷丙转氨酶5 U/L（↓），谷丙转氨酶8 U/L（↓），总胆红素5.4 μmol/L，碱性磷酸酶152 U/L，γ-谷氨酰转移酶21 U/L，白蛋白36 g/L（↓），球蛋白34 g/L，二氧化碳结合力22.5 mmol/L；乳酸脱氢酶195 U/L。

• 肾功能：尿素3.1 mmol/L，尿酸0.338 mmol/L（↑），肌酐46 μmol/L。

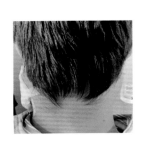
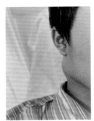
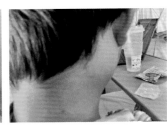
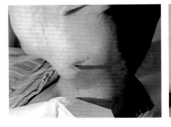
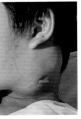
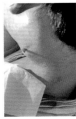

右

左

图27-1　双侧颈部颌下区域淋巴结肿大，左侧较大，以颌下耳后明显，皮肤颜色正常。右侧肿块约4 cm×5 cm大小，右侧肿块皮肤上见一长2 cm手术瘢痕，愈合佳。左侧肿块约5 cm×6 cm，并且皮肤上见约1 cm大小未愈创口。

- 电解质：钠139 mmol/L，氯化物101 mmol/L，钾3.5 mmol/L，血镁0.7 mmol/L（↓），血钙1.96 mmol/L（↓），无机磷1.05 mmol/L。
- 凝血功能：凝血酶时间16.4秒，纤维蛋白原降解产物＜2.5 μg/mL，部分凝血活酶时间43.9秒（↑），国际标准化比值1.20（↑），D-二聚体0.31 mg/L（FEU），纤维蛋白原定量4.1 g/L（↑），凝血酶原时间14.2秒（↑）。
- 炎症指标：血沉53 mm/h（↑），C反应蛋白40.9 mg/L（↑），降钙素原0.05 ng/mL，白介素-6 58.86 pg/mL（↑），铁蛋白160 ng/mL，nCD64 0.49，白介素-2受体1 609 U/mL（↑）。
- 免疫球蛋白：IgM 0.74 g/L，IgG 16.5 g/L，IgA 2.45 g/L，IgG4 3.49 g/L（↑）。
- 补体：补体C4 0.341 g/L，补体C3 1.480 g/L（↑）。
- 血微滴式数字PCR阴性，反复送检血培养结果为阴性。
- 脓液：Xpert MTB/RIF、细菌真菌培养均阴性。
- 感染标志物：CMV DNA（-），EBV DNA（血浆或全血）均阴性，血隐球菌荚膜多糖抗原检测（-），结核感染T细胞检测（-），血GM试验（-），血G试验（-），呼吸道抗体九联（-）。
- 自身抗体：抗核抗体阳性，滴度1∶1 000（胞质颗粒型）；ENA抗体谱均阴性。
- 血、尿免疫固定电泳阴性。
- 淋巴细胞绝对值计数：T淋巴细胞绝对值（CD3$^+$）2 146 cells/μL，Th淋巴细胞绝对值（CD3$^+$CD4$^+$）1 074 cells/μL，Tc淋巴细胞绝对值（CD3$^+$CD8$^+$）936 cells/μL，B淋巴细胞绝对值（CD3$^-$CD19$^+$）220 cells/μL，NK自然杀伤细胞绝对值（CD3$^-$CD16$^+$CD56$^+$）320 cells/μL。
- B超：甲状腺未见明显异常，双侧甲状旁腺未显示，双侧颈部肿大淋巴结，右侧上颈部实质性肿块，异常肿大淋巴结？左上颈部肿块范围3 cm×6 cm，边界不清，形态不规则，内部回声分布不匀，未见明显脓腔，见血流信号。双侧锁骨上、腋下、腹股沟、后腹膜未见明显异常肿大淋巴结。肝脏、胆囊、胰腺、脾脏、双肾、膀胱未见明显异常。双侧输尿管未见明显扩张。

- 胸部CT平扫：胸廓对称，纵隔居中；双肺实质内未见明显异常密度影；纵隔内未见明显增大淋巴结；胸腔内未见积液；心脏不大。
- 颈部CT平扫：颈部及咽旁间隙见多发肿大淋巴结影，部分淋巴结融合成团，边界模糊，与周围软组织分界不清；双侧腮腺及颌下腺大小；形态无殊，余未见异常（图27-2）。

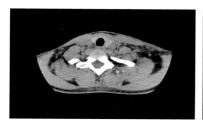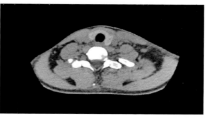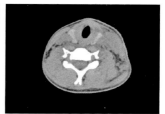

图27-2 颈部CT平扫。

入院后诊疗经过

患者入院后左侧颈部创口渗出液体结核Xpert MTB/RIF检测阴性，多次送细菌、真菌涂片＋培养均阴性，送抗酸杆菌涂片＋培养报告回报阴性，结核T细胞检测阴性。结合患者有养鹦鹉病史，不排除不典型病原体感染可能，予多西环素抗感治疗，同时保留外院糖皮质激素治疗方案：泼尼松10 mg tid口服治疗。患者仍有发热，09-11予甲泼尼龙40 mg ivgtt qd加强抗炎治疗，患者仍有发热。患者左侧颈部仍有黄色液体流出，淋巴结逐渐增大趋势。于09-16开始甲泼尼龙早40 mg-晚20 mg ivgtt治疗，患者体温正常，淋巴结未继续增大（图27-3）。

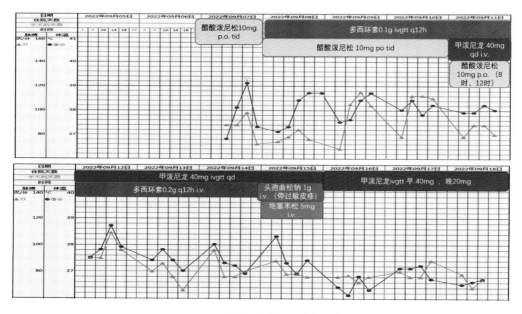

图27-3 患者体温变化和治疗经过。

患者入院后诉咽部不适,电子喉镜示双侧扁桃体、声带、舌根、梨状窝（－）,电子鼻咽镜示鼻咽部左侧见新生物堵塞左侧咽隐窝（图27-4）。考虑鼻咽部肿物,进一步完善鼻咽部增强MRI:鼻咽部占位,双侧颈部巨大肿块,伴双侧颈部淋巴结肿大,考虑恶性肿瘤可能大。

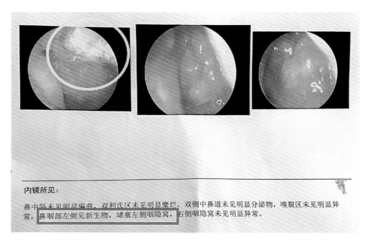

图27-4 患者鼻咽镜检查结果。

临床关键问题及处理

关键问题1 针对该患者,应如何考虑可能的诊断以及鉴别诊断?

患者为青少年男性,临床特点总结如下:① 临床症状主要表现为发热和快速进展的颈部淋巴结肿大;② 实验室检查见白细胞升高,以嗜酸性粒细胞为主,多项炎症指标升高,IgG4升高;③ 影像学检查见鼻咽部肿物;④ 病原学检查未见阳性依据,淋巴结活检病理未见肿瘤证据,抗感染治疗疗效欠佳,激素似乎有效。综合上述特点,我们初步考虑的有以下几种诊断可能。

（1）IgG4相关疾病:IgG4相关性疾病（immunoglobμLin-G4 related disease, IgG4-RD）是一种由免疫介导的慢性炎症伴纤维化疾病,可累及全身多个器官和系统。该患者外院和我院的血清IgG4均有升高,但血清IgG4升高诊断的特异性不高,组织病理学检查是诊断IgG4-RD的主要标准之一。主要组织病理表现为以IgG4$^+$浆细胞为主的淋巴、浆细胞浸润,并伴有席纹状纤维化、闭塞性静脉炎和嗜酸性粒细胞浸润。患者的淋巴结活检病理组织送我院病理科会诊,考虑（左侧颈部淋巴结）弥漫性反应性改变,其中一枚见脓肿形成,免疫组化和特殊染色IgG4散在极少数+,组织病理学无IgG4相关淋巴结依据。

（2）木村病:又称嗜酸性粒细胞性淋巴肉芽肿,是一种罕见的、病因不明的,以淋巴结、软组织和唾液腺损害为主的慢性进行性炎性疾病。该病需依靠活组织病理检查确诊。组织病理学以淋巴细胞浸润、血管增生及局部嗜酸性粒细胞浸润为特点。我院的病理会诊结果同样无木村病诊断依据。

（3）鼻咽部肿瘤：鼻咽部增强MRI提示鼻咽部占位，双侧颈部巨大肿块。进一步完善PET-CT，显示左侧鼻咽部结节、左侧咽旁及双侧颈部多发肿大淋巴结和肿块，均伴FDG代谢异常增高，考虑为肿瘤可能性大（淋巴瘤？）（图27-5）。骨髓和脾脏FDG代谢弥漫性增强，考虑为反应性改变。鼻咽部肿瘤是我们需要进一步考虑的可能诊断。

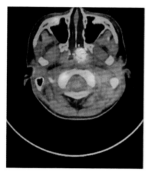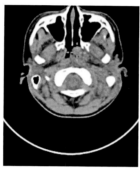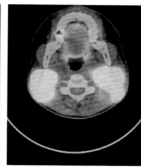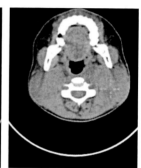

图27-5　患者PET-CT。

（4）血液系统肿瘤：患者入院后外周血白细胞进行性升高，分类以嗜酸性粒细胞升高为主，虽然我院查外周血白血病/淋巴瘤免疫分型未发现明显异常造血淋巴细胞群，外院骨髓涂片未发现明显异常。但患者淋巴结脓液mNGS见大量EBV序列，我们仍需要进一步考虑该诊断可能。

（5）Castleman病：又称巨大淋巴结增生症或血管滤泡性淋巴组织增生，是一类罕见的、具有特征性病理改变、高临床异质性淋巴增生性疾病。淋巴结病理检查是CD诊断的金标准。该患者的淋巴结病理检查和免疫组化染色同样未发现支持该诊断的依据。

综上，我们需要对该患者进一步评估是否存在血液系统肿瘤或鼻咽部肿瘤。

关键问题2　如何进一步对该患者进行确诊？

该患者病情复杂，09-22我科再次进行讨论并请翁心华教授查房：考虑淋巴结肿大反应性增生可能，不排除肿瘤性疾病。患者PET-CT检查见左侧鼻咽部结节、左侧咽旁及双侧颈部多发肿大淋巴结和肿块，均伴FDG代谢异常增高（图27-5）。结合患者外院已行淋巴结活检，但无明显阳性结果提示，可考虑选择鼻咽部进行活检。

患者进一步完善鼻咽部活检，病理回报（鼻咽顶）未分化癌，非角化型（图27-6）。最终诊断为鼻咽癌。

背景知识介绍

鼻咽癌（nasopharyngeal carcinoma, NPC）是发生于鼻咽部黏膜的上皮细胞恶性肿瘤。儿童及青少年鼻咽癌较为罕见，占所有儿童青少年恶性肿瘤的1%～3%，好发年龄11～20岁，男孩较女孩多见。

鼻咽癌的好发部位为咽隐窝，由于位置隐匿，患儿可能长时间无明显的临床表现，最常见

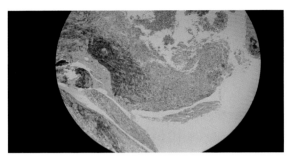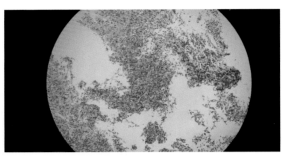

图27-6　我院病理。

的症状是因区域淋巴结转移引起的颈部肿块，肿块多位于颈深部上群，呈进行性增大，早期可活动，晚期与皮肤或深层组织粘连而固定。鼻咽癌可以转移至全身各个部位，常见的转移部位为骨、肺、肝及远处淋巴结。还可以发生多种副肿瘤综合征，包括中性粒细胞增多症、发热、肥大性骨关节病和皮肌炎等。

　　WHO将NPC分为3种病理亚型。① 角化型鳞状细胞癌：仅占极少数。癌细胞鳞状分化明显，可见细胞间桥及角化，很少有腺样或棘细胞溶解型变化。对放射治疗不敏感，预后较差。② 非角化型癌：最常见的病理类型，包括分化癌和未分化癌。分化癌在光镜下无明确的鳞状细胞分化特征，未见角化和清楚的细胞间桥，但癌细胞境界清楚。未分化癌细胞呈卵圆形，胞界不清楚，核呈空泡状。非角化型癌与基因遗传易感性、EBV感染及环境因素相关，比角化型鳞状细胞癌对放射治疗更敏感。③ 基地样鳞状细胞癌：少见，少数被覆鼻咽鳞状化生上皮的基底细胞向下增生癌变，癌巢周边细胞呈明显的基地细胞样栅状排列，而角化和细胞间桥的数量不多。该类型因侵袭性临床病程和较差的生存率而引起关注。

　　儿童及青少年鼻咽癌与成人鼻咽癌表现基本一致，原发灶以鼻咽侧壁及顶后壁多见，前鼻镜检查和鼻咽镜检查可以发现鼻咽部的新生物，CT检查在现实骨质破坏较为直观，MRI在显示早期骨髓侵犯方面要优于CT。

　　鼻咽癌的诊疗需要多学科团队协作，特别是对于局部晚期的鼻咽癌患儿。对于放疗敏感的病理类型，放疗是早期鼻咽癌的一线治疗方法。鼻咽癌的解剖位置复杂，手术切除仅为放疗后局灶残留或者早期复发肿瘤的挽救治疗方法。

 点 评

　　本例患者以颈部淋巴结肿大为首发表现，外院淋巴结活检提示EBER阳性，一度曾考虑是EB病毒感染引起的一系列症状，特别是EBV相关肿瘤性疾病需首先考虑。患者外院病理也曾借至我院病理科会诊，未见肿瘤细胞，使得诊断一度陷入僵局。患者入院后诉有咽部不适，即请五官科会诊，发现鼻咽部新生物，但病程中患者并无鼻塞、流涕、鼻出血等症状，因此相关专科的会诊起到了非常重要的作用。当然，临床上对患者症状体征的仔细询问和检查对发现疾病诊断线索至关重要。

（喻一奇　陈文欣　高岩　邵凌云）

参·考·文·献

[1] Chen YP, Chan ATC, Le QT, et al. Nasopharyngeal carcinoma[J]. Lancet, 2019, 394(10192): 64−80.

[2] Bossi P, Chan AT, Licitra L, et al. ESMO Guidelines Committee. Electronic address: clinicalguidelines@esmo.org; EURACAN. Nasopharyngeal carcinoma: ESMO−EURACAN Clinical Practice Guidelines for diagnosis, treatment and follow−up [J]. Ann Oncol, 2021, 32(4): 452−465.

28

以脑膜脑炎为表现的中枢神经系统黑色素瘤

题 记

　　脑膜炎是感染科常见病,常表现为头痛,脑脊液白细胞升高、糖降低、蛋白质升高等特点。本病例为以头痛起病,脑脊液提示蛋白质明显升高、糖明显降低患者,先后误诊为自身免疫性脑脊髓膜炎和隐球菌性脑膜炎,最后经过脑脊液细胞学检查明确诊断。该病虽然罕见,但为脑膜炎的临床诊断和鉴别诊断提供了一个新的思考。

病史摘要

　　患者,男性,51岁。安徽桐城人,2023-04-14收入我科。

主诉

　　头痛2个月余,加重伴呕吐及意识障碍20余天。

现病史

　　患者于2023年2月中旬在建筑工地工作时无明显诱因出现头痛、上肢活动障碍等症状,无发热、恶心、呕吐,无其他不适,在当地小诊所给予针灸治疗1周,效果不佳。症状进行性加重,并于3月中旬出现恶心、呕吐,呕吐为非喷射样,呕吐物为胃内容物,于2023-03-17就诊于当地乡卫生院,给予输液治疗(具体药物不详),治疗过程中出现行为、语言及精神异常,小便失禁,仍有头痛及呕吐,血压正常。2天后(03-19)转至上级医院,行头颅CT及MRI检查无明显异常,考虑为"精神性疾病",转诊精神病医院临床诊断为癔症,开具精神类药物(具体不详)后建议居家治疗。居家治疗期间仍有头痛及呕吐,且意识障碍进行性加重,于03-28出现四肢抽搐,呼之不应,遂于03-29就诊于上一级医院神经内科,腰椎穿刺(腰穿)检查脑脊液压力 > 320 mmH$_2$O,脑脊液蛋白增高明显,糖、氯化物显著降低,给予糖皮质激素(具体剂量不明)、脱水降颅压等治疗效不佳,患者出现颈部疼痛伴左上肢麻木、无力感,逐渐进展为精神行为异常伴癫痫发作,提示脑实质广泛累及,考虑为炎性、免疫性疾病,倾向急性播散性脑脊髓炎可能,予以大剂量糖皮质激素冲击治疗(具体剂量不详),症状进一步加重。2023-04-07再次行腰穿检查,脑脊液压力仍 > 320 mmH$_2$O,脑脊液蛋白较前增高明显,糖、氯化物降低明显,脑脊液细胞学见隐球菌,墨汁涂片隐球菌阳性,04-11再次行腰椎穿刺检查,脑脊液压力仍 > 320 mmH$_2$O,脑脊液蛋白增高明显,糖、氯化物降低明显,脑脊液细胞学隐球菌荚膜抗原阴性,墨汁涂片阴性,mNGS检测阴性。患者仍头痛明显,吞咽困难,嗜睡,呼之可应,但不能正常回答问题,血压最高达180/150 mmHg。为进一步诊治来我院急诊就诊,并收入我科住院。患者发病以来精神不好,神志欠清,胃纳不佳,睡眠不好,小便正常,2周无大便,有体重明显下降,下降5 kg。现用药:无。

既往史及个人史

否认肝炎结核病史。2019年曾因胃穿孔受"腹腔镜胃穿孔修补术",术后恢复可。否认外伤、输血史。否认其他慢性疾病史。否认药物过敏史。

婚育史和家族史

已婚已育,否认家族遗传性疾病史。

入院查体

体温36.7℃,脉搏82次/分,呼吸19次/分,血压165/110 mmHg。神志欠清,营养极差,回答不切题,被动体位,查体不合作,平车推入病房。全身皮肤黏膜未见异常,未见皮下出血点,未见皮疹;全身浅表淋巴结无肿大。巩膜无黄染,双侧瞳孔等大等圆,对光反射灵敏。颈有抵抗;双肺呼吸音清,未闻及干、湿性啰音。心率82次/分,律齐。腹平坦,腹软,全腹有压痛,无肌紧张及反跳痛,肝脾肋下未触及,肝肾脏无叩击痛,未闻及肠鸣音。双上肢远端肌力3级,近端1级,双下肢肌力3级,肌张力不高,四肢腱反射减弱,双侧病理征未引出。四肢及腹部针刺觉尚存,位置觉减退。

入院后实验室检查和辅助检查

• 血常规:白细胞计数28.00 × 10^9/L(↑),中性粒细胞百分比89.8%(↑),淋巴细胞百分比1.6%(↓),单核细胞百分比8.5%,嗜酸性粒细胞百分比0.0%(↓),嗜碱性粒细胞百分比0.1%,红细胞计数5.36 × 10^{12}/L,血红蛋白158 g/L,血小板计数205 × 10^9/L。

• 肝肾功能:谷丙转氨酶32 U/L,谷草转氨酶26 U/L,碱性磷酸酶91 U/L,γ-谷氨酰转移酶29 U/L,胆碱酯酶5 378 U/L,总蛋白67 g/L,白蛋白43 g/L,球蛋白24 g/L,总胆红素11.2 μmol/L,胆固醇4.41 mmol/L,甘油三酯0.89 mmol/L;尿酸0.162 mmol/L,尿素9.0 mmol/L(↑),肌酐42 μmol/L(↓),eGFR(MDRD公式计算)197.7 mL/min。

• 血糖8.0 mmol/L(↑)。

• 尿常规阴性,胃液隐血(+++)。

• 曲霉特异性半乳甘露聚糖(GM)试验阴性,G试验(血浆1-3-B-D葡聚糖) < 10.00 pg/mL,血隐球菌荚膜多糖抗原检测阴性。

• 肿瘤标志物:CA 50 7.6 U/mL,CA 24–2 4.3 U/mL,CA 12–5 25.50 U/mL(↑),CA 15–3 9.95 U/mL,神经元特异性烯醇酶16.40 ng/mL,CA 72–4 < 1.50 U/mL,细胞角蛋白19片段4.25 ng/mL

（↑），甲胎蛋白 4.36 ng/mL，前列腺特异抗原（PSA）1.190 ng/mL，游离前列腺特异抗原（FPSA）0.240 ng/mL，癌胚抗原 1.88 ng/mL，FPSA/PSA 0.202，CA 19−9 8.38 U/mL，鳞癌相关抗原 7.8 ng/mL（↑）。

- 炎症指标：铁蛋白 564.00 ng/mL（↑），血沉 5 mm/h，C 反应蛋白 3.01 mg/L，降钙素原 0.08 ng/mL。

- 免疫球蛋白：血 IgM 0.88 g/L，血 IgE 67.20 g/L，血 IgG 7.96 g/L（↓），血 IgA 1.30 g/L，IgG4 0.328 g/L。自身抗体及补体均阴性。

- 淋巴细胞亚型：T 淋巴细胞绝对值 165 cells/μL（↓），Th 淋巴细胞绝对值 114 cells/μL（↓），Tc 淋巴细胞绝对值 54 cells/μL（↓），B 淋巴细胞绝对值 132 cells/μL，NK 自然杀伤细胞绝对值 33 cells/μL（↓）。

- 甲状腺功能：促甲状腺激素 0.45 mIU/L，甲状腺素 61.3 nmol/L（↓），三碘甲状腺原氨酸 0.62 nmol/L（↓），游离甲状腺素 11.40 pmol/L（↓），游离三碘甲状腺原氨酸 1.80 pmol/L（↓）。

- 凝血功能：国际标准化比值 1.06，凝血酶时间 16.0 秒，部分凝血活酶时间 28.0 秒，D−二聚体 0.36 FEUmg/L，纤维蛋白原降解产物 < 2.5 μg/mL，纤维蛋白原定量 4.1 g/L（↑）。

- 乙型肝炎病毒表面抗原阴性，丙型肝炎病毒抗体阴性，人类免疫缺陷病毒抗体阴性，梅毒螺旋体抗体阴性，EBV DNA 阴性，CMV DNA 阴性。

- 血 T−SPOT.*TB* 阴性。

- 脑脊液压力（2023−04−14）> 300 mmH$_2$O；脑脊液生化：糖 < 1.11 mmol/L（↓），氯 107 mmol/L（↓），蛋白质 4 069 mg/L（↑），乳酸 14.79 mmol/L（↑），乳酸脱氢酶 1 018 U/L；脑脊液常规：黄色，微浑，白细胞 9 × 10^6/L（↑），红细胞 3 217 × 10^6/L，潘氏试验 +；脑脊液隐球菌荚膜多糖抗原检测阴性；脑脊液 XpertMTB/RIF 结核分枝杆菌 DNA 阴性；脑脊液 PMSeq−DNA 病原微生物高通检查阴性。

- 脑脊液结核分枝杆菌 DNA 阴性。

- 腹部 CT（2023−04−14）：肠管多发扩张积气，腹腔少许渗出性改变（图 28−1）。

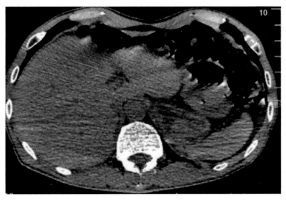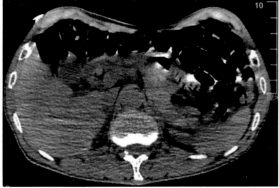

图 28−1　腹部 CT（04−14）。

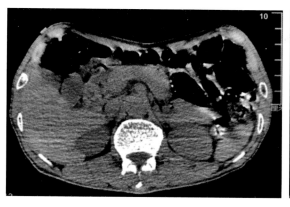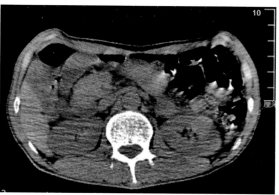

图28-1 （续）

临床关键问题及处理

关键问题1 该患者的诊断是什么,应如何治疗?

根据患者发病特点及脑脊液结果,不能除外细菌性脑膜炎,予以静滴美罗培南每6小时1次,每次1.0 g+利奈唑胺每12小时1次,每次600 mg抗感染治疗,并予以甘露醇每6小时1次,每次250 mL降颅压、地塞米松减至3 mg/d抗炎治疗。

患者有腹痛,多日无排气排便,听诊未及肠鸣音,腹部CT示肠管扩张积气,考虑肠梗阻可能,予以留置胃管、胃肠减压,胃液送检隐血(+++),予以艾普拉唑每8小时1次,每次10 mg抑酸止血治疗,并禁食禁水、肠外营养支持治疗。多次予以乳果糖灌肠,灌肠后有大便,胃肠减压液逐渐由咖啡色变为黄色,胃液隐血转为阳性,较前好转;予以鼻饲乳果糖通便治疗,予以少量鼻饲营养液1次,听诊仍无肠鸣音,肠梗阻未见好转。

病程中患者血压高,考虑颅高压导致,予以静脉用尼卡地平静脉降压治疗,并心电监护,监测生命体征。后续胃肠减压减少后,予以鼻饲倍他乐克及氨氯地平降压治疗,血压较前好转,停用尼卡地平。

经过上述治疗,患者仍有头痛不适,可对答,病情未见明显好转,04-18完善头颅增强MRI检查,提示颅内软脑膜多发强化,感染可能(图28-2)。04-19复查脑脊液,压力 >

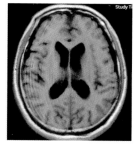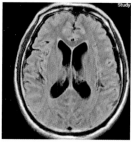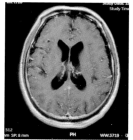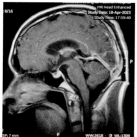

图28-2 头颅增强MRI。

300 mmH₂O；脑脊液生化：糖 < 1.11 mmol/L（↓），氯 110 mmol/L（↓），蛋白质 6 526 mg/L（↑），乳酸 9.41 mmol/L（↑），乳酸脱氢酶 2 787 U/L；脑脊液常规：黄色，微浑，白细胞 123 × 10⁶/L（↑），红细胞 3 960 × 10⁶/L，潘氏试验（＋）。

关键问题2 患者抗感染治疗效果不佳，下一步如何检查以明确诊断？诊断思路如何？

患者表现为头痛、呕吐、意识障碍，结合脑脊液常规及生化结果，需考虑细菌性脑膜炎。患者脑脊液病原学 mNGS 检测阴性，细菌培养阴性，抗感染效果不佳，细菌性脑膜炎可能性小。患者有肠梗阻病史，伴四肢肌力减退，需考虑结核性脑膜炎。患者否认结核病史，无咳嗽、咳痰病史，血 T-SPOT.*TB*，脑脊液病原学 mNGS 检测阴性，脑脊液结核分枝杆菌 DNA 阴性，结核性脑膜炎依据不足。结合消瘦、肠梗阻、消化道出血病史，需鉴别是否为非感染性疾病，或者二元论，存在脑膜累及疾病，合并肠梗阻。

为明确诊断，04-19 送检脑脊液细胞学检查，结果示：有核细胞数 123 个 /uL，片上见大量恶性肿瘤细胞增殖浸润（图 28-3），该类细胞大小不一，以大者居多，类圆、圆形，胞质量丰富或中等，边缘有大小不一的瘤状突起，形似蕾丝，色淡蓝，核大，类圆，偏位，核染色粗糙且分布不均，可见明显核仁，可见核分裂型（图 28-4）。细胞免疫化学染色：HMB45（＋）（图 28-5）；S-100（＋）（图 28-6）；CD34（＋）；CD20（－）；CD30（－）；ALK（－）；Desmin（－）；INI-1（－）；

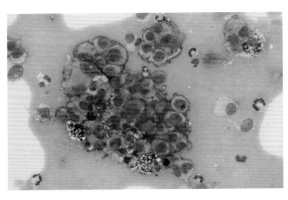

图28-3 瑞氏染色400×（1）。

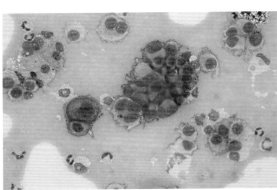

图28-4 瑞氏染色400×（2）。

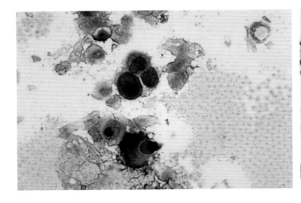

图28-5 HMB45染色400×。

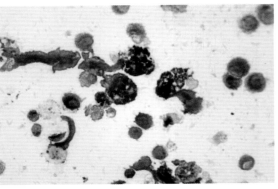

图28-6 S-100染色400×。

AFP（−）；PAX-8（−）；CK5/6（−）；CK7（−）；CDX-2（−）；CK20（−）；CAM5.2（−）；CD56（+）；Syn（−）；Vim（+）；TTF-1（−）；p63（−）；RCC（−）；GAFP（−）；NF（−）；CK8/18（−）；CgA（−）；Ki67 20%～30%+，结合细胞形态及免疫细胞化学染色符合黑色素细胞病变，增殖指数（20%～30%），建议临床首先考虑中枢神经系统黑色素瘤。

　　患者诊断为中枢神经系统黑色素瘤，完善全身皮肤体检，未见黑色素瘤表现；拟予以完善眼底检查、胃肠镜、全身PET-CT等检查明确有无原发病灶或转移灶，但患者身体状况差，且经济条件差，家属要求出院，回当地继续诊治。

背景知识介绍

　　黑色素细胞起源于神经嵴，在发育过程中，它们迁移到皮肤、葡萄膜、黏膜和软脑膜。恶性黑色素瘤（malignant melanoma, MM）可能起源于黑色素细胞，其中大多数来源于皮肤。中枢神经系统黑色素瘤分为原发性（primary intracranial malignant melanoma, PIMM）和转移性（metastatic intracranial malignant melanoma, MIMM）。中枢神经系统黑色素瘤患者的临床表现为颅内压升高、神经功能障碍、惊厥或蛛网膜下腔出血等。PIMM通常来源于软脑膜中的黑色素细胞成分，非常罕见，约占所有黑色素瘤病例的1%。根据肿瘤的行为，PIMM在病理上分为两种类型；一种弥漫性侵犯软脑膜并扩散到蛛网膜下腔，另一种引起结节性肿瘤。

　　中枢神经系统黑色素瘤患者，头颅MRI表现多样。Isiklar等根据肿瘤中黑色素的含量将其MRI表现分为4个亚型。① 黑色素型：T1WI上为高信号，T2WI上为低信号；② 非黑色素型：T1WI上为低或等信号，T2WI上为高或等信号；③ 不确定型或混合型：MRI特征不符合前两类中的一种；④ 出血型：在MRI上可能仅表现出血肿的特征，在出血的不同阶段MRI表现可能会有所变化。黑色素型和出血性病变最常见，约占颅内黑色素瘤的70%。

　　由于中枢神经系统黑色素瘤缺乏典型的临床表现，影像学特征多种多样，细胞学检查和组织病理诊断是诊断的金标准。HE染色和免疫组织化学染色即可确诊绝大多数恶性黑色素瘤。在光学显微镜下，细胞呈多角形或纺锤形，表现出有丝分裂和色素沉着的迹象。免疫组化中，S-100蛋白是最早发现的MM相关性标志物，对恶性黑色素瘤敏感性可达95%，但其特异性不强。HMB-45是一种对黑色素瘤具有较高特异性的单克隆抗体，它可以识别前黑色素小体球蛋白，并能与黑色素瘤特异性抗原和不完全性黑色素瘤细胞发生反应，可以用于发现病理表现为低色素或无色素MM。该患者脑脊液细胞学检查见大量恶性肿瘤细胞增殖浸润，大小不一，以大者居多，胞质量丰富或中等，边缘有大小不一的瘤状突起，形似蕾丝，色淡蓝，核大，类圆，偏位，核染色粗糙且分布不均，可见明显核仁，可见核分裂型；细胞免疫化学染色：HMB45（+）、S-100（+）。诊断为中枢神经系统黑色素瘤。隐球菌菌体呈圆形或椭圆形，直径约4～20 μm，为红细胞的2～3倍，可见透明的厚荚膜（图28-7），镜下可能与黑色素瘤细胞难以分辨，造成误诊。

　　PIMM与MIMM患者临床表现类似，影像学、组织病理学及免疫化学无明显差异，鉴别

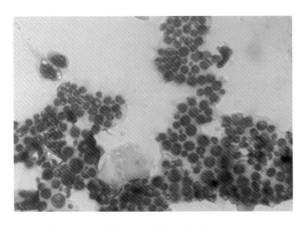

图28-7　脑脊液中隐球菌。瑞氏染色400×。

诊断困难。诊断PIMM需符合以下条件：① 皮肤或眼球未发现黑色素瘤；② 无皮肤或眼球黑色素瘤手术史；③ 内脏未发现转移性黑色素瘤。MM患者需完善全面仔细的全身皮肤体检、眼底镜检查、胃肠道内镜检查、全身PET-CT检查等明确有无黑色素瘤病灶。

目前尚无PIMM治疗指南。手术切除局灶性肿瘤是一线治疗方法，有助于缓解颅内压高并获得组织病理学检查。PIMM恶性程度高，可以采用多模式联合治疗，包括显微外科、放射治疗、立体定向放射外科和化疗。黑色素瘤对放疗和化疗有一定抵抗性。黑色素瘤由于其侵袭性行为，预后极差。MIMM患者的中位生存期仅为5～6个月，PIMM患者的平均生存期为9～24个月；部分可以局部切除和完全切除的患者，预后稍好，有个案报告存活超过5年甚至17年。

中枢神经系统感染是感染科常见疾病，表现为发热、头痛等，脑脊液表现为糖降低、蛋白质升高；根据病因可以分为细菌性、结核性、真菌性等。该患者脑脊液早期细胞学检查疑似隐球菌，但患者脑脊液再次墨汁涂片、培养阴性，脑脊液隐球菌抗原阴性，脑脊液mNGS阴性，故可以除外隐球菌可能。入院时，我们再次行脑脊液细胞学检查，发现脑脊液中恶性肿瘤细胞，才得以明确诊断。此外，本例患者有肠梗阻、消化道出血表现，应进行胃肠镜检查、全身PET-CT等明确有无原发病灶，以明确患者是原发性或转移性中枢神经系统黑色素瘤。但患者病情重，身体及家庭条件不许可，以致没有进行进一步检查，令人遗憾。

（于　洁　王瑾瑜　陈　锟　朱利平）

参·考·文·献

[1] Willis RA. The hamartomatous syndromes: their clinical, pathological and fundamental aspects[J]. Med J Aust, 1965, 1(23): 827-833.

[2] Isiklar I, Leeds NE, Fuller GN, et al. Intracranial metastatic melanoma: correlation between MR imaging characteristics and melanin content[J]. Am J Roentgenol, 1995, 165(6): 1503-1512.

[3] Wang J, Guo ZZ, Wang YJ, et al. Microsurgery for the treatment of primary malignant intracranial melanoma: a surgical series and

literature review[J]. Eur J Surg Oncol, 2014, 40(9): 1062−1071.

[4] Byun J, Park ES, Hong SH, et al. Clinical outcomes of primary intracranial malignant melanoma and metastatic intracranial malignant melanoma[J]. Clin Neurol Neurosurg, 2018, 164: 32−38.

[5] Ma Y, Gui Q, Lang S. Intracranial malignant melanoma: A report of 7 cases[J]. Oncol Lett, 2015, 10(4): 2171−2175.

[6] Troya-Castilla M, Rocha-Romero S, Chocrón-González Y, et al. Primary cerebral malignant melanoma in insular region with extracranial metastasis: case report and review literature[J]. World J Surg Oncol, 2016, 14(1): 235.

[7] Wen L, Cai L. Primary diffuse meningeal melanomatosis[J]. N Engl J Med, 2023, 388(20): 1892.

29

以乳酸酸中毒为突出表现的急进型淋巴瘤

发热待查疾病中淋巴瘤的诊断较为困难,部分病例病程可以迁延很久。然而却有部分淋巴瘤进展迅速,伴有高热,甚至噬血现象,病情危重,不少患者等不到病理确诊。本病例为以噬血细胞综合征为表现的发热待查患者,伴有高乳酸血症。经过积极的纠正乳酸酸中毒治疗,患者内环境得到暂时的改善,为患者的诊断争取了时间。对于此类患者,需要更加积极、迅速的处置。

病史摘要

患者,男,64岁。安徽人,农民,2022-07-22收入我科。

主诉

发热1个月余,胸闷2周。

现病史

患者1个月前农田劳作后出现恶心、呕吐,随后出现畏寒、发热,体温37.5～38.5℃,无咳嗽、咳痰、胸闷气急,无关节疼痛等伴随症状。至小诊所使用青霉素、阿奇霉素未好转。2022-06-24至县医院就诊,血常规:白细胞计数8.23×10^9/L,红细胞计数4.15×10^{12}/L,血红蛋白125 g/L,血小板计数156×10^9/L,肝肾功能基本正常,白蛋白30.5 g/L,乳酸脱氢酶(LDH)617 IU/L。胸部CT提示双肺未见明显异常,少许胸腔积液;全腹CT提示前列腺中间部可见结节状稍高密度影、左肾结石、双肾积水、胆囊炎;头颅CT提示脑萎缩。先后给予"头孢他啶、头孢哌酮、亚胺培南"抗感染治疗,体温未好转。06-28转至市医院就诊,血常规:白细胞计数6.9×10^9/L,红细胞计数4.24×10^{12}/L,血红蛋白127 g/L,血小板计数145×10^9/L,白蛋白27.1 g/L,国际标准化比值(INR)1.28,C反应蛋白176.11 mg/L。腹部MRCP示胆囊炎,双侧肾周少许渗出,腹腔及双侧胸腔少量积液;胃镜示糜烂性胃窦炎。予以呋塞米、头孢哌酮、甲泼尼龙后更改为地塞米松治疗（具体不详），患者仍反复发热，自行回家。后当地就诊中医，调理肝火旺盛，气血不足，服用4天中药，针灸拔火罐放血治疗，患者体温仍未好转，并出现胸闷，且逐渐加重，排尿较少。于07-21至复旦大学附属华山医院急诊就诊，体温38.5℃，胸闷气促明显，伴下肢水肿，血常规：白细胞计数10.44×10⁹/L，红细胞计数4.23×10¹²/L，血红蛋白127 g/L，血小板计数23×10⁹/L，C反应蛋白101.07 mg/L；肝功能：转氨酶正常，总胆红素53 μmol/L，直接胆红素13.2 μmol/L，白蛋白29 g/L，LDH 613 IU/L；血肌酐144 μmol/L，尿酸0.58 mol/L；电解质正常；INR1.69，D-二聚体3.77 mg/L，纤维蛋白原1.4 g/L；血气分析：pH 7.42，PO_2 8.15 kPa，乳酸7.58 mmol/L，PCO_2 2.8 kPa，HCO_3^- 13.5 mmol/L；胸腹部CT示右肺下叶纤维灶，胸腔积液，肝脾肿大。为进一步诊治，收入我科住院。

患病以来患者精神可，胃纳差，睡眠一般，排尿困难，大便3天未解，近1个月体重下降10斤余。

既往史及个人史

否认高血压病、心脏病、糖尿病病史。否认家族肿瘤或其他特殊疾病史。已婚已育。否认手术史。否认药物过敏史，否认毒物接触等。患病前曾下河捕鱼、田间劳作，有蚊虫叮咬可能，家中有鼠。患者于20余年前卖血，感染丙型肝炎病毒，诉3年前服用治疗丙型肝炎药物DAA后病毒转阴。

入院查体

体温37.3℃，脉搏72次/分，呼吸28次/分，血压120/64 mmHg，体重60 kg。神志清楚，发育正常，营养好，结膜充血，未及浅表淋巴结肿大，无皮肤红肿。未见皮下出血点，未见皮疹。双肺呼吸音清晰，未闻及干、湿性啰音。心率72次/分，律齐。腹平软，全腹无压痛，肝脏未触及，脾脏肋下4指。双下肢轻度水肿。

入院后实验室检查和辅助检查

• 血常规：白细胞计数13.71×10⁹/L，中性粒细胞百分比97.0%（↑），淋巴细胞百分比1.0%（↓），单核细胞百分比1.0%（↓），嗜酸性粒细胞百分比0.0%（↓），嗜碱性粒细胞百分比1.0%，红细胞计数3.46×10¹²/L，血红蛋白127 g/L，血小板18×10⁹/L，网织红细胞百分比7.31%（↑）。

• 尿常规：尿蛋白（++），尿红细胞阴性，尿白细胞15.6/μL。

• 肝功能：谷丙转氨酶22 U/L，谷草转氨酶37 U/L，总胆红素36.4 μmol/L，直接胆红素26.2 μmol/L，碱性磷酸酶132 U/L，γ-谷氨酰转移酶88 U/L，总蛋白49 g/L，白蛋白25 g/L。

• 电解质正常。

• 肾功能：尿酸0.710 mmol/L，尿素22.7 mmol/L，肌酐143 μmol/L，eGFR（EPI公式计算）44.3 mL/min（↓），血氨（干式法）66 μmol/L（↑）。

• 血糖及血乳酸：血乳酸12.52 mmol/L，葡萄糖3.9 mmol/L。

• 心肌酶谱：NT-pro BNP 1 751.0 pg/mL（↑），肌红蛋白135.90 ng/mL（↑），肌钙蛋白T 0.035 ng/mL（↑），CK-MB mass 7.21 ng/mL（↑），肌酸激酶57 U/L，乳酸脱氢酶713 U/L（↑），α羟丁酸脱氢酶636 U/L（↑）。

• 炎症指标：铁蛋白497 ng/mL，降钙素原0.62 ng/mL（↑），白介素-2受体＞7 500 U/mL

（↑），全血C反应蛋白91.09 mg/L，白介素-6 156.8 pg/mL（↑），血沉3 mm/h，中性粒细胞CD64指数7.16。

- 凝血功能（2022-07-22）：凝血酶时间22.4秒（↑），纤维蛋白原降解产物6.2 μg/mL（↑），部分凝血活酶时间45.9秒（↑），国际标准化比值1.98（↑），D-二聚体3.68 FEUmg/L（↑），纤维蛋白原定量1.0 g/L（↓），凝血酶原时间22.8秒（↑）。
- 血气分析：pH 7.292，PO_2 10.69 kPa，PCO_2 2.18 kPa，氧饱和度95.5%，剩余碱-16.3 mmol/L，实际碳酸氢根浓度7.7 mmol/L，标准碳酸氢盐浓度11.5 mmol/L，阴离子间隙30.8 mmol/L。
- 乳酸12.06 mmol/L。
- CMV DNA 5.53×10^2 copies/mL；EBV-DNA低于检测下限。
- 淋巴细胞亚群绝对计数：T淋巴细胞绝对值295 cells/μL（↓），Th淋巴细胞绝对值122 cells/μL（↓），Tc淋巴细胞绝对值166 cells/μL（↓），B淋巴细胞绝对值13 cells/μL（↓），NK自然杀伤细胞绝对值179 cells/μL，T淋巴细胞相对值59.97%，Th淋巴细胞相对值24.86%（↓），Tc淋巴细胞相对值33.67%，$CD4^+/CD8^+$比值0.74，B淋巴细胞相对值2.72%（↓），NK自然杀伤细胞相对值36.39%。
- T-SPOT.*TB*、隐球菌荚膜抗原检测、ANA、补体、血培养均阴性。
- 血小板抗体：抗血小板膜糖蛋白Ⅸ特异性抗体（GPⅨ）阴性，抗血小板膜糖蛋白Ⅰb特异性抗体（GPⅠb）阳性（+），抗血小板膜糖蛋白Ⅲa特异性抗体（GPⅢa）阴性，抗血小板膜糖蛋白Ⅱb特异性抗体（GPⅡb）阳性（+），抗血小板α颗粒膜蛋白140（GMP 140）阳性（+）。
- B超：肝脏形态饱满，脾大195 mm×69 mm，右肾轻度积水。胆囊、胰腺、左肾、膀胱未见明显异常。双侧输尿管未见明显扩张。
- 心电图：窦性心动过速；QRS电轴左偏；ST改变（Ⅱ、V_3、V_4、V_5、V_6 ST段压低0.5～0.75 mm）。

入院后诊疗经过

患者入院后胸闷气促明显，氧饱和度92%～94%，面罩吸氧5 L/min后，指末氧饱和度96%，同时心电监护及床旁心电图提示阵发性快房颤，间断心室率可达180次/分以上，血气分析示pH 7.292，代谢性酸中毒合并呼吸性碱中毒，血乳酸高达12 mmol/L。由于患者存在急性肾功能不全和乳酸酸中毒，请肾内科急会诊，考虑有紧急透析指征，当日转入感染科重症监护病房开始连续性肾脏替代疗法（CRRT）治疗。患者血小板下降迅速，入院血小板仅18×10^9/L，对比患者外院及我院入院时腹部CT可见脾脏在18天内迅速增大（图29-1）；结合患者发热的症状以及其纤维蛋白原下降、白介素-2受体明显升高等实验室检查，考虑患者存在噬血细胞综合征倾向，入院后立刻完善骨髓涂片、骨髓细胞流式细胞学检测、骨髓活检、骨髓mNGS（DNA+RNA）。患者在入院前一天我院急诊外周血涂片结果回报有异常淋巴细胞1%，虽然入院时患者噬血倾向的原发病尚不明确，但考虑血液系统疾病的可能性大，因此在骨穿刺后开始地塞米松15 mg qd联合人免疫球蛋白20 g冲击治疗。同时静脉予以碳酸氢钠纠酸。

患者骨髓流式回报（07-25）：骨髓可见FSC/SSC较大的异常B淋巴细胞占有核细胞的

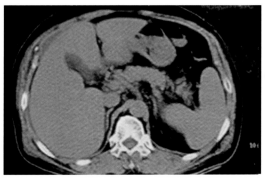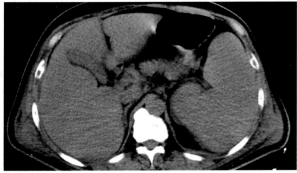

图29-1 患者腹部CT对比。左图为患者2022-07-05外院摄片,右图为07-22我院入院时摄片,可见脾脏在18天内迅速增厚。

2.5%:CD45$^+$,CD22$^+$,CD20$^+$,CD10$^+$,CD5$^+$,CD38$^+$,FMC7$^+$,part CD23$^+$,part CD19$^-$,CD200$^-$,CD79b$^-$ κ$^-$ λ$^-$ TdT$^-$ MPO$^-$。根据细胞免疫表型倾向弥漫大B细胞淋巴瘤(DLBCL)可能;骨髓涂片见16%异常淋巴细胞,同步外周血涂片见31%晚幼红细胞及1%异常淋巴细胞。同时,患者骨髓mNGS DNA+RNA均回报阴性,进一步除外感染性疾病。请血液科会诊,拟转血液科进一步治疗,在等待血液科床位的过程中,虽然持续进行糖皮质激素及CRRT治疗并辅助进行输血浆及血小板的支持治疗,患者的乳酸酸中毒情况曾一度似乎有好转迹象,但血小板持续降低并且乳酸再次升高、凝血功能逐渐恶化,逐渐出现意识障碍、心功能受损、胆红素升高(表29-1),转至血液科后自动出院。

表29-1 患者入院后部分关键化验指标变化

日 期	Lac (mmol/)L	PLT (×10⁹/L)	DB/TB (μmol/L)	Scr (μmol/L)	TNT (ng/mL)	INR	FIB(g/L)
07-22	12.52	18	26.2/36.4	143	0.035	1.98	1
07-23	9.5	17	22.2/58.6	144	0.055	2.26	0.8
07-24	6.6	17	35.8/71.8	165	0.042	2	0.8
07-25	5.2	6	55.4/98.6	153	0.052	1.98	0.6
07-26	9.8	6	72.9/103.8	159	0.088	2.13	0.6
07-27	13.52	5	92/126.6	203	0.143	3.12	0.4

Lac,血乳酸;PLT,血小板;DB/TB,直接胆红素/总胆红素;Scr,血肌酐;TNT,肌钙蛋白T;INR,国际标准化比值;FIB,纤维蛋白原定量。

临床关键问题及处理

关键问题1 发热伴乳酸算中毒的病因诊断有哪些?

(1)脓毒症:脓毒症是高乳酸血症的鉴别诊断之一,但患者血压一直稳定,并没有出现灌注不足休克的表现,同时脓毒症难以解释患者全部病程。

（2）非感染性疾病:主要考虑血液系统肿瘤。乳酸酸中毒是恶性肿瘤的罕见并发症之一,但在恶性肿瘤中以血液系统肿瘤最为常见,同时患者合并有噬血倾向、脾脏迅速增大,外周血涂片已经看到1%的异常淋巴细胞,更高度怀疑血液系统肿瘤。因此,在入院后的短时间内感染性疾病的排查以留取病原学标本为主,治疗上首先应用糖皮质激素联合免疫球蛋白的方案治疗噬血以争取时间,CRRT维持患者内环境。骨髓穿刺的结果为淋巴瘤的诊断提供了依据。

关键问题2　应如何处理患者的乳酸酸中毒?

本例患者由于血液系统肿瘤引起的乳酸酸中毒是肿瘤急症,病死率可能超过90%,预后极差。唯一的治疗手段是有效的化疗。静脉碳酸氢钠及血液净化治疗的目的在于减轻严重酸中毒的并发症,因为pH的下降会导致血流动力学不稳,但这些治疗只能起到为化疗争取时间的目的。

由组织低灌注、缺氧引起乳酸酸中毒的患者临床上CRRT治疗可获得成功。研究报道,使用高容量CVVH治疗13例严重乳酸酸中毒患者,置换液中碳酸氢盐起始浓度为25～50 mmol/L,每12小时提高浓度1次,最终平均浓度为52 mmol/L;其中10例患者经治疗后血清碳酸氢钠水平恢复至正常范围,酸中毒得以纠正,预后明显改善。

背景知识介绍

（一）乳酸酸中毒

乳酸是糖代谢的中间产物,由糖酵解过程中的丙酮酸产生。有氧代谢情况下,丙酮酸进入三羧酸循环,乳酸生成较少;应激或缺氧状态下,线粒体三羧酸循环及氧化磷酸化途径饱和或代谢障碍,乳酸生成增多。机体恢复中,乳酸可转化为丙酮酸进入三羧酸循环,乳酸水平下降。与任何物质的血液水平一样,乳酸水平升高可能是生产增加或清除减少或两者兼而有之的结果。在生理条件下,人体每天每千克体重产生大约20 mmol乳酸,这些乳酸经过肝脏（60%）、肾脏（30%）和其他器官代谢后,正常动脉血乳酸水平约为1 mmol/L。

临床上通常将乳酸盐水平 > 2 mmol/L 定义为高乳酸血症,而乳酸盐浓度 > 4 mmol/L 则为乳酸酸中毒。根据病理生理学,乳酸酸中毒可分为两种类型:A型是由于组织氧合不良和灌注不足造成的,这是最常见的类型,如休克、严重低氧血症等;B型通常无明显组织缺氧,可能的机制有先天因素、毒物药物或其他因素影响细胞代谢等（表29-2）。但由于乳酸酸中毒的机制尚未完全阐明,A型与B型之间可能存在交叉重叠。D-乳酸酸中毒是乳酸酸中毒的一种罕见类型。D-乳酸是人体主要代谢产生的L-乳酸的光学异构体,可由结肠的细菌代谢葡萄糖、淀粉和其他碳水化合物产生,因此D-乳酸酸中毒主要发生于短肠综合征的患者。

乳酸性酸中毒的症状和体征以基础疾病的症状和体征为主,例如A型主要是休克的症状。神经系统症状,包括意识模糊、共济失调和言语不清,是D-乳酸酸中毒的特征。

很多研究表明,乳酸可作为疾病严重程度的判断指标,但对于乳酸酸中毒或者高乳酸血症,病因治疗是重中之重。例如在脓毒症的治疗中,乳酸可以作为循环灌注改善的指标,但有效的抗感染治疗才能真正根治疾病;急性心肌梗死的冠状动脉介入治疗;外伤、组织局部缺血或中毒性巨结肠的手术治疗;透析毒素或药物;减小肿瘤体积。单一降低乳酸的治疗目标都有可能带来进一步的损伤。外源性碳酸氢盐治疗乳酸酸中毒患者的作用存在争议,快速输注碳酸氢钠可能增加二氧化碳分压、加速乳酸盐产生、降低离子钙浓度、增大细胞外间隙及升高血清钠浓度。但对于存在严重乳酸酸中毒和酸血症(动脉血 pH < 7.1 ～ 7.2)的重症患者,由于左心室收缩力下降、动脉血管舒张及对儿茶酚胺的反应受损,可能会引起血流动力学不稳定,在这种情况下可能适合使用碳酸氢盐治疗,目标在于维持动脉血 pH > 7.1,直至引起代谢性酸中毒的原发病程得到逆转,但如果患者有重度急性肾损伤,目标则是使动脉血 pH ≥ 7.3。在重症患者中 CRRT 是纠正酸中毒的重要手段,虽然对于清除乳酸效果有限,但作为根治治疗的桥接治疗维持患者内环境十分重要。

表 29-2　部分乳酸酸中毒的病因分类

A 型:组织供氧不足

- 无氧肌肉活动(如短跑、癫痫大发作)
- 组织低灌注(例如,休克;脓毒症、心源性或低血容量;低血压;心脏骤停;急性心力衰竭;局部低灌注,尤其是肠系膜缺血;疟疾)
- 组织氧气输送或利用减少(如低氧血症、一氧化碳中毒、严重贫血)

B 型:没有明显组织供氧不足

- 与基础疾病有关(如酮症酸中毒、白血病、淋巴瘤、艾滋病、肝脏疾病、嗜铬细胞瘤)
- 与药物和毒素有关(如二甲双胍、氰化物、β受体激动剂、甲醇、慢性酗酒者的乙醇中毒、抗逆转录病毒药物)
- 与先天性代谢缺陷有关(如丙酮酸脱氢酶缺乏症)

D-乳酸酸中毒

(二)血液系统肿瘤并发的乳酸酸中毒

B 型乳酸酸中毒属肿瘤的急症之一,85% 与血液系统恶性肿瘤相关,最多见于淋巴瘤、多发性骨髓瘤和白血病,病死率可能大于90%,预后极差。"Warburg 效应"被认为是其主要发生机制。Warburg 效应代表着肿瘤细胞对葡萄糖利用方式由氧化磷酸化到糖酵解的转变,现在被认为是肿瘤的一大特征。在含氧量和血压正常的条件,肿瘤细胞大量摄取葡萄糖后仍优先通过糖酵解代谢进而产生大量乳酸。肝脏承担了乳酸60% ～ 70%的代谢,因此累及肝脏或者肝功能受损甚至肝衰竭的淋巴瘤患者,常伴有高乳酸血症。本例患者在病程后期胆红素迅速升高不除外肝脏淋巴瘤浸润,可能与患者的乳酸酸中毒有关。据文献报道,目前唯一可能根治血液系统肿瘤并发乳酸酸中毒的方法是积极有效的化疗,所有病例报道并发乳酸酸中毒后缓解的患者都是经化疗而缓解的。而若肿瘤对化疗无反应则治疗无效,乳酸性酸中毒的消退可能是诱导缓解的替代标志。在对化疗产生反应的同时可考虑血液透析、硫胺素和碳酸氢钠输注等加以辅助,但疗效存在争议。

点 评

　　发热待查中，病程较短则感染性疾病更为常见。但是，对于虽然发热时长并不太长，但进展迅速，用感染又无法解释其病理生理变化时，仍需要高度怀疑非感染性疾病，特别是血液系统肿瘤性疾病。正如本病例呈现，发热1个月内迅速进展到发脾大、噬血倾向、乳酸酸中毒、肾功能不全，及时的骨髓穿刺是非常重要的明确病因的诊断方法。然而对于进展迅速造成噬血倾向的血液系统肿瘤性疾病，由于病情危重，预后通常不理想。早期诊断和治疗是该类患者的机会。对于高乳酸血症为表现的淋巴瘤患者，病情更加凶险，需倍加警惕。

（周　晛　程　琦　陈　澍）

参·考·文·献

[1] Hernandez G, Bellomo R, Bakker J. The ten pitfalls of lactate clearance in sepsis[J]. Intensive care medicine, 2019, 45: 82-85.

[2] Kraut JA, Madias NE. Lactic acidosis[J]. New England Journal of Medicine, 2014, 371(24): 2309-2319.

[3] Looyens C, Giraud R, Neto Silva I, et al. Burkitt lymphoma and lactic acidosis: A case report and review of the literature[J]. Physiological reports, 2021, 9(4): e14737.

[4] Cheungpasitporn W, Zand L, Dillon J J, et al. Lactate clearance and metabolic aspects of continuous high-volume hemofiltration[J]. Clinical Kidney Journal, 2015, 8(4): 374-377.

[5] 赖曼,刘海霞,朱跃科.以肝衰竭为首要表现的淋巴瘤2例报告[J].临床肝胆病杂志,2020,36(1):166-168.

30

乙肝后肝硬化合并肝脓肿，最终诊断
为淋巴瘤伴噬血细胞综合征

题记

　　该患者既往有慢乙肝、肝硬化病史，在痔疮手术后1周出现发热伴上腹部疼痛，伴明显畏寒、寒战，完善腹部影像学提示肝脏多发低强化结节，考虑肝脓肿可能，肝脏肿瘤不除外；予亚胺培南抗感染后体温不降，伴全血细胞进行性下降。外院住院期间请血液科、风湿免疫科会诊，仍不明确发热原因，入我院后骨髓活检涂片及病理仍未能明确诊断，最终淋巴结穿刺活检病理提示霍奇金淋巴瘤。该患者发热原因存在较多混杂因素，最终在血小板极低的情况下淋巴结穿刺病理明确诊断。

病史摘要

患者，男，57岁。浙江台州人，2023-03-17收入我科。

主诉

发热伴肝脏占位3周。

现病史

患者诉2023-02-16因大便带鲜血至温岭市当地医院行内镜下息肉摘除及内痔治疗。手术当日血常规：白细胞计数1.62×10^9/L（↓），中性粒细胞计数0.59×10^9/L（↓），淋巴细胞计数0.65×10^9/L（↓），红细胞计数3.17×10^{12}/L（↓），血红蛋白100 g/L（↓），血小板计数49×10^9/L。2023-02-24患者开始发热，体温最高39℃，伴畏寒、寒战、腹胀、腹痛，无腹泻、呕吐，无咳嗽、咳痰、胸闷、心悸，无头晕、头痛，无尿频、尿急、尿痛，无关节痛、皮疹。再次至当地医院就诊，全腹部CT增强：肝多发血管瘤、细小囊肿，肝内多发低强化结节，肝脏肿瘤不除外；肝硬化，脾大；腹膜后及肝门区多发轻度肿大淋巴结。2023-03-07转至上海某三甲医院就诊，入院查腹部MR增强示：肝内散在多发病变，考虑炎性可能性大；腹膜后多发淋巴结；肝硬化，脾大；慢性胆囊炎，胆囊小息肉，胆囊颈部可疑小结石；部分椎体信号及强化不均。2023-

03-08血常规：白细胞计数 $1.05 \times 10^9/L$（↓），血红蛋白68 g/L（↓），血小板计数 $23 \times 10^9/L$（↓）；03-17 C反应蛋白25.92 mg/L（↑），降钙素原、血培养、甲胎蛋白、癌胚抗原、异常凝血酶原均正常。肝功能基本正常。治疗上予亚胺培南抗感染，以及保肝、补充白蛋白、补液、升白细胞、升血小板、输红细胞、输血小板等处理。患者反复高热，体温高峰大于39℃，复查血小板进行性下降，03-15复查血小板计数 $6 \times 10^9/L$。其间请血液科、风湿免疫科会诊，仍不明确发热、血小板减少原因，为进一步诊治收至我院。追溯病史，患者2022-10-24白细胞计数 $2.3 \times 10^9/L$（↓），中性粒细胞计数 $0.9 \times 10^9/L$（↓），淋巴细胞计数 $0.8 \times 10^9/L$（↓），血红蛋白141 g/L，血小板计数 $140 \times 10^9/L$；2022-12完善腹部B超提示慢性肝病，肝内多发强回声结节，考虑血管瘤？脾脏增大，约128 mm × 105 mm × 47 mm。

患病以来患者精神一般，胃纳可，睡眠一般，大小便正常，无体重明显下降。

现用药：恩替卡韦1片 qd po。

既往史

乙肝病史25年，肝硬化4年，未定期复查，半年前开始口服恩替卡韦抗病毒。否认结核病及其接触史，否认HIV病史等。外伤史：10年前骑电动车时发生车祸，双膝有外伤出血，无骨折，无后遗症。2023-03-16输"AB"型血小板250 mL。住院期间曾输红细胞1次。

家族史、个人史、婚育史

否认嗜酒史，患者父亲患肝癌去世，兄弟姐妹有慢性乙型病毒性肝炎病史，已婚已育。

入院查体

体温38.9℃，脉搏101次/分，呼吸19次/分，血压103/67 mmHg。神志清楚，贫血貌，巩膜轻度黄染，未见肝掌蜘蛛痣，未见皮肤黏膜瘀点、瘀斑。双肺呼吸音清，未闻及干湿性啰音。心率101次/分，律齐，各瓣膜听诊区未闻及杂音。腹平软，无压痛反跳痛，墨菲征阴性，肝脾未触及肿大，移动性浊音阴性。双下肢无水肿。

入院后实验室检查和辅助检查

- 血常规：白细胞计数 $1.71 \times 10^9/L$（↓），中性粒细胞16/20（↑），淋巴细胞3/20（↓）单核细胞1/20，红细胞计数 $2.41 \times 10^{12}/L$（↓），血红蛋白73 g/L（↓），血小板计数 $11 \times 10^9/L$（↓）。

- 肝肾功能：乳酸脱氢酶863 U/L（↑），球蛋白17 g/L（↓），碱性磷酸酶459 U/L（↑），白蛋白36 g/L（↓），总胆红素37.2 μmol/L（↑），直接胆红素27.3 μmol/L（↑），γ-谷氨酰转移酶185 U/L（↑），谷草转氨酶89 U/L（↑），肌酐66 μmol/L，eGFR（EPI公式计算）102.0 mL/min。

- 炎症指标：C反应蛋白42.09 mg/L（↑），血沉32 mm/h（↑），血清淀粉样蛋白A 128.5 mg/L（↑），降钙素原0.17 ng/mL，白介素-6 36.60 pg/ml（↑），铁蛋白12 134.00 ng/mL（↑），中性粒细胞CD64指数575.06，白介素-2受体 > 7 500 U/mL（↑）。

- 凝血功能：凝血酶时间15.5秒，纤维蛋白原降解产物8.4 μg/mL（↑），部分凝血活酶时间57.9秒（↑），国际标准化比值1.21（↑），D-二聚体3.33 FEUmg/L（↑），纤维蛋白原定量2.6 g/L，凝血酶原时间14.0秒（↑）。

- 心肌酶谱、心肌标志物、甲状腺功能：未见明显异常。

- 肿瘤标志物：CA 50 79.6 U/mL（↑），CA 12-5 130.00 U/mL（↑），CA 15-3 27.60 U/mL（↑），神经元特异性烯醇酶68.90 ng/mL（↑），CA 19-9 67.30 U/mL（↑），中枢神经系统S100蛋白0.858 ng/mL（↑）。甲胎蛋白异质体比率、甲胎蛋白、异常凝血酶原正常。

- 自身免疫抗体谱：Ro-52阳性，余ENA抗体谱阴性；补体、免疫球蛋白、IgG4正常。

- 乙肝病毒标志物：乙型肝炎病毒核心抗体8.3（+），乙型肝炎病毒核心IgM抗体0.1（-）s/co，乙型肝炎病毒表面抗原86.00（+），乙型肝炎病毒表面抗体0.0（-），乙型肝炎病毒e抗原0.39（-），乙型肝炎病毒e抗体0.0（+）；乙型肝炎病毒DNA定量检测（2023-03-20）：低于检测下限＜20 IU/mL。

- 病原体相关检测：血培养（需氧+厌氧）（单次）、结核分枝杆菌特异性细胞免疫检测、血清GM实验（曲霉半乳甘露聚糖检测）、血G试验（血浆1-3-B-D葡聚糖）、血隐球菌荚膜抗原检测、血涂片疟原虫、血CMV DNA、呼吸道病原体IgM抗体九联检测均阴性，血浆EBV DNA 2.02×10^3copies/mL，全血EBV DNA 9.09×10^3copies/mL。

- PET-CT（2023-03-19）：① 鼻咽右侧壁及顶后壁增厚，右侧鼻翼皮下结节影，右侧咽旁间隙、双侧颈部及双侧锁骨区、双侧内乳、纵隔及双肺门、肝门区、腹膜后、膈肌脚后、腹盆腔、盆腔两侧及双侧腹股沟淋巴结影，肝内及肝包膜下多发病灶，脾大伴多发病灶，骨骼多发FDG代谢异常增高灶，结合病史，考虑为恶性病变可能大（淋巴瘤？），建议结合病理；双侧胸腔、腹盆腔积液（图30-1）。② 鼻旁窦炎。③ 右上肺小结节影未见FDG代谢增高，考虑为良性，建议随诊。双肺少许炎症。心包少量积液。④ 脂肪肝；胆囊结石伴胆囊炎。⑤ 双侧鞘膜少量

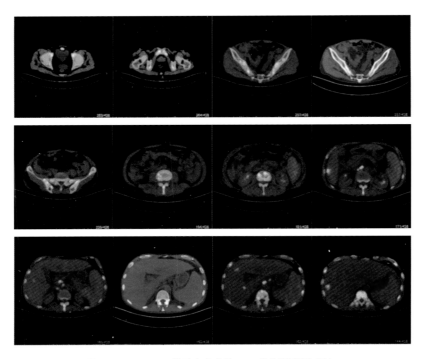

图30-1 PET-CT提示全身多发FDG代谢异常增高灶。

积液。⑥ 椎体退行性变。

- 下肢血管超声+腹部（含肝、胆、胰、脾、肾、门静脉系统）超声（2023-04-23）：双下肢动脉内膜表面散在硬化斑点，血流通畅；双下肢深静脉未见明显血栓；肝、脾肿大、肝硬化伴结节表现；胆囊息肉；胰腺、双肾、双侧输尿管、所见膀胱未见明显异常；门静脉、肝静脉、脾静脉血流通畅。

- 甲状腺+浅表淋巴结超声（2023-04-23）：甲状腺右叶结节，TI-RADS3类；双侧颈部、双侧锁骨上多发淋巴结异常肿大；双侧腋下、双侧腹股沟以及后腹膜未见明显异常肿大淋巴结。

临床关键问题及处理

关键问题1 治疗效果不佳，该患者肝脓肿诊断是否成立？诊断需要考虑哪些？

患者发热病程约2周，发热前有明确手术病史，目前肝脏多发占位，肝脓肿不完全除外，因此感染需警惕，特别是脓毒症这类重症感染可引起全血细胞减少的表现。但仔细追问病史，对比手术当日血常规和患者2022-12的血常规结果，就会发现患者三系下降在手术之前就已出现，感染无法解释整个病程，特别是本次起病以来，患者C反应蛋白和降钙素原并无显著增高，应用广谱抗生素效果不佳，多次血培养结果阴性，因此需要考虑引起三系下降的其他病因。整合整个病史，患者目前突出的三个临床表现为发热、三系下降、肝脏占位。结合实验室检查，患者有发热、三系下降、脾大、铁蛋白和IL-2受体显著增高，噬血细胞综合征诊断基本明确。因此，接下来诊断思路转化为辨别噬血细胞综合征（HLH）的背景疾病。第一，感染相关HLH：除了细菌感染可能外，患者入院后全血和血浆EBV DNA均为阳性，有可能诱发HLH；第二，肝脏肿瘤：患者有肝硬化基础，长期未行抗病毒治疗，肝脏出现新发占位，肝脏肿瘤需考虑，但肝脏肿瘤相关HLH相对少见；第三，血液系统恶性肿瘤：是触发HLH最常见的病因之一，特别是患者PET-CT提示全身多发代谢异常病灶，高度警惕血液系统恶性肿瘤；第四，风湿免疫性疾病相关HLH：除了肿瘤和感染外，自身免疫系统疾病如系统性红斑狼疮亦可引起HLH，但目前自身免疫疾病相关抗体基本为阴性，依据暂不足。

关键问题2 为了明确诊断，该患者需要进一步完善什么检查？

为了明确诊断，需要获得更多病理依据。2023-03-17排除禁忌后完善骨髓穿刺、流式及活检。2023-03-21骨髓印片细胞学回报：涂片上单核巨噬细胞比例增生活化伴噬血，可见1.5%胞体较大的幼稚淋巴样细胞，建议临床考虑噬血性淋巴组织巨噬细胞增多（图30-2）。骨髓流式细胞学提示未发现明显异常造血淋巴细胞群。骨髓活检提示骨髓活检约10个髓腔，造血细胞约占30%，巨核细胞可见，各系造血细胞未见明显异常。

关键问题3 骨髓检查未提供淋巴瘤依据时，该患者是否立即启动治疗？

患者入院后积极完善骨髓穿刺，但未发现淋巴瘤证据；而与此同时，患者三系进行性下降，骨髓涂片同样提示噬血细胞综合征，临床病情迅速进展。尽管有可能影响后续寻找淋巴瘤依据，但为了挽救生命，根据血液科会诊依据，决定先针对噬血细胞综合征进行治疗，方案为地

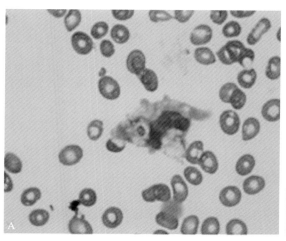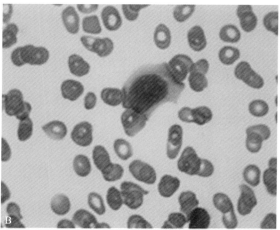

图30-2　2023-03-21患者骨髓穿刺涂片见噬血细胞（A）和幼稚淋巴样细胞（B）。

塞米松5 mg q12h联合依托泊苷100 mg qw/biw，辅以人免疫球蛋白5 g qd支持。同时，积极联系血库，输注血小板以创造后续其他活检机会。糖皮质激素应用后，患者体温较前明显好转。

关键问题4　有无必要进行淋巴结活检？

尽管患者目前临床高度怀疑淋巴瘤，但如果无明确病理结果，仍无法进一步开展针对性化学治疗，长期预后必定不佳。虽经过积极输注血小板，患者仍存在巨大出血风险。因此，与患者和家属充分沟通病情后，患者及家属表示愿意承担出血风险，完善淋巴结穿刺活检进一步明确诊断。2023-03-23与患者和家属商议后在B超引导下颈部淋巴结穿刺活检，手术顺利。术后淋巴结活检印片可见较多大小不一且核形变异的异型细胞及RS样细胞（图30-3），建议临床首先考虑淋巴瘤可能，需结合组织病理进一步明确。至此，患者淋巴瘤诊断明确，2023-03-24转入血液科继续治疗。

后续淋巴结病理结果回报证实为经典型霍奇金淋巴瘤，淋巴细胞消减型。免疫组化结

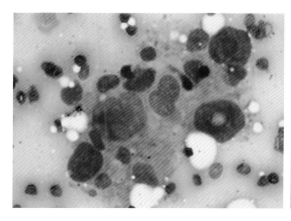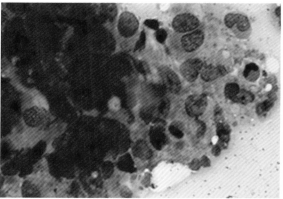

图30-3　淋巴结活检见异型细胞和RS样细胞。

果：EBER（＋），CK（－），EMA（－），KP-1（＋/－），CD163（＋/－），ALK（－），CD30（＋），CD15（＋），S100（－），CDla（－），CD3（部分＋），CD10（＋），CD20（少＋），MUM1（＋），Bcl-2（＋），BCL6（＋/－），Ki67（20%＋），PAX-5（＋），CD2（散＋），HMB45（－），CD21（－）。

该患者最终诊断：霍奇金淋巴瘤；噬血细胞综合征；慢性EBV感染；粒细胞缺乏；血小板减少；中度贫血；肝占位性病变（淋巴瘤肝转移可能）；慢性乙型病毒性肝炎；肝硬化；脂肪肝；胆囊结石；肺部感染。

背景知识介绍

噬血细胞综合征是一种严重危及生命的疾病，由于活化的淋巴细胞和巨噬细胞缺乏正常的下调功能所致的一种罕见的过度炎症反应状态，可导致多器官衰竭。噬血细胞综合征有两种形式：原发性（家族性常染色体隐性遗传）或继发性（与感染有关、恶性肿瘤、自身免疫和代谢紊乱、移植、嵌合抗原受体T细胞疗法等）。成人噬血细胞综合征主要为后者。临床表现为持续发热、血细胞减少、肝脾肿大、肝功能障碍、高甘油三酯血症、高铁蛋白血症、可溶性白细胞介素-2受体升高、纤维蛋白原低和神经系统问题，其中持续发热、脾肿大、血细胞减少（至少包括三系中的两系）为其重要特征。感染相关性的噬血细胞综合征大部分由病毒尤其是EB病毒引起，偶尔也可见由细菌、真菌和寄生虫等引起。与肿瘤相关的噬血细胞综合征中，最常见的恶性肿瘤包括外周性T细胞、NK细胞淋巴瘤和间变性大细胞淋巴瘤，较少见于其他血液系统肿瘤和部分实体肿瘤。由自身免疫性疾病引起的噬血细胞综合征常被称为巨噬细胞活化综合征，其中以全身型幼年特发性关节炎最多见，其次是系统性红斑狼疮、川崎病、皮肌炎、结节性多动脉炎、结节病与干燥综合征。噬血细胞综合征诊断需满足HLH-2004诊断标准，即检测到特定基因突变（*PRF1*、*UNC13D*、*STX11*或*STXBP2*等基因突变）或符合以下八项中至少五项标准：① 脾肿大；② 发热≥38.5℃；③ 外周血细胞减少（至少两种细胞系）；④ 高甘油三酯血症或/和低纤维蛋白原血症；⑤ 骨髓、脾脏或淋巴结中可见噬血细胞现象；⑥ NK细胞活性降低或完全缺失；⑦ 高铁蛋白血症；⑧ 可溶性CD25升高。临床上需要与脓毒血症鉴别，脓毒血症是指宿主对感染的反应失调而引起的危及生命的器官功能障碍，是一种危及生命的炎性疾病，它比噬血细胞综合征更常引起高炎症状态。由于噬血细胞综合征和脓毒血症在临床表现和实验室特点方面很多相似，使噬血细胞综合征诊断陷入困境。噬血细胞综合征的基础疾病各不相同，临床表现是非特异性的，疾病诊断具有挑战性。尽管早期和积极的治疗，噬血细胞综合征仍是一种致命的疾病。紧急免疫抑制治疗对于控制过度炎症是必要的。

临床上有发热、腹痛，影像学提示肝脏多发强化灶、肝脓肿可能，但是血培养却始终未能发现病原菌，强有力的抗菌药物治疗也无效。这种情况下，应及时重新全面审视病史，仔细鉴别病因，除了感染性疾病，还要考虑非感染性疾病。由于该患者有乙肝后肝硬化基础，因此容易被误导三系下降和脾大是由于肝硬化引起，而不加以重视。我们接诊医生很仔细地了解病史，并关注到该患者在术前几个月时间内出现了血象的快速减少与肝硬化程度不一致，再加上入院后检查发现全身淋巴结肿大等情况，果断判定该患者发热原因不是肝脓肿，并进一步完善骨髓穿刺和淋巴结穿刺等检查，拿到了病理依据，明确了淋巴瘤的诊断。临床思维导向帮助我们找到最终病因，为患者赢得了治疗的时机，是本病例成功诊治的原因。

（龚文兰　李　杨　秦艳丽　金嘉琳）

参·考·文·献

[1] Kaçar AG, Celkan TT. Hemophagocytic lymphohistiocytosis[J]. Balkan Med J, 2022, 39(5): 309-317.

[2] Tothova Z, Berliner N. Hemophagocytic syndrome and critical illness: new insights into diagnosis and management[J]. J Intensive Care Med, 2015, 30(7): 401-412.

[3] Hindi Z, Khaled AA, Abushahin A. Hemophagocytic syndrome masquerading as septic shock: An approach to such dilemma[J]. SAGE Open Med Case Rep, 2017, 5: 2050313X17746309.

31

"野蛮生长"的肝脏结节——以黄疸为表现的
肝脏多发占位，最终诊断为肝脏血管肉瘤

原发性肝血管肉瘤（primary hepatic angiosarcoma, PHA）是一种罕见的肿瘤，预后较其他血管肉瘤更差。多数表现为肝脏多发占位，影像学表现与血管内皮瘤等难以区分，通常需要病理明确诊断。本例患者为肝脾进行性肿大伴多发占位的青年男性，外院诊断为肝硬化，且出现凝血功能异常，但仍病因不明，影像学表现不符合常见的肝脏恶性肿瘤。但患者肝功能恶化，经皮肝脏穿刺活检风险大，且患者凝血功能难以恢复，处于肝衰竭状态，和家属沟通后通过肝移植改善肝功能及清除肿瘤，明确诊断为原发性肝脏血管肉瘤。因该疾病很少就诊于感染科，希望通过本文的分享让感染科医生对肝脏血管肉瘤的临床特点和影像学特点有一定的认识。

病史摘要

患者,男性,34岁。江西南昌人,2022-09-05收入我科。

主诉

皮肤黄染1年余,右侧腰部疼痛20天。

现病史

2021-06患者无明显诱因出现面部皮肤黄染,遂至当地医院就诊（未见当时检查报告）,嘱随访,未予处理。2021-12患者皮肤黄染加重并出现巩膜黄染,再次至当地医院就诊,查肝功能：谷丙转氨酶26.6 U/L,谷草转氨酶46.57 U/L,γ-谷氨酰转移酶103.97 U/L,碱性磷酸酶168.38 U/L,总胆红素95.44 μmol/L,直接胆红素37.54 μmol/L,白蛋白36.44 g/L；B超提示早期肝硬化（报告未见）；予熊去氧胆酸及复方甘草酸苷等对症治疗,治疗后患者诉皮肤黄染稍好转,偶伴纳差,无发热、寒战、头痛、头晕、记忆力减退等其他症状。2022-08-12患者无明显原因出现右侧腰部阵发性疼痛伴发热,体温最高38.5℃,至当地医院查肝功能：谷草转氨

酶84.7 U/L,总胆红素95.44 µmol/L,直接胆红素53 µmol/L;盆腔CT平扫示右侧肾上腺团块稍高密度(血肿?),右肾包膜下少量血肿,肾周少许积血,肝内多发占位,部分合并出血可能。考虑肝脏出血可能性大,予维生素K₁止血、输注少浆血、间苯三酚解痉、头孢哌酮/舒巴坦抗感染、谷胱甘肽护肝、门冬氨酸鸟氨酸降血氨等治疗。2022-08-16复查肝功能:谷丙转氨酶12.75 U/L,谷草转氨酶50.56 U/L,γ-谷氨酰转移酶40.11 U/L,碱性磷酸酶120.86 U/L,总胆红素65.87 µmol/L,直接胆红素29.11 µmol/L,白蛋白28.85 g/L。2022-08-21腹部增强CT提示肝内弥漫性病变、右侧肾上腺区血肿,右肾包膜下少量血肿、肾周积液及盆腔积液较前减少;肝硬化、脾大、胃底食管静脉及腹膜后静脉曲张与前相仿。为求进一步治疗,患者08-24于我院急诊就诊,谷草转氨酶79 U/L,谷丙转氨酶26 U/L,碱性磷酸酶172 U/L(↑),总胆红素87.4 µmol/L,γ-谷氨酰转移酶77 U/L(↑),乳酸脱氢酶845 U/L,凝血酶时间25.6秒(↑),部分凝血活酶时间:51.9秒(↑),国际标准化比值1.61(↑),D-二聚体3.95 FEUmg/L(↑),凝血酶原时间17.3秒(↑);肝脏MR增强(图31-1)示肝脏弥漫性病变伴出血灶,考虑肝血管内皮瘤可能,右侧肾上腺区占位(4.7 cm×3.2 cm),考虑肿瘤;腹部B超示肝脾肿大,肝脏弥漫性病变伴多发实质性结节(较大者左叶39 mm×28 mm、39 mm×22 mm);上腹部CT示肝肾间隙见软组织占位(大小4.6 cm×4.1 cm,CT值72HU),肝脏密度减低;下腹部CT未见异常。急诊予间苯三酚解痉,多烯磷脂酰胆碱、谷胱甘肽、甘草酸单铵半胱氨酸保肝,腺苷蛋氨酸退黄,艾普拉唑保胃,输注血浆改善凝血功能等治疗,其间复查患者肝功能未见明显改善,为进一步诊治,由急诊收入我科。

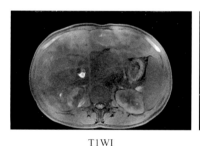 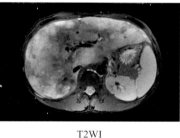 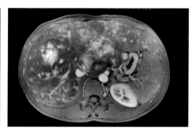

T1WI　　　　　　　　　T2WI　　　　　　　　　增强

图31-1　肝脏MRI。

患病以来患者精神尚可,胃纳稍差,睡眠一般,大小便正常,体重无明显下降。

既往史及个人史

患者否认既往慢性病病史,否认病毒性肝炎病史,否认肿瘤病史,否认手术史。

婚育史和家族史

已婚未育,否认家族肝炎病史及肿瘤病史。

入院查体

全身皮肤黄染,巩膜黄染,四肢及面部散在1～2 mm大小紫红色瘀点;未见肝掌及蜘蛛痣;颈静脉无充盈,肝颈静脉回流征阴性。腹部稍膨隆,全腹无压痛及反跳痛,肝脾脐下可触及,质中,肝区无叩痛,移动性浊音阴性。双下肢无水肿。

入院后实验室检查和辅助检查

• 血常规：白细胞计数 3.4×10^9/L（↓），中性粒细胞百分比66.7%，淋巴细胞百分比17.6%，单核细胞百分比14.5%，嗜酸性粒细胞百分比0.6%，红细胞计数 2.83×10^{12}/L，血红蛋白93 g/L，血小板计数 73×10^9/L。

• 肝肾功能：谷丙转氨酶22 U/L，谷草转氨酶74 U/L，γ-谷氨酰转移酶121 U/L，总胆红素111 μmol/L，直接胆红素67 μmol/L，白蛋白35 g/L（↓），球蛋白39 g/L，肌酐55 μmol/L。

• 凝血功能：国际标准化比值1.63，凝血酶原时间8.0秒，部分凝血活酶时间54.8秒，纤维蛋白原定量2.0 g/L，D-二聚体22.94 mg/L，纤维蛋白原降解产物72.7 μg/mL。

• 炎症指标：血沉42 mm/h，C反应蛋白9.69 mg/L（↑），降钙素原0.20 ng/mL（↑），铁蛋白899.00 ng/mL（↑）。

• 甲胎蛋白异质体 < 0.5，甲胎蛋白2 ng/mL。

• 粪常规及粪隐血：阴性。

• 病毒性肝炎标志物：HBsAg（-），HBsAb 103 IU/L，HBeAg（-），HbeAb 0.4s/co，HBcAb 7.6s/co，丙肝抗体阴性。

• T-SPOT.TB阳性，抗原刺激孔23，阴性对照孔0，阳性对照孔 ≥ 20，隐球菌荚膜多糖抗原检测阴性，GM试验（曲霉半乳甘露聚糖检测）阴性，G试验（血浆1-3-β-D葡聚糖）阴性，CMV-DNA阴性，EBV-DNA（血浆）阴性。

• 免疫球蛋白：IgG 20.3 g/L，IgA 6.15 g/L，IgM 1.48 g/L，IgG4 1.28 g/L，铜蓝蛋白0.3 g/L。

• ANA、ENA、dsDNA、ANCA等自身抗体阴性。

• 血清免疫固定电泳：未发现。

• 上腹部CT（2022-09-06）（图31-2）：肝内弥漫性占位性病变，伴部分病灶内出血，考虑弥漫性血管内皮细胞瘤合并动静脉瘘等血运异常可能；肝硬化；静脉曲张；脾大；右肾上腺血肿可能。

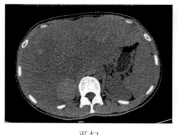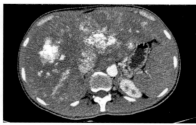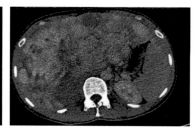

| 平扫 | 动脉期 | 静脉期 |

图31-2 肝脏CT+增强。

• 门静脉B超（2022-09-06）：门静脉肝门及肝内段局部受压，以远心段明显，肝左及右静脉受压显示不清，门静脉、肝中静脉、脾静脉血流通畅。

• 心超（2022-09-09）：先天性二叶式主动脉瓣畸形，瓣膜功能正常，左心收缩功能，舒张功能正常。

• 门静脉CTV增强扫描（2022-09-15）（图31-3）：脾大、门静脉及脾静脉增粗，食管胃底

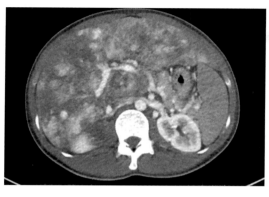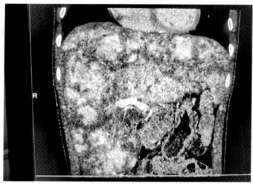

图31-3 门静脉CTV。

静脉迂曲增粗。

- 超声(2022-09-15):肝脾肿大。肝脏弥漫性病变伴多发实质性结节。

临床关键问题及处理

关键问题1 该患者的诊断思路是什么?

患者青年男性,既往体健,慢性病程,以胆红素进行性升高为主要表现,影像学提示肝脏弥漫性改变伴多发实质性结节,脾脏肿大,伴凝血功能异常。病毒性肝炎标志物、自身免疫等指标阴性。否认长期酗酒病史。近半年外院肝脏MRI增强提示多发结节较前增多,肝脾较前明显增大。入院后肝功能异常,黄疸以直接胆红素升高为主。虽然影像学提示存在门脉高压的表现,例如脾大、食管胃底静脉曲张、全血细胞减少。但是结合患者实验室检查及流行病学史,目前无慢性肝病依据,且患者肝脏影像学表现以团块样的结节样改变伴出血灶,亦非典型肝硬化结节样表现,因此考虑目前诊断为肝脏占位,非硬化性门静脉高压可能大(表31-1)。

表31-1 常见非硬化性门静脉高压鉴别诊断

肝 前	肝 性			肝 后
	窦 前	窦 性	窦 后	
肝外门静脉阻塞 门静脉血栓 动静脉瘘 浸润性疾病: - 淋巴瘤 - 骨髓增殖性疾病 - 戈谢病	闭塞性门脉血管病发育异常: - 先天性肝纤维化 - 成人多囊肝 - 动静脉瘘 肉芽肿型疾病: - 结节病,血吸虫病 胆道疾病: - 原发性胆汁性胆管炎,原发性硬化性胆管炎 - 自身免疫性胆管病	肝窦阻塞综合征 - 药物,如含奥沙利铂的化疗药 - 造血干细胞移植 - 放射性肝病 - 毒素:吡咯生物碱	肝静脉流出道梗阻或布-加综合征	严重右心功能衰竭 缩窄性心包炎 限制性心肌病 三尖瓣反流

经过综合评估，初步判断肝脏弥漫性占位的性质是本病例的主要矛盾点。常见的肝占位有肝脓肿、肝囊肿、肝血管瘤、肝癌及肝转移癌。肝占位涉及良恶性肿瘤，其鉴别诊断极其重要。由于影像学上并不符合肝脏良性占位性病变，故完善了PET-CT明确有无高代谢性病变。PET-CT（2022-09-08，图31-4）示肝脏外形明显增大伴密度不均匀，PET示放射性弥漫性不均匀性多灶异常增高，SUV最大值11.4，考虑肿瘤性病变可能，建议结合病理学检查。CT示右侧肾上腺稍高密度肿块影，形态不规则，边界尚清，较大截面范围约4.7 cm×3.1 cm，与右肾上极分界不清，PET未见其放射性摄取异常增高，考虑出血性改变为主。脾脏内放射性均匀，未见放射性摄取异常增高灶。CT平扫示脾脏外形增大，密度如常，内未见异常密度影。

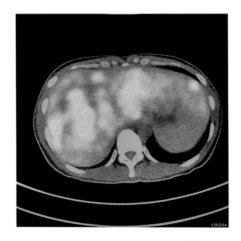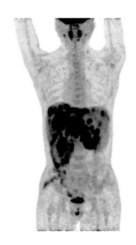

图31-4　PET-CT。

关键问题2　该患者以弥漫性病灶为主，性质不明确，采用何种活检方式更为合适？

PET-CT提示肝脏占位高代谢，首先考虑肿瘤性病变。患者近半年病灶进行性增大，这些都提示肝脏占位系恶性肿瘤可能性大，但是患者肿瘤标志物又无异常提示，实验室及影像学检查均无法给予明确诊断，此时我们就需要寻求进一步的病理学结果。常见的肝脏恶性肿瘤：① 肝细胞癌（简称肝癌，最常见的原发性肝恶性肿瘤）；② 胆管癌；③ 肝转移癌；④ 肝母细胞癌；⑤ 肝血管肉瘤。

所有的实体瘤中只有肝癌可采用临床诊断标准，因此确诊肝癌可无肝穿刺病理活检结果。CT增强在动脉期，主要由门静脉供血的肝实质还未出现明显强化，而主要由肝动脉供血的肝癌，则出现明显的斑块状、结节状早期强化；在门静脉期，门静脉和肝实质明显强化，而肿瘤因没有门静脉供血而强化程度迅速下降；平衡期，肝实质继续保持较高程度强化，肿瘤强化程度则呈现相对低密度表现。全部增强呈快进快出的现象。

胆管癌最常见的组织学类型为腺癌，起源于胆管上皮细胞，但患者PET-CT并未提示原发灶，患者也无其他系统恶性肿瘤累及的依据。肝母细胞瘤以婴幼儿起病多见，成人发病较为少见。

肝脏血管肉瘤又称血管内皮细胞肉瘤或恶性血管内皮瘤，是由肝窦细胞异形增生所形成的原发性恶性肿瘤。它是血管源性恶性肿瘤中最常见的一种，但与其他肝脏肿瘤相比，仍然是少见的。PHA的影像表现有一定的特征性：肝内单发或多发肿块，病灶内密度/信号不均，易见出血、坏死，动态增强分化好者，明显渐进性强化，但不能完全填充；动态增强分化差者，轻度渐进性强化，坏死区较大。

笔者在临床上也曾遇到过几例原发肝脏的上皮样血管内皮细胞瘤，也以肝脾肿大为主要表现，同样是罕见的肝脏肿瘤，需要进行鉴别诊断。其恶性程度介于血管瘤和血管内皮肉瘤之间，属于低度恶性肿瘤，预后较血管肉瘤好。早期可见肝内单发或多发的软组织结节，边界尚清晰，MR平扫T2WI上呈高信号、T1WI上呈低信号，CT/MRI动态增强扫描呈延迟强化是HEHE较为典型的影像学表现，少数为动脉期周边呈显著强化，静脉期及延迟期对比剂不消退，呈现由边缘向中央递进强化，部分病灶与其边缘的肝静脉或门静脉相连形成"棒棒糖征"，随着病情进展，肝内病灶可增多、相互融合成片、纤维化，最终导致继发性肝硬化。

肝脏血管肉瘤与原发肝脏的上皮样血管内皮细胞瘤之间的鉴别诊断有赖于病理学检查。目前肝脏弥漫性占位的最终诊断需组织活检明确病因。常见的活检方式包括经皮肝穿刺活检、经颈静脉肝穿刺活检、腹腔镜下病理活检。患者目前凝血功能较差，影像学提示病灶内还有出血灶。穿刺活检的出血风险较高，且穿刺活检所得肝组织较少，一次可能无法明确病因。目前患者高度怀疑血管肉瘤，既往有病例报道提示CT或超声引导下细针穿刺活检术无法成功或正确诊断PHA，且易发生腹腔出血及包膜下出血。Maluf报道了1例PHA患者行经颈静脉肝右叶活检术（共取出3块组织），病理结果只显示非桥接性门管区纤维化、广泛的窦周纤维化及某些区域的全小叶纤维化，最终在肝移植术后才确诊。

除此之外，患者外院影像学提示有肝脏出血，故提出肝紫癜病可能。肝紫癜病是一种罕见的肝脏良性血管病变，以多发小的充血性囊样病灶为主要表现。肝紫癜病的诊断十分困难。在手术前，仅通过超声波、CT和MRI等检查很难确诊，容易误诊为肝癌、肝血管瘤、肝脏局灶性结节增生等。由于容易出血，不宜进行肝穿刺活检，绝大多数患者都是通过手术最终得到诊断。

经多学科会诊讨论及与患者家属沟通，病灶原发于肝脏，呈全肝弥漫性改变，目前处于肝功能衰竭状态，肝脏穿刺及腹腔镜下活检风险大，且无法挽回肝功能衰竭的结局，故行全肝切除+肝移植。全肝切除标本（图31-5）示肝组织大小25 cm×21 cm×7 cm，右叶大小21 cm×19 cm×7 cm，切面见灰红灰黄肿块：① 大小2.5 cm×2.5 cm×2 cm，质软、界欠清，距其旁5 cm；② 另见一灰红灰黄肿块大小2.5 cm×2 cm×2 cm，质软、界欠清；③ 另见一灰红囊性区直径3.5 cm，左叶大小18 cm×6 cm×6 cm；④ 切面见一灰红囊性区直径1.5 cm，尾状叶大小10 cm×7 cm×4 cm，方叶大小7 cm×4 cm×2.5 cm；余肝组织灰黄灰红质韧。病理示血管肉瘤伴坏死，累及神经，各脉管切缘均未见肿瘤累及。

右侧肾上腺：灰红组织，大小5 cm×3.5 cm×3 cm，部分区囊性，内壁灰红，病理提示出血坏死伴囊肿形成，未见肿瘤累及。

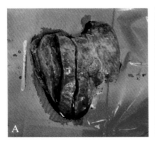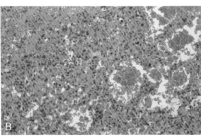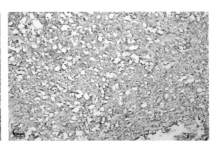

图31-5　切除肝脏标本及病理。A. 全肝切除大体标本；B. 肝脏病理HE染色（×200倍），肿瘤内可见不规则相互吻合的血管，管腔由多层内皮细胞构成，内皮细胞异型明显，呈胖梭形，核分裂象易见；C. 肝脏病理免疫组化（×200倍，CD34），CD34阳性，提示血管内皮来源。

背景知识介绍

　　血管肉瘤约占成人软组织肉瘤的2%～3%，预后不佳。原发性肝血管肉瘤（PHA）是一种罕见的肿瘤，预后较其他血管肉瘤更差。据报道，PHA的发病可能与氯乙烯接触有关，但大部分患者发病原因仍不明确。PHA缺乏特异的症状、体征和影像学表现，因而主要靠病理诊断确诊。

　　大多数患者的症状和体征与慢性肝炎相似，腹痛、虚弱、疲乏、体重减轻等为最常见的症状。肝脾肿大、腹水、黄疸和贫血是较常见的体征。据报道，PHA自发性破裂导致腹腔内出血的发生率为15%～27%，由于脾脏是PHA较常见的转移部位，腹腔内出血也可能与脾破裂有关。与之相反，肝血管瘤发生自发性破裂的概率非常低，据估计不足1%，所以肝脏血管肿瘤破裂则往往提示为PHA。若伴肺转移还可能出现咯血。此外，门脉侧支循环形成、门脉血栓也有报道。PHA大体可分为多发结节型、肿块型、弥漫浸润型三种，因而在CT及MRI上的图像各异。大多数患者的甲胎蛋白和CA19-9均在正常范围或只轻度升高，亦无特异性肿瘤标志物。肝活检术通常无诊断价值且风险较大。建议开放手术或腹腔镜进行肝活检，其准确性及安全性都更高。PHA的治疗能否实行手术完全切除是决定预后的关键因素。分析发现，单纯局部肝切除或联合辅助化疗是最佳方案，其中位生存期可达17个月。接受局部肝切除的30名患者中，76.6%（23名）在术后或联合辅助化疗（卡铂、吡柔比星）后存活时间大于6个月。

　　肝脏原发血管肉瘤临床上较为罕见，且在临床表现及实验室检查上和血管内皮瘤等其他肿瘤难以鉴别，以弥漫性的肝脾肿大为主要临床特征，影像学提示肝脏多发占位性病变，需要病理结果确诊。该疾病恶性程度较高，预后差，患者辗转各地就诊，往往肝功能受损严重，留给临床诊治的时间和空间十分有限。因此，如何更好掌握该类疾病典型的影像学表现及最优的病理活检方式,值得临床医生深思。

（杨思思　张馨赟　朱浩翔　张继明）

参·考·文·献

[1] 刘红山,谢雨恩,李坤芳,等.原发性肝血管肉瘤的病理与影像学对照[J].分子影像学杂志,2017,40 (4)：383-387.

[2] 李珊珊,刘梅,孔明,等.肝脏上皮样血管内皮细胞瘤一例[J].中华肝脏病杂志,2019,27 (1)：68-70.

[3] Zheng YW, et al. Primary hepatic angiosarcoma and potential treatment options[J]. Gastroenterol Hepatol, 2014, 29: 906-911.

[4] Zhu YP, Chen YM, Matro E, et al. Primary hepatic angiosarcoma: A report of two cases and literature review [J] .World J Gastroenterol, 2015, 21(19): 6088-6096.

32

表现为肝功能异常的肝脏尤因肉瘤，
最终肝移植治疗成功

题 记

　　尤因肉瘤是一种少见的小圆细胞恶性肿瘤，多发于儿童和青少年，主要发生于骨盆、股骨、胫骨、肱骨和肋骨，也常出现在骨骼邻近的软组织中（如胸壁、臀肌、胸膜腔和颈部肌肉）。目前出现在肝脏的尤因肉瘤，仅有个别的案例报道。本病例为极罕见的表现为肝功能异常的肝脏尤因肉瘤患者，最终通过肝移植治疗获得新生，为临床医生在诊断中提供更多的思路，也为肝脏尤因肉瘤的治疗提供一定的参考和经验。

病史摘要

患者，男，36岁。大连人，销售员，于2022年1月15日收入我科。

主诉

尿黄40天，加重伴皮肤黄染、乏力、纳差30天。

现病史

患者于2021-12-05曾食用霉变瓜子后出现尿黄如茶叶水。2021-12-08患者因咳嗽、腰背部酸痛不适，服用阿奇霉素1片qd po 7天后出现尿黄加重、皮肤黄染、乏力、纳差、厌油腻，频繁恶心，未呕吐。2021-12-20到大连市某医院，肝功能：谷丙转氨酶（ALT）136 U/L，谷草转氨酶（AST）60 U/L，碱性磷酸酶（ALP）518 U/L，γ-谷氨酰转移酶（GGT）919 U/L，总胆红素（TB）162.9 μmol/L，间接胆红素（DB）122 μmol/L拒绝住院治疗，口服保肝药。2021-12-28入住大连市另一医院，肝功能：ALT 124.5 U/L，AST 74.5 U/L TB 239.6 μmol/L，DB 204 μmol/L，予保肝退黄、胆红素吸附，黄疸下降不明显，出现腹痛、乏力等不适。2022-01-12；复查肝功能：TB 376 μmol/L，DB 308 μmol/L，为进一步明确诊断来我院就诊。

　　起病以来患者精神及胃纳差，体重下降10 kg。

既往病史

患者平素健康状况良好。糖尿病史3年，阿卡波糖50 mg tid po控制血糖。否认高血压、冠心病、脑卒中、慢性支气管炎、精神病等基础疾病；否认肝炎、结核等其他传染病史。否认手术史、外伤史、输血史，否认食物、药物过敏史，预防接种按计划进行。否认化学性、放射性、有毒物质接触史、吸毒、冶游史。未婚未育，否认家族遗传病及类似病史。经常抽烟喝酒。

入院查体

体温37℃，脉搏72次/分，呼吸20次/分，血压135/78 mmHg。神志不清，对答不能，查体不能配合。神志清，精神差。皮肤黏膜黄染，未见瘀点、瘀斑。两肺听诊呼吸音清晰，未闻及干湿啰音。腹膨隆，无压痛，无反跳痛，肝肋下两指，脾肋下一指，移动性浊音阴性。脊柱无畸形，关节无肿胀，双下肢无水肿。

入院后实验室检查和辅助检查

- 血常规：白细胞计数7.03×10^9/L，血红蛋白90 g/L（↓），红细胞计数2.57×10^{12}/L（↓），血小板计数62×10^9/L（↓）。
- 肝功能：谷丙转氨酶52 U/L（↑），谷草转氨酶70 U/L（↑），碱性磷酸酶152 U/L（↑），γ-谷氨酰转移酶219 U/L（↑），总胆红素471.3 μmol/L（↑），直接胆红素273.3 μmol/L（↑），球蛋白15.3 g/L（↓），白蛋白30.5 g/L（↓）。
- 凝血功能：D-二聚体1.71 FEU mg/L（↑），血浆凝血酶原时间（PT）15.2秒（↑），活化部分促凝血酶原激酶时间（APTT）45.6秒（↑），国际标准化比值（INR）1.23（↑），纤维蛋白原（FIB）3.06 g/L。
- 甲胎蛋白（AFP）5 ng/mL。
- 甲、乙、丙、戊型肝炎病毒抗体阴性。
- ANA、ENA、dsDNA、ANCA（-）。
- 铜蓝蛋白正常。
- EBV-DNA（血浆）（-）。
- 肾功能：正常。
- 血氨46 μmol/L（↑），HbA1c 8.5%。
- 全腹部CT平扫：肝硬化，肝内可疑低密度影；脾稍大，腹水；胆囊炎可能；盆腔积液。
- 胃肠镜：食管静脉曲张（中度），全胃炎（充血渗出型，重度，胃体片状充血糜烂），肠息肉。
- 肝脏增强MRI（图32-1）：肝内多发占位，考虑肿瘤可能；肝硬化、脾稍大、门静脉高压、少量腹水；胆囊炎可能。
- MRCP：胆囊炎可能；可见肝硬化，肝脏多发异常信号；门静脉高压；脾肿大。
- 门静脉CTV增强：未见明显异常。
- 肝静脉CTV增强（图32-2）：门静脉高压，右后肝内静脉分支狭窄。

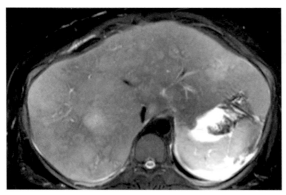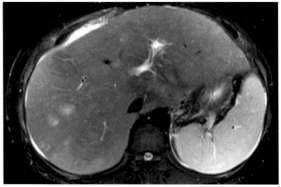

图32-1　肝脏增强MRI。

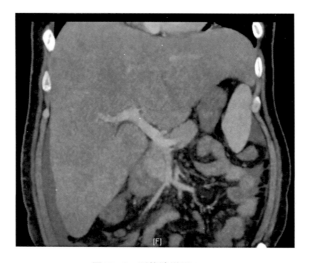

图32-2　肝静脉增强CTV。

临床关键问题及处理

关键问题1　患者"尿黄40天，加重伴皮肤黄染、乏力、纳差30天"，初步诊断考虑什么？初步处理是什么？下一步检查？

（1）患者入院后的初步诊断：肝脏占位（肿瘤不除外）；肝硬化、门脉高压、食管静脉曲张、腹水、肝性脑病；2型糖尿病。

（2）临床处理：予以特利加压素降低门脉压力、美能保肝降酶、思美泰退黄治疗，利尿剂消肿；自诉腹胀进行性加重。予以连续血浆置换治疗后，胆红素可稍微下降，停血浆置换后胆红素迅速上升。

（3）进一步检查——PET-CT（2022-01-28）：① 肝脏肿大伴多发低密度影（图32-3），伴FDG代谢不同程度增高（SUV最高7.1），考虑为肝脏原发病变，肿瘤性病变不除外，建议结合

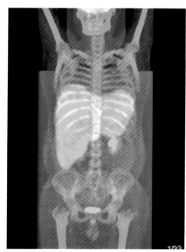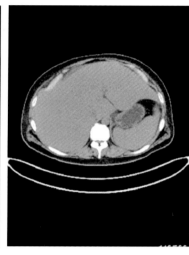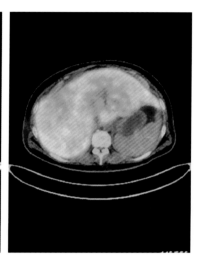

图 32-3　PET-CT。

临床，必要时肝穿刺病理检查。腹盆腔积液。② 腹膜后及肠系膜根部淋巴结，未见 FDG 代谢异常增高，考虑增生性改变可能。③ 双肺多发磨玻璃影，考虑炎症病变可能大，建议随诊，右侧胸腔少量积液。④ 脑内 FDG 代谢弥漫性减低，考虑继发性改变，余未见 FDG 代谢明显异常升高灶。⑤ 肝硬化，脾脏轻度肿大，胆囊炎，椎体退行性变，骨髓反应性改变，全身皮下水肿。

关键问题2　接下来如何处理？

（1）肝穿刺：患者胆红素较高，肝穿刺风险极大。

（2）手术活检：肝外科会诊，目前患者已经有肝硬化基础，出现肝脏占位进行性增大，考虑肝脏恶性肿瘤，目前肝脏为弥漫性病变，不建议手术治疗。

（3）肝移植：PET-CT 提示为肝脏原发病变，可以考虑肝移植，但有复发风险。

（4）临床处理：2022-02-14 患者转入肝移植科，并积极完善肝移植前相关检查，住院期间患者肾功能进行性恶化，肌酐升高，予患者保肝、降血氨、利尿、补充白蛋白等治疗，积极备血（Rh 阴性 AB 型血），考虑肝肾综合征，应用特立加压素 + 白蛋白治疗，患者肾功能较前有所改善。

关键问题3　肝移植手术是否顺利？活检肝组织病理结果？

2022-03-03 行肝移植手术，术中先切除病肝，再植入供体肝脏，手术顺利完成。术后完善移植肝超声检查：肝移植术后，门静脉、肝动脉、下腔静脉、肝静脉内血流通畅，未见明显异常。肝内胆管及胆总管未见明显扩张。右侧胸腔及腹盆腔少量积液。左侧胸腔未见积液。术后1周，肝功能完全恢复正常。

病理报告内容：（病肝）全肝弥漫结节性短梭形细胞肿瘤，肿瘤细胞核染色质细腻，不易找见核分裂象（图 32-4），少量透明胞质。结合免疫组化及分子检测结果，考虑为尤因肉瘤家族肿瘤–典型尤因肉瘤，见广泛瘤栓形成伴肝静脉阻塞及明显淤血性改变。（供肝）个别门管区慢性炎症伴纤维增生。(胆囊)慢性炎症。分子病理结果：FISH-EWSR断裂(阳性)免疫组化结果：CK7(－)，CD34(－)，ERG(+)，EMA(－)，CD21(－)，CD23(－)，S-100(－)，CK8(－)，CD117(+)，DOG-1(－)，Syn(－)，CD31(+)，F8(+/-)，CD99(+)，Desmin(－)，CK(－)，FLI-1(+)，NKX2.2(－)特殊染色结果：MASSON(个别阳性)，网染(－)。FISH检查结论：石蜡；*EWSR1*基因断裂待排；EWSR1位点特异性探针；FISH(荧光原位杂交法)；共计数100个细胞；采用EWSR1探针计数，异常细胞占(25)%高于阈值。提示该样本发生*EWSR1*基因的改变(阳性)。

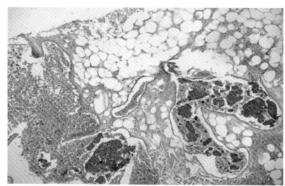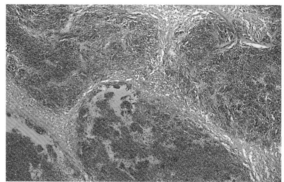

图32-4　病肝病理。

背景知识介绍

尤因肉瘤也称为尤文肉瘤(被称为原始神经外胚层肿瘤，PNET)，是一种来源于骨或者软组织的恶性肿瘤，整体人群发病率约百万分之一，好发于儿童和青少年。主要发生于骨盆、股骨、胫骨、肱骨和肋骨，也常出现在骨骼邻近的软组织中(如胸壁、臀肌、胸膜腔和颈部肌肉)，是影响儿童和青少年第二常见的原发性恶性骨肿瘤，具有高度侵袭性。

肝脏原发尤因肉瘤目前文献报道共5例，均为个案报道。免疫受损人群更易感染。EWSR1：尤因肉瘤断点区域1，当染色体异位，EWSR1-FLI1融合蛋白作为一种异常转录因子，通过复杂的转录过程，包括基因激活和抑制，解除对肿瘤发生相关基因的调控。该患者肝脏病理提示可检测到*EWSR1*基因的改变，故可以确诊肝脏原发尤因肉瘤。

尤因肉瘤的治疗包括：放疗+化疗+手术的综合治疗，一般需要长期持续性治疗。① 药物治疗：长春新碱、环磷酰胺、放线菌D；② 手术治疗：完全切除；③ 放射治疗：对放疗极为敏感；④ 靶向治疗：贝伐单抗、舒尼替尼和帕唑帕尼；⑤ 免疫治疗。

该患者为肝脏原发尤因肉瘤，如肝脏部分切除，可能切除不干净，故肝外科无法手术。如直接行放化疗，患者当时全身情况较差，有肝衰倾向，无法耐受。最终，根据患者PET-CT结果：除了肝脏，全身其他地方均没有肿瘤侵犯，选择了肝移植治疗。该患者进行了肝移植治疗后，一般情况较好。请肿瘤科会诊，予以长春新碱+表柔比星+环磷酰胺与异环磷酰胺+依托泊苷交替化疗。目前患者行肝移植治疗已经1年余，电话随访：一般情况良好。

　　尤因肉瘤的治疗仍然是一个难题。该病的总体预后很差，全球仅报道了很少成功治疗的案例，并且所有成功治疗案例均需要数月甚至数年的药物治疗。该患者因为还没有转移到其他部位，第一时间进行肝移植治疗，同时术后经过6个疗程的化疗，目前一般情况较好。

　　中国是尤文肉瘤的散发地区，但成年发病的尤文肉瘤本就罕见，仅在肝脏发病的尤文肉瘤更是只有个例报道。当临床诊治中遇到无法解释的反复肝功能异常，肝脏有多发占位，尽早的病理检查是及时诊断的必要手段。肝脏原发尤文肉瘤，如果还没有肝外转移，及时进行肝移植可能会取得较好的效果。

（毛日成　蒋为民）

参·考·文·献

[1] Sharma A, Sethi N, Saini S, et al. Primary Ewings sarcoma in liver—A rare case report with review of literature[J]. Indian J Pathol Microbiol, 2021, 64: S136−S139.
[2] Ozaki Y, Miura Y, Koganemaru S, et al. Ewing sarcoma of the liver with multilocular cystic mass formation: a case report[J]. BMC Cancer, 2015, 15: 16.

33

利福平治疗 Crigler-Najjar 综合征 Ⅱ 型

题记

Crigler-Najjar 综合征 Ⅱ 型发病率 < 1/100 万，通常予苯巴比妥治疗，而本例患者却独辟蹊径，使用利福平治疗，疗效良好，因此分享本例患者的治疗经过，供读者参考和借鉴。

—— 病史摘要 ——

患者，女，17 岁。贵州省余庆县人，2022-09-07 收入院。

主诉

皮肤、巩膜黄染 17 年。

现病史

患者于出生时开始出现皮肤、巩膜黄染，无发热、恶心、呕吐、厌油、纳差、乏力等症状，未予重视，未予进一步诊治。3 年前患者因皮肤黄染较前加重，就诊当地医院，完善相关检查后（具体检查项目，检查结果患者及家属均无法提供），未明确诊断，未进一步诊治。2022-08-18 因体检查肝功能，总胆红素 172.5 μmol/L，结合胆红素 12.0 μmol/L，非结合胆红素 100.5 μmol/L。2022-08-22 在当地医院查血常规：白细胞计数 4.70 × 10⁹/L，中性粒细胞百分比 52.9%，淋巴细胞百分比 35.7%；肝功能：谷丙转氨酶正常，谷草转氨酶正常，总胆红素 156.3 μmol/L，结合胆红素 11.3 μmol/L，非结合胆红素 145.0 μmol/L，碱性磷酸酶 128 U/L，γ-谷氨酰转移酶 10 U/L；病毒性肝炎标记物阴性；EB 病毒 DNA 阴性；铜蓝蛋白 0.188 g/L；腹部 B 超示肝内回声改变。现为明确诊断及治疗，收入我科住院。

患病以来患者精神好，胃纳好，睡眠好，大小便正常，无体重明显下降。

既往史

否认肝炎病史。

个人史

否认毒物及放射性物质接触史。否认饮酒史。

家族史

患者姐姐亦有皮肤、巩膜黄染,肝功能呈高胆红素血症表现,但症状较轻。父母并非近亲结婚。

入院查体

体温36.5℃,脉搏72次/分,呼吸22次/分,血压110/60 mmHg,身高158 cm,体重38 kg。神志清楚,发育正常,皮肤、巩膜黄染,全身浅表淋巴结无肿大。心肺无殊。腹软,无压痛,肝、脾肋下未触及。双下肢无水肿。

入院后实验室检查和辅助检查

- 血常规(2022–09–07):白细胞计数6.03×10^9/L,中性粒细胞绝对值4.11×10^9/L,中性粒细胞百分比68.2%,淋巴细胞百分比24.9%,单核细胞百分比5.6%,嗜酸性粒细胞百分比0.7%,嗜碱性粒细胞百分比0.6%,红细胞计数3.91×10^{12}/L,血红蛋白124 g/L,红细胞压积36.5%,平均红细胞体积93.4 fl,平均红细胞血红蛋白量31.9 pg,平均红细胞血红蛋白浓度341 g/L,红细胞分布宽度43.0 fl,红细胞分布宽度—变异系数12.7%,血小板计数152×10^9/L,平均血小板体积12.8 fl,血小板分布宽度16.3 fl,大血小板比率45.2%,未成熟的红细胞(NRBC)百分比0.00%,淋巴细胞绝对值1.50×10^9/L,单核细胞绝对值0.34×10^9/L,嗜碱性粒细胞绝对值0.04×10^9/L,嗜酸性粒细胞绝对值0.04×10^9/L,中性粒细胞/淋巴细胞比值2.7,血小板/淋巴细胞比值101.3。未成熟网织红细胞指数5.6%,网织红细胞高荧光比率0.0%(↓),网织红细胞低荧光比率94.4%,网织红细胞中荧光比率5.6%,网织红细胞绝对值$0.041\ 3 \times 10^{12}$/L,网织红细胞百分比1.10%。
- 尿常规:潜血(−),白细胞计数10.6/μL,pH 6.0,葡萄糖(−),蛋白质(−),小圆上皮细胞(−),尿胆原(+++),胆红素微量,尿比重1.026,病理性管型(−)。
- 粪常规:阴性。
- 生化检查:谷丙转氨酶17 U/L,谷草转氨酶29 U/L,总胆红素224.3 μmol/L(↑),结合胆红素0.0 μmol/L,非结合胆红素215.2 μmol/L(↑),碱性磷酸酶104 U/L,γ-谷氨酰转移酶16 U/L,总蛋白79 g/L,白蛋白49 g/L,乳酸脱氢酶145 U/L,铜蓝蛋白0.13 g/L(↓),铁蛋白98.20 ng/mL,叶酸3.30 ng/mL,维生素B_{12} 390.0 pg/mL。
- 凝血功能:国际标准化比值1.08,凝血酶原时间12.9秒,部分凝血活酶时间26.9秒,纤维蛋白原定量2.8 g/L。抗凝血酶Ⅲ 102.6%,蛋白C检测74.9,蛋白S检测61.1。
- λ-轻链1.25 g/L,κ-轻链2.15 g/L,KAP/LAM 1.72,血免疫球蛋白M 0.58 g/L,血免疫球蛋白E 36.43 g/L,血免疫球蛋白G 8.94 g/L,血免疫球蛋白A 1.73 g/L,免疫球蛋白G4 0.464 g/L,补体C3片段0.761 g/L(↓),补体C4 0.116 g/L,免疫固定电泳未发现单克隆免疫球蛋白。
- 自身抗体ANA、ENA、dsDNA、ANCA、ACA均阴性,自身免疫性肝病抗体谱阴性。

入院后诊疗经过

患者入院后完善相关检查,智力发育正常,肝功能(2022–09–07):谷丙转氨酶17 U/L,谷草转氨酶29 U/L，总胆红素224.3 μmol/L（↑），非结合胆红素215.2 μmol/L（↑），碱性磷酸酶104 U/L，γ-谷氨酰转移酶16 U/L；总蛋白79 g/L，白蛋白49 g/L，溶血相关的检查Coombs阴性，网织红细胞正常，乳酸脱氢酶和铁蛋白正常；09-07 B超引导下行肝穿刺，病理报告：（肝穿刺）轻度非特异性炎症，色素沉着不显著。免疫组化结果：CK7（胆管+），HBsAg（－），HBcAg（－），CK8（+），CD34（血管+），CK19（胆管+），CD10（毛细胆管+），MUM1（－）；特殊染色结果：网染（网状支架完好），MASSON（网状支架完好），铜染（－），铁染（－）。09-07开始予利福平0.15 g qd诱导胆汁酸转运治疗，除了利福平外未加其他任何药物，6天后复查肝功能（2022-09-13）：总胆红素59.6 μmol/L较前明显下降。外送全外显子基因检测，在Crigler-Najjar综合征1型、Crigler-Najjar综合征2型、家族性暂时性新生儿高胆红素血症、Gilbert综合征、产前表型异常、血清胆红素水平数量性状基因座1相关的 UGT1A1 基因上检出与受检者表型部分相关的1个致病变异、1个风险变异（表33-1），综合上述检查结果，最终诊断为Crigler-Najjar综合征Ⅱ型。

临床关键问题及处理

关键问题1　肝功能表现为胆红素升高而转氨酶正常患者的鉴别诊断思路

肝功能转氨酶正常，总胆红素升高常考虑下列疾病：溶血性黄疸、Gilbert综合征、Crigler-Najjar综合征、Dubin-Johnson综合征、Rotor综合征等。患者为非结合胆红素升高为主，因此主要鉴别溶血性黄疸、Gilbert综合征、Crigler-Najjar综合征。患者Coombs阴性，网织红细胞正常，乳酸脱氢酶正常，没有溶血性疾病的依据。而患者铜蓝蛋白降低，Wilson病可以出现Coombs阴性的溶血，但该患者肝脏病理上铜染色阴性，基因检测未发现 ATP7B 变异，因此可以除外Wilson病。患者究竟是Gilbert综合征还是Crigler-Najjar综合征？ Gilbert综合征血清总胆红素通常 < 85 μmol/L，分子基础为 UGT1A1 基因启动子插入TA核苷酸。而Crigler-Najjar综合征患者的总胆红素往往 > 120 μmol/L，分子基础为 UGT1A1 基因外显子发生突变。该患者根据临床表现、药物治疗效果以及全外显子检测结果，最终诊断为Crigler-Najjar综合征Ⅱ型。

关键问题2　利福平退黄疸治疗的可能机制

Crigler-Najjar综合征Ⅱ型可予苯巴比妥治疗，由于当时我院苯巴比妥片剂缺货，而有文献报道使用利福平治疗可以降低UGT1A1缺陷患者的胆红素水平。该研究入组16例患者，7/10例患者有 UGT1A1 突变，4例患者有 ATP8B1 或 ABCB11 突变，利福平治疗前TBIL平均水平为352 μmol/L（范围在171 ～ 591 μmol/L），利福平治疗4周时14例患者TBIL改善 > 20%，治疗6 ～ 12周后14例患者TBIL恢复正常，仅有1例患者出现短暂性药物诱导肝炎，研究结论为大多数持续性肝细胞分泌衰竭（PHSF）患者存在UGT1A1缺陷，这可能是利福平治疗的靶点。而使用利福平治疗是否安全呢？有文献报道，利福平用于改善胆汁淤积引起的瘙痒，入组105例患者，平均使用利福平131天，仅有5例发生利福平相关的药物性肝炎，利福平肝毒性

表 33-1　全外显子测序结果

序号	基因	染色体位置	转录本编号 核苷酸变化 （氨基酸变化）	基因亚区	基因型	致病性 分类	相关疾病／遗传模式	参考文献
					主要检测结果			
1	UGT1A1	chr2:234681059	NM_000463.2: c.1456T>G(p.Tyr486Asp)	EX5 E/ CD S5E	纯合	致病	Crigler-Najjar 综合征 1 型 (OMIM:218800)/AR Crigler-Najjar 综合征 2 型 (OMIM:606785)/AR Gilbert 综合征 (OMIM:143500)/AR 家族性暂时性新生儿高胆红素血症 (OMIM:237900)/AR 血清胆红素水平数量性状基因座 1 (OMIM:601816)/UNK	[1～3]
2	UGT1A1	chr2:234669144	NM_000463.2: c.211G>A(p.Gly71Arg)	EX1/CDS1	杂合	—	Crigler-Najjar 综合征 1 型 (OMIM:218800)/AR Crigler-Najjar 综合征 2 型 (OMIM:606785)/AR Gilbert 综合征 (OMIM:143500)/AR 家族性暂时性新生儿高胆红素血症 (OMIM:237900)/AR 血清胆红素水平数量性状基因座 1 (OMIM:601816)/UNK	[2,4]

** 遗传模式：AD 表示染色体显性遗传，AR 表示染色体隐性遗传，XL 表示 X 染色体连锁遗传，YL 表示 Y 染色体连锁遗传，且遗传模式相符的临床表型相关。

** 主要检测结果包括：与临床表型相关的致病／疑似致病变异；与临床表型相关，且遗传模式相符的临床意义未明变异。

较小。因此，本例患者使用利福平治疗，治疗6天后复查肝功能总胆红素较前明显下降，且未发生转氨酶升高。

背景知识介绍

Crigler-Najjar综合征是一种罕见的常染色体隐性遗传性疾病，发病的分子机制为*UGT1A1*基因外显子发生突变，估计发病率 < 0.1/10万，是一种罕见病。临床表现为肝功能的血清胆红素升高，多数大于120 μmol/L，以非结合胆红素升高为主，而肝活检组织学正常。Crigler-Najjar综合征分为Crigler-Najjar综合征Ⅰ型和Crigler-Najjar综合征Ⅱ型。其中，Crigler-Najjar综合征Ⅰ型患者肝细胞内形成葡萄糖醛酸结合物的酶活力显著低下，特别是胆红素尿苷二磷酸葡萄糖醛酸转移酶（UGT）遗传性缺乏，使结合胆红素形成障碍，因此有核黄疸、神经性耳聋、动眼神经瘫痪、共济失调、舞蹈样动作、角弓反张、肌肉痉挛和强直等神经系统症状，肝移植为唯一有效的治疗手段。Crigler-Najjar综合征Ⅱ型病呈良性，肝细胞内胆红素UGT活力降低，虽然长期黄疸，但无神经系统症状，智力发育正常，很少发生核黄疸，如服用苯巴比妥可使血清总胆红素降至85 μmol/L以下，可与Crigler-Najjar综合征Ⅰ型鉴别。

本例患者幼年起病，皮肤、巩膜黄染，肝功能以非结合胆红素升高为主，转氨酶正常，溶血性黄疸相关检查阴性，肝穿刺组织学正常，因此考虑遗传性高胆红素血症。根据患者总胆红素大于120 μmol/L，无神经系统症状，使用利福平治疗总胆红素很快降低至85 μmol/L以下，以及结合基因检测*UGT1A1*基因上外显子突变，诊断为Crigler-Najjar综合征Ⅱ型。Crigler-Najjar综合征Ⅱ型通常使用苯巴比妥治疗，而由于药物可及性问题，本例患者使用利福平治疗，剂量为每日1次，每次0.15 g口服，仅经过6天的治疗，总胆红素从224.3 μmol/L降至59.6 μmol/L，疗效良好，但是长期使用利福平治疗在远期是否有肝脏损伤等不良反应，尚需要长期随访。

（邱继瑶　苏　利　杨璐璇　魏香菊　刘其会　郑建铭　李　宁）

参·考·文·献

[1] Shi M, Sheng L, Lian M, et al. Efficacy and safety of rifampicin in patients with persistent hepatocellular secretory failure[J]. J

Gastroenterol Hepatol, 2021, 36(11): 3233−3238.

[2] Webb GJ, Rahman SR, Levy C, et al. Low risk of hepatotoxicity from rifampicin when used for cholestatic pruritus: a cross-disease cohort study[J]. Aliment Pharmacol Ther, 2018, 47(8): 1213−1219.

[3] Ebrahimi A, Rahim F. Crigler-Najjar syndrome: current perspectives and the application of clinical genetics[J]. Endocr Metab Immune Disord Drug Targets, 2018, 18(3): 201−211.

[4] Gailite L, Rots D, Pukite I, et al. Case report: multiple UGT1A1 gene variants in a patient with Crigler-Najjar syndrome[J]. BMC Pediatr, 2018, 18(1): 317.

34

脾肾静脉分流导致反复发作的肝性脑病

肝性脑病是肝硬化的常见并发症之一。肝硬化合并自发性门-体分流时肝性脑病发生的风险显著增加。本文我们报道了1例有干燥综合征的老年女性患者,在慢性乙型病毒性肝炎合并原发性胆汁性胆管炎的肝病基础上逐渐出现肝硬化,以肝性脑病表现尤为突出,且肝性脑病在半年内反复多次发作,虽经限制蛋白质饮食和内科药物治疗,效果欠佳。最终,通过分析门静脉CTV检查发现患者存在脾肾静脉分流。以上病例提示我们,在肝硬化患者出现肝性脑病时,除了注意排除诱发因素和内科药物治疗,仍需要排查门-体分流的存在。

病史摘要

患者,女,59岁。江苏省泰兴市人,2022-07-21收入我科。

主诉

乏力3年,嗜睡4个月,加重伴性格改变1个月。

现病史

家属代诉,患者2019年因四肢乏力就诊,外院诊断"干燥综合征、慢性乙型病毒性肝炎",经治疗后出院,继续泼尼松2.5 ~ 10 mg qd、白芍总苷0.3 g tid、羟氯喹0.2 g bid、恩替卡韦0.5 mg qd治疗并随访。2019-12-04复查血常规:白细胞计数5.69×10⁹/L,血小板计数102×10⁹/L;血沉、C反应蛋白正常。2021-08-04行腹部彩超示:肝回声不均、右叶低回声团(12 mm×8 mm),胆囊炎胆囊结石图像(充满型)。2021-08-06行腹部MR平扫+增强示肝硬化,脾脏肿大,门静脉高压,少量腹水,胆囊多发结石、胆囊炎。遂至某三甲医院就诊,血常规:白细胞计数3.65×10⁹/L,血红蛋白122 g/L,血小板计数75×10⁹/L,ANA(着丝点型1∶320,核颗粒型1∶1000,胞质颗粒型1∶320),AMA M2抗体108(+),M2-3E抗体126(+),诊断为"原发性胆汁性胆管炎",加用熊去氧胆酸250 mg tid。2022-03患者自觉乏力进行性加重,伴头昏、嗜睡,分别于3月及5月在当地医院住院治疗,2022-03-03查乙肝表面抗原5 020 COI,HBV-DNA < 20 IU/mL,甲胎蛋白(AFP)正常,血氨132 μmol/L,转氨酶正常,总胆红素54.7 μmol/L;上腹部CT提示脾脏肿大,门静脉高压,胆囊多发结石,给予抗病毒、降氨及退黄等对症治疗后好转出院。2022-06症状再发加重,伴反应迟钝、嗜睡、性格异常、易怒,服用两天奥氮平和唑吡坦后情绪低落、哭泣、少言,渐起不能独立行走、主动进食,生活不能自理。2022-07-02行头颅MR+头颅血管MRA+MRV示:两侧侧脑室周围、半卵圆中心及放射冠区脑白质慢性缺血缺氧性改变(Fezakas Ⅲ级);轻度脑萎缩;头颅MRA未见明显异常;左侧横窦、乙状窦纤细,考虑变异可能大。2022-07-03至外院住院,血氨169.3 μmol/L,脑电图:广泛中度异常脑电图(以 θ 波为背景);诱发电位:双侧胫后神经至皮质感觉传导通路功能障碍,左侧听神经功能障碍,VEP正常。P300示认知电位异常。腰椎穿刺:压力80 mmHg$_2$O,脑脊液潘氏反应阳性,蛋白质1.05 g/L,免疫球蛋白G 143 mg/L,细胞学未见异常,自免脑抗体阴性。考虑"肝性脑病,干燥综合征合并中枢神经系统损害可能",给予降血氨、营养神经、小剂量激素抗炎、护胃、补钾补钙后稍好转。患者为进一步诊治至我科门诊。

患病以来患者精神欠佳,纳差,嗜睡,对答尚切题,二便有时无法自理,无体重明显下降。

既往史及个人史

2019年诊断慢性乙型病毒性肝炎,开始恩替卡韦治疗,未规律随访;既往高血压史,具体时间不详,间断服用氨氯地平片5 mg qd降压,血压控制可;有甲状腺结节及骨质疏松史;2022-03因"右眼白内障"行手术治疗。否认外伤史、输血史、过敏史等。预防接种史不详。

婚育史和家族史

已婚已育,育有一子。

入院查体

体温36.9℃,脉搏68次/分,呼吸18次/分,血压139/72 mmHg,身高160 cm,体重45 kg。神志模糊,发育正常,营养中等,回答部分切题,自主体位,查体欠合作,轮椅推入病房,肝掌(+),未见蜘蛛痣,全身浅表淋巴结无肿大。头颅无畸形,眼睑正常,睑结膜未见异常,巩膜轻微黄染。双侧瞳孔等大等圆,对光反射灵敏,颈软,无抵抗。双肺呼吸音清晰,未闻及干、湿性啰音。心率68次/分,律齐。腹平坦,腹壁软,全腹无压痛,无肌紧张及反跳痛,肝脾肋下未触及,肝肾脏无叩击痛,肠鸣音3次/分。脊柱、四肢无畸形,关节无红肿,无杵状指(趾),双下肢无水肿。肌力正常,肌张力正常,生理反射正常,病理反射未引出。

入院后实验室检查

• 血常规:白细胞计数3.58×10^9/L,中性粒细胞百分比60.6%,红细胞计数3.39×10^{12}/L(↓),血红蛋白112 g/L(↓),血小板计数82×10^9/L(↓)。

• 肝肾功能:谷丙转氨酶12 U/L,谷草转氨酶23 U/L,总胆红素35.6 μmol/L,直接胆红素14.5 μmol/L(↑),碱性磷酸酶68 U/L,γ-谷氨酰转移酶38 U/L,胆碱酯酶3517 U/L(↓),球蛋白30 g/L,白蛋白30 g/L↓,前白蛋白53 mg/L(↓),尿素4.2 mmol/L,肌酐60 μmol/L。

- 凝血功能：凝血酶时间16.6秒，纤维蛋白原降解产物 < 2.5 μg/mL，部分凝血活酶时间46.2秒（↑），国际标准化比值1.33（↑），D-二聚体0.33 FEUmg/L，纤维蛋白原定量3.0 g/L，凝血酶原时间15.6秒（↑）。

- 炎症指标：血沉9 mm/h，全血C反应蛋白5.40 mg/L（↑），铁蛋白257.00 ng/mL（↑）。

- HbA1c糖化血红蛋白：4.4%。

- 血氨：52 μmol/L（↑）。

- 乙肝表面抗原定量：7 331.63 IU/mL。

- 病毒性肝炎指标：表面抗原（A）> 250.00（+）IU/mL，e抗原（A）0.33（−）s/co，核心抗体（A）8.5（+）s/co，e抗体（A）0.0（+）s/co，前S1抗原961.0AU/mL（↑）。

- HBV-DNA，HCV-RNA，EBV-DNA低于检测下限。

- 补体：C4 0.099 g/L（↓），C3片段0.592 g/L（↓）。

- ANA、ENA、dsDNA、ANCA：抗核抗体阳性（+），ANA滴度1 ： 1 000，Ro-52 104（阳性），SS-A 77（阳性），SS-B 54（阳性），线粒体（M2）94（阳性），着丝点蛋白B 136（阳性），余阴性。

- 自身免疫性肝病抗体谱：抗RO-52抗体125（+），抗线粒体M2亚型抗体106（+），抗丙酮酸脱氢酶复合物[M2-3E（BPO）]抗体102（+）。

- 免疫球蛋白检查：血免疫球蛋白M 0.96 g/L，血免疫球蛋白G 16.30 g/L（↑），血免疫球蛋白A 2.89 g/L。

- 特种蛋白：转铁蛋白1.29 g/L（↓），免疫球蛋白G4 0.035 g/L，铜蓝蛋白0.212 g/L，β_2微球蛋白2.98 mg/L（↑）。

- 肿瘤标志物：CA 50 44.6 U/mL（↑），CA 24-2 29.8 U/mL（↑），CA 12-5 33.80 U/mL（↑），CA 19-9 46.50 U/mL（↑），余正常。

- 脑脊液生化：糖2.8 mmol/L，氯119 mmol/L（↓），蛋白质782 mg/L（↑），乳酸1.22 mmol/L，乳酸脱氢酶65.00。

- 脑脊液常规：颜色无色，透明度清，白细胞2×10^6/L，红细胞1×10^6/L，潘氏试验弱阳性（±）。

辅助检查

- 腹部彩色多普勒超声：肝硬化，右叶实质性占位，建议超声造影，门静脉萎缩闭塞可能。（肝动脉流速代偿性增高）胆囊充满结石。胰腺、脾脏、双肾未见明显异常。肝静脉、脾静脉血流通畅。未见腹水。

- 门静脉CTV增强扫描：门静脉主干及其分支纤细，请结合临床及其他检查；脾大、脾静脉增粗；少许腹水；附见双侧少许胸腔积液，胆囊结石（图34-1）。

- 肝脏MR增强：肝硬化，脾大，少量腹水，结合临床及其他检查；胆囊结石、胆囊炎可能；两侧胸腔积液；随诊。

- 胃镜：糜烂型胃炎伴局部浅表性溃疡。

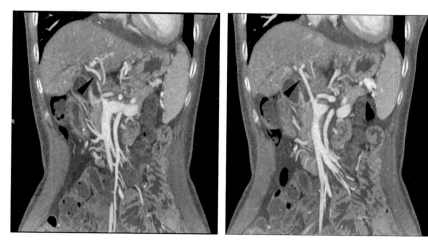

图34-1 门静脉增强CTV(三角符号示门静脉纤细)。

- 头颅MR增强：轻度白质疏松症；多发性腔隙性脑梗死；散在多发血管周围间隙扩大；弥漫性脑萎缩。考虑脑小血管病改变,结合临床随诊(图34-2)。

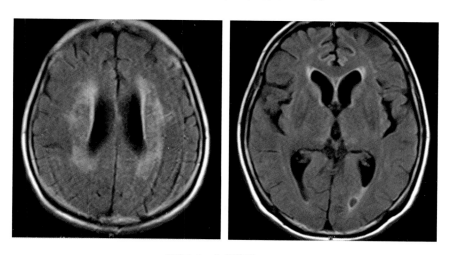

图34-2 头颅增强MRI。

- 胸部CT扫描：左肺下叶实性结节,脂肪组织影不除外,建议短期复查；右中肺少许慢性炎症,请结合临床；右肺上叶、两肺下叶磨玻璃结节,建议定期随诊；心包积液。附见胆囊结石。左侧甲状腺钙化灶。
- 头颅SWI：双侧丘脑和右侧顶叶微出血,请结合临床(图34-3)。

入院后诊疗经过

入院后完善相关检查,结合既往病史,考虑"肝性脑病、肝硬化失代偿期、原发性胆汁性胆管炎,自身免疫性肝炎待排,干燥综合征,脑血管病(免疫性不能除外),慢性乙型病毒性肝炎",入院后适当限制蛋白质饮食,治疗上予降血氨(雅博司静滴、乳果糖及利福昔明口服)、退

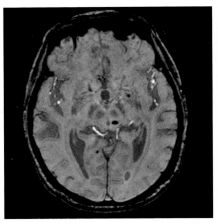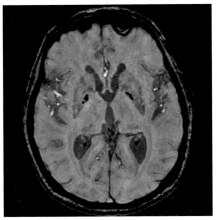

图34-3　头颅SWI。

黄（熊去氧胆酸、腺苷蛋氨酸）、恩替卡韦抗病毒、营养支持（白蛋白静滴、氨基酸胶囊口服）、保护胃黏膜（奥美拉唑，铝碳酸镁咀嚼片）、调节肠道菌群（米雅）及其他对症支持（骨化三醇、螺内酯）等治疗，请风湿科会诊后激素调整为甲泼尼龙12 mg po qd。治疗后复查血常规：白细胞计数10.20×10⁹/L（↑），中性粒细胞百分比82.4%（↑），淋巴细胞百分比11.6%（↓），血红蛋白110 g/L（↓），血小板计数125×10⁹/L；肝功能：转氨酶正常，总胆红素19.9 μmol/L，直接胆红素11.0 μmol/L（↑），白蛋白34 g/L（↓）；凝血功能：凝血酶时间18.4秒，纤维蛋白原降解产物＜2.5 μg/mL，部分凝血活酶时间44.4秒（↑），国际标准化比值1.30（↑），纤维蛋白原定量1.8 g/L，凝血酶原时间15.3秒（↑）；血氨34 μmol/L（↑）。血小板逐渐升高、凝血功能逐渐恢复，反应迟钝、嗜睡、性格异常、暴躁等症状较前好转，考虑病情稳定，带药出院，拟2周后再次入院评估，如患者血常规、肝功能及凝血功能等指标进一步好转，可考虑行肝穿刺以明确是否原发性胆汁性胆管炎基础上重叠自身免疫性肝炎，嘱患者出院后注意饮食控制，可少量食用鸡蛋白、豆腐、去皮鸡肉等产氨较少的蛋白质类食物，全天蛋白质限制在45～55 g为宜（0.8～1.0 g/kg标准体重），保持大便通畅，继续口服乳果糖、利福昔明、熊去氧胆酸、恩替卡韦、甲泼尼龙以及其他护胃、补钙、益生菌、氨基酸胶囊、螺内酯等对症支持治疗药物。

临床关键问题及处理

关键问题1　该患者肝硬化的原因是什么？

我们知道，引起肝硬化的常见病因有：乙型肝炎和丙型肝炎病毒感染；酒精性肝病；非酒精性脂肪性肝病；自身免疫性肝病，包括原发性胆汁性肝硬化（原发性胆汁性胆管炎）、自身免疫性肝炎和原发性硬化性胆管炎等；遗传、代谢性疾病，主要包括肝豆状核变性、血色病、肝淀粉样变、遗传性高胆红素血症、α₁-抗胰蛋白酶缺乏症、肝性卟啉病等；药物或化学毒物等；寄生虫感染，主要有血吸虫病、华支睾吸虫病等；循环障碍所致，常见的有布-加综合征和右心衰竭；不能明确病因的肝硬化。大多数肝硬化只有一个病因，也有多个病因同时作用。

该患者入院前影像学检查已经发现肝硬化、脾肿大、少量腹水，且有多次肝性脑病发作的情况，考虑为肝硬化失代偿期。因此，入院后我们积极寻找肝硬化的病因。患者自2019年发现乙肝病毒阳性，开始恩替卡韦抗病毒治疗，2022-03曾查HBV-DNA低于20 IU/mL，我院查HBV-DNA低于检测检测下限（50 IU/mL），e抗原阴性，转氨酶正常，考虑抗病毒治疗效果尚可。此外，患者2021-08在外院检查发现：ANA（着丝点型1∶320，核颗粒型1∶1 000，胞质颗粒型1∶320），AMA M2抗体108（+），M2-3E抗体126（+），诊断为原发性胆汁性胆管炎，加用熊去氧胆酸250 mg tid。另外，患者为59岁女性，有干燥综合征的自身免疫性疾病背景，血免疫球蛋白G：16.30 g/L（↑），ANA阳性（1∶1 000），亦需要考虑是否合并自身免疫性肝炎，但患者病程中转氨酶升高不明显，且合并乙肝、原发性胆汁性胆管炎等，因此，有必要行肝组织活检，进一步诊断或排除自身免疫性肝炎，给我们更多肝硬化病因的诊断线索。但患者入院时血小板计数偏低（82×10^9/L），凝血功能欠佳（国际标准化比值1.33），营养状况较差（白蛋白30 g/L，前白蛋白53 mg/L），肝穿刺风险较大，患者及家属有所顾虑。遂入院后给予患者对症处理和营养支持，待一般情况好转后再考虑行肝穿刺。

对于肝硬化失代偿期患者，我们进一步评估其静脉侧支循环的情况。胃镜示糜烂型胃炎伴局部浅表性溃疡，未发现食管胃底静脉曲张；门静脉CTV示门静脉主干及其分支纤细。一般而言，乙肝肝硬化失代偿期患者，常有门静脉增宽、食管胃底静脉曲张等门静脉高压的并发症，但该患者并无以上门静脉高压的表现，门静脉反而纤细，似乎不符合乙肝肝硬化的常见表现，再结合患者抗病毒治疗后HBV-DNA水平始终低于检测下限，考虑乙肝肝硬化可能性较小。我们查阅文献发现，干燥综合征合并原发性胆汁性胆管炎患者，可出现门静脉硬化、门静脉血栓、门静脉炎性闭塞等门静脉并发症，因此我们推测该患者肝硬化及门静脉纤细等表现可能与原发性胆汁性胆管炎和干燥综合征关系更加密切。

关键问题2　患者嗜睡伴性格异常的原因是肝性脑病吗？是否合并其他病因？

肝性脑病（HE）是一种由于急、慢性肝功能严重障碍或各种门静脉-体循环分流（以下简称门-体分流）异常所致的，以代谢紊乱为基础的、轻重程度不同的神经精神异常综合征。主要临床表现为认知障碍、行为异常、意识障碍等，重则出现昏迷。根据严重程度，将其分为隐性HE和显性HE。依据基础肝病的类型，肝性脑病分为A、B、C 3型。A型HE发生在急性肝衰竭基础上，进展较为迅速，其重要的病理生理学特征之一是脑水肿和颅内高压。B型HE是门-体分流所致，无明显肝功能障碍，肝活组织病理学检查（肝活检）提示肝组织学结构正常。C型HE则是指发生于肝硬化等慢性肝损伤基础上的HE（表34-1）。

该患者有慢性肝病、肝硬化基础，2022-03开始出现头昏嗜睡，检查发现血氨升高（132 μmol/L），予以降氨治疗后好转。2022-06症状再发加重，渐起不能独立行走、主动进食，生活不能自理。07-02至外院行头颅MR+头颅血管MRA+MRV示：两侧侧脑室周围、半卵圆中心及放射冠区脑白质慢性缺血缺氧性改变（Fezakas Ⅲ级）；轻度脑萎缩；头颅MRA未见明显异常；左侧横窦、乙状窦纤细，考虑变异可能大。07-03于外院住院，血氨169.3 μmol/L；

表34-1　1998年第11届胃肠病大会推荐的肝性脑病分类

肝性脑病类型	定　义	亚　类	亚　型
A型	急性肝功能衰竭相关肝性脑病	无	无
B型	门静脉-体循环分流相关肝性脑病，无肝细胞损伤相关肝病	无	无
C型	肝硬化相关肝性脑病，伴门静脉高压或门脉体循环分流	发作性肝性脑病	伴诱因

脑电图：广泛中度异常脑电图（以 θ 波为背景）；诱发电位：双侧胫后神经至皮质感觉传导通路功能障碍，左侧听神经功能障碍，VEP正常。P300示认知电位异常。腰椎穿刺（腰穿）：压力80 mmHg$_2$O，脑脊液潘氏反应阳性，蛋白质1.05 g/L，免疫球蛋白G 143 mg/L，细胞学未见异常，自免脑抗体阴性。从以上病史可见，患者意识障碍从嗜睡逐渐加重到出现性格异常，每次检查都有血氨明显升高，降血氨治疗后症状有所好转，符合肝性脑病的诊断，类型上符合C型肝性脑病。外院和我院腰穿脑脊液细胞数均正常，糖和乳酸水平正常，蛋白质偏高，脑脊液自免脑抗体阴性，无感染或免疫性脑炎的证据。我们进一步请神经内科会诊，考虑双侧脑白质病变符合代谢性脑病，同样支持肝性脑病的诊断。另外，头颅MRI提示小血管病变，我们进一步完善SWI检查提示双侧丘脑和右侧顶叶微出血，丘脑出血也有可能表现为意识改变、情感障碍等，因此患者嗜睡和性格异常也有可能与丘脑出血有关。患者有干燥综合征的基础，小血管病变可能与血管炎症关系更大，因此不除外干燥综合征并发中枢神经系统损害。但综合患者意识障碍和性格改变呈发作性表现，推测肝性脑病扮演更重要的角色，因此建议积极治疗肝性脑病以及寻找其背后的诱发因素和病因，尽量减少复发，避免对中枢神经系统不可逆性损害。

关键问题3　该患者经积极内科治疗后，为何仍反复出现肝性脑病？

患者入院前，已经在2022-03、05、07有过肝性脑病的发作表现。2022-07入住我科后，开始限制蛋白质饮食，治疗上予以降血氨（门冬氨酸鸟氨酸静滴、乳果糖及利福昔明口服）、退黄（熊去氧胆酸、腺苷蛋氨酸）、恩替卡韦抗病毒、营养支持（白蛋白静滴、氨基酸胶囊口服）、保护胃黏膜（奥美拉唑，铝碳酸镁咀嚼片）、调节肠道菌群（米雅）及其他对症支持（骨化三醇、螺内酯）等，因考虑患者有干燥综合征，且不除外自身免疫性肝炎，加用甲泼尼龙12 mg po qd。经治疗后，患者血小板逐渐升高、凝血功能逐渐恢复，反应迟钝、嗜睡、性格异常、暴躁等症状较前好转，考虑病情稳定，遂08-03带药出院。患者出院后1周，于08-09再次出现意识淡漠、小便失禁、行为异常等症状，08-10就诊于当地卫生院，血常规：白细胞12.03×10^9/L（↑），血小板93×10^9/L（↓）；肝功能：总胆红素34.1 μmol/L（↑），白蛋白30 g/L（↓），碱性磷酸酶26 U/L（↓），胆碱酯酶2971 U/L（↓），腺苷脱氨酶16.3 U/L（↓）；凝血功能：国际标准化比值1.21，纤维蛋白原1.67 g/L（↓）；血糖6.3 mmol/L；血氨149.0 ng/mL（↑），仍考虑肝性脑病发作，加用门冬氨酸鸟氨酸颗粒降血氨治疗，上述症状无明显好转，遂联系我们再次收入院。入院后我们追问患者家属，患者本次发作前并没有进食高蛋白质食物，未曾服用过安眠药，无感冒发热、大量利尿等可疑诱因，一直遵医嘱规律服用乳果糖和利福昔明，始终保持大便通畅，并未发现本次肝性脑病发作的明确引诱。入院后我们加用静脉门冬氨酸鸟氨酸，治疗剂量20 g qd，症状无明显改善，复查血氨反而进行性增高：68 μmol/L（↑）（08-25）- 98 μmol/L（↑）（08-29）- 105 μmol/L（↑）（08-30）。出现这种反常的情况，我们不得不思考是否忽略某些重要的细节。

我们再次回顾患者既往病史和资料，患者虽有慢乙肝、原发性胆汁性胆管炎的基础肝病，影像学有肝硬化表现，但是转氨酶基本正常，仅有轻微胆红素的升高，凝血功能也正常，虽有脾肿大，但是脾肿大并不明显，且三系水平也仅仅是轻微的降低，无食管胃底静脉曲张、门静脉增宽等其他等门静脉高压表现。综上可见，似乎除了肝性脑病这个并发症比较突出以外，肝硬化其他的并发症都不明显。导致患者以肝性脑病为突出表现，且对内科治疗反应不佳的原因是什么呢？结合患者住院期间门静脉CTV检查提示门静脉主干及其分支纤细，脾大、脾静脉增粗。再次翻读影像资料，我们发现脾静脉迂曲增粗特别明显，与右肾静脉界限不清，极大可能存在脾肾静脉分流（图34-4）。这也就可以解释患者为什么反复出现肝性脑病，且内科治疗效果不佳。

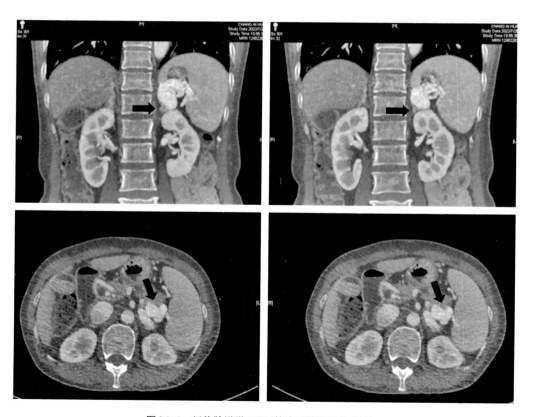

图34-4　门静脉增强CTV（箭头示脾肾静脉分流）。

背景知识介绍

自发性门-体分流（spontaneous portosystemic shunts, SPSS）是指门静脉系统绕过肝脏与体循环系统直接交通，是肝硬化常见的门静脉系统并发症之一。有人将自发性门-体分流的侧支循环分为常见侧支循环和非常见侧支循环。前者包括临床医生熟悉的食管和胃底静脉曲张、腹壁和脐周静脉扩张、直肠和痔静脉扩张；后者包括脾肾静脉分流、胃肾静脉分流、腹膜后静脉分流及心膈角静脉等，其中脾肾分流是最常见的类型。肝硬化患者合并脾肾分流的患病率约在10.5% ～ 21%。

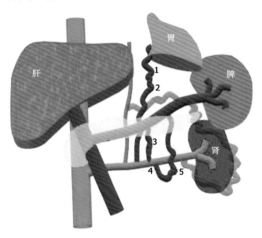

图34-5 脾静脉与深静脉之间的交通支示意图。1. 间接脾肾分流；2. 内侧异常交通支；3. 直接脾肾分流；4. 前外侧异常交通支；5. 后外侧异常交通支。

脾肾分流指从脾静脉到肾静脉之间丰富并增粗的异常血管。脾肾分流分为直接分流和间接分流（图34-5）。直接脾肾分流指的是脾静脉和肾静脉之间异常的交通支；间接分流也叫胃肾分流，指的是胃短静脉或胃后静脉与左肾静脉之间异常的交通支。关于脾肾分流的发生机制，目前主要有以下几种观点。首先，门静脉无静脉瓣膜，门静脉高压时血液可以通过门静脉属支逆流，建立侧支循环。因此，门静脉高压是脾肾分流发生的驱动因素。部分学者提出，脾肾分流的形成机制可能与先天存在的小血管扩张有关，当门脉压力梯度大于10 mmHg时，门静脉的部分血液经脾静脉和深静脉之间的小静脉，最后汇入下降静脉，从而形成脾肾分流。近来，也有研究发现，脾肾分流的形成可能与新生血管有关。血管内皮生长因子、转化生长因子、肝细胞生长因子、白细胞介素等调节因子可引发血管生成，由此衍生出新的血管来分流受阻的门静脉血流。

脾肾分流的影像学检查方法包括彩色多普勒超声、增强CT/MRI及血管造影等。彩色多普勒超声表现为脾静脉和左肾静脉之间的圆形或椭圆形红蓝相间的团块样血管，具有无创性和简便性，适用于评估门静脉主干和侧支血管的血流方向。增强CT/MRI能清晰地显示脾肾分流的图像，表现为均匀强化的团块状影，其密度与脾静脉和肾静脉一致且高于肝、脾及邻近软组织。血管造影是诊断脾肾分流的金标志，但具有侵袭性，一般在介入治疗前用于血管显影，较少单独用于诊断。

脾肾分流在临床中并不少见，但尚未引起足够的重视。一方面，脾肾分流患者血液中的有毒物质未经肝脏代谢直接进入体循环，其发生肝性脑病的风险显著增加，尤其是复发性或持续肝性脑病的重要原因。另一方面，由于分流的存在，门静脉血流减少，虽然一定程度上可以缓解门静脉高压，但是门静脉血供减少，导致肝脏血流减少，肝脏缺血，肝功能进一步减退，且门静脉血液流速降低，门静脉血栓发生的风险增加等。因此，积极识别发现脾肾分流并干预,对于肝病的预后至关重要。

目前对于脾肾分流的治疗主要是血管介入栓塞治疗和外科断流手术治疗。介入治疗的方法有球囊阻断逆行经静脉栓塞术(BRTO)、门体分流栓塞术、脾静脉栓塞术等。介入治疗可阻断门体分流,降低肝性脑病发生,但会导致门静脉压力的升高,有增加腹水形成的风险,因此在手术操作时也要考虑门静脉压力升高带来的后续问题。外科断流指通过外科手术结扎分流静脉。单纯因为肝性脑病采取外科手术处理越来越少,多为肝移植手术时同时对分流血管进行处理。

肝硬化患者肝脏清除代谢产物能力下降,在此基础上因门静脉高压部分血管代偿性扩张及侧支循环形成,导致自发性门体分流(SPSS),部分血液未经肝脏处理直接进入体循环,体循环血液中代谢产物含量增加,促使肝性脑病的发生。肝硬化合并自发性门体分流时肝性脑病发生的风险显著增加。目前对肝硬化患者发生肝性脑病时,临床医生普遍重视肝功能的评估及肝性脑病诱因的处理,而对肝硬化患者门体分流关注不够,实际上这种异常的门体分流在肝性脑病发生中具有非常重要的作用,特别在复发、持续性肝性脑病患者中尤为突出。

在本病例中,我们报道了一位59岁的老年女性,在慢乙肝、原发性胆汁性胆管炎的肝病基础上进展到肝硬化失代偿期,逐渐出现嗜睡、性格异常等肝性脑病的表现。最初,按照肝硬化肝性脑病的一般并发症来对待,给予控制饮食和积极的内科药物治疗。但患者仍反复出现肝性脑病发作,且对内科药物治疗反应越来越差。对于这样一个以肝性脑病为突出表现的肝硬化患者,让我们不得不考虑到门-体分流的存在。最终,通过肝静脉CTV检查,我们发现并明确了脾肾分流的存在,找到了肝性脑病反复发作的潜在原因。

本病例比较遗憾的是没有行肝穿刺检查,对肝硬化的最终病因除了乙肝、原发性胆汁性胆管炎外,是否重叠自身免疫性肝炎或门静脉病变,尚不清晰。

(赵华真 杨飞飞 黄玉仙)

参·考·文·献

[1] 易芳芳,白朝辉,许向波,等.肝硬化患者自发性脾肾分流的研究进展[J].世界华人消化杂志,2019,27 (24):1502-1508.

[2] 钱帅杰,吴浩.肝性脑病-异常门体分流处理的现代观[J].临床肝胆病杂志,2021,37 (12):2774-2777.

[3] 李雪,涂颖,唐斌,等.肝硬化门静脉高压伴自发性门体分流的研究进展[J].临床肝胆病杂志,2021,37 (10):2435-2438.

[4] 徐小元,丁惠国,李文刚,等.肝硬化肝性脑病诊疗指南[J].临床肝胆病杂志,2018,10 (4):17-32.

[5] Takashimizu S, Watanabe N, Kojima S, et al. Efficacy of balloon-occluded retrograde transvenous obliteration (B-RTO) performed in a patient with primary biliary cirrhosis with severe recurrent hepatic encephalopathy due to splenorenal shunt[J]. Tokai Journal of Experimental & Clinical Medicine, 2007, 32(2): 70-74 .

35

胆汁淤积性肝病伴非肝硬化性门静脉高压，最终诊断为肝动脉门静脉瘘

题 记

胆汁淤积性肝病伴门静脉高压表现，多为胆汁淤积性肝病进展至肝硬化导致门静脉高压。而本例患者较为特殊，常见的胆汁淤积性肝病相关的检查均为阴性，并且肝穿刺未见肝硬化，为非肝硬化性门静脉高压，进一步行数字减影血管造影（DSA）检查，明确诊断为肝动脉门静脉瘘。本文借该病例，结合国内胆汁淤积性肝病新版指南，梳理和复习胆汁淤积性肝病的诊疗流程，并介绍非肝硬化性门静脉高压的国际研究热点——肝门-窦血管疾病（PSVD）相关内容，供读者参考。

———— 病史摘要 ————

患者，男，40岁。江苏省徐州人，2021-12-17收入院。

主诉

体检发现肝功能异常20余天。

现病史

患者2021-11-25于当地医院体检查肝功能：谷丙转氨酶及谷草转氨酶正常，总胆红素14.9 μmol/L，碱性磷酸酶623 U/L，γ-谷氨酰转移酶378 U/L；总蛋白86.2 g/L，球蛋白45.1 g/L，乙肝表面抗体阳性，甲胎蛋白正常。腹部彩超：肝区光点密集，肝内钙化灶，胆囊壁增厚，毛糙，脾大。患者偶感乏力，不影响正常生活，偶有上腹部隐痛或针刺样痛，无规律性，持续时间短，可自行缓解。3天后于当地县医院查血常规：白细胞计数5×10^9/L，中性粒细胞百分比67.3%，红细胞计数3.76×10^{12}/L，血红蛋白95 g/L，血小板计数211×10^9/L；尿常规正常；甲肝抗体阴性，乙肝表面抗原阴性，乙肝表面抗体阳性，丙肝抗体、戊肝抗体IgM阴性，梅毒阴性，HIV抗体阴性；凝血功能：国际标准化比值1.21，凝血酶原时间13.6秒，部分凝血活酶时间正常；甲胎蛋白等肿瘤标志物正常；甲状腺功能示促甲状腺激素6.13 uIU/mL（↑），三碘甲状原

氨酸和甲状腺素正常；IgG 24.9 g/L（↑），IgA、IgM、C3、C4正常；复查肝功能：谷丙转氨酶及谷草转氨酶正常，总胆红素1.6 μmol/L，碱性磷酸酶540 U/L，γ-谷氨酰转移酶339 U/L，总蛋白79 g/L，球蛋白43.9 g/L；肾功能、心肌酶谱、电解质、血糖、血脂正常，自身抗体谱阴性；胸腹部CT平扫+增强示两肺上叶局部胸膜肥厚，肝右叶不规则伴异常强化灶，性质待定，占位性病变不除外，门静脉高压，脾脏肿大，心膈角结节样影，考虑增粗迂曲静脉可能，腹膜后淋巴结肿大。予输液保肝治疗2天。12-06来我院门诊，肝MRI增强示肝脏体积增大及右叶大片异常强化灶，脾脏体积增大，考虑血液系统病变可能性大，建议进一步检查；IgG 27.2 g/L（↑），IgA 4.27 g/L（↑），IgM正常；血常规白细胞计数5.43×10⁹/L，中性粒细胞百分比69%，红细胞计数4.6×10¹²/L，血红蛋白118 g/L，血小板计数172×10⁹/L；未饱和转铁蛋白铁给力、总铁结合力正常，血清铁5.8 μmol/L（↓），铁饱和度12%，铁蛋白125 ng/mL；单克隆免疫球蛋白未发现，血清κ-轻链7.52 g/L，λ轻链3.4 g/L，κ-游离轻链35.3 mg/L，λ型游离轻链32.2 mg/L，κ/λ 1.1。为明确诊断及治疗，收入我科住院。

患病以来患者精神好，胃纳可，睡眠好，大小便正常，无体重明显下降。

既往史

有过敏史，进食虾后出现红色风团样皮疹。10年前体检彩超提示肝内胆管结石，后定期复查未见结石，提示肝内钙化灶。

个人史

油漆相关工作20年，经常接触油漆。否认放射性物质接触史。否认饮酒史。

入院查体

体温36.5℃，脉搏86次/分，呼吸20次/分，血压140/84 mmHg，身高173 cm，体重61 kg。神志清楚，发育正常，皮肤、巩膜无黄染，全身浅表淋巴结无肿大。心肺无殊。腹软，无压痛，肝肋下未触及，脾肋下3指，质韧，无触痛。双下肢无水肿。

入院后实验室检查和辅助检查

- 血常规：白细胞计数4.60×10⁹/L，中性粒细胞绝对值3.36×10⁹/L，中性粒细胞百分比73.0%，淋巴细胞百分比18.5%（↓），单核细胞百分比7.0%，红细胞计数4.38×10¹²/L，血红蛋白114 g/L（↓），红细胞压积36.2%（↓），平均红细胞体积82.6 fl，平均红细胞血红蛋白量26.0 pg（↓），平均红细胞血红蛋白浓度315 g/L（↓），血小板计数174×10⁹/L。

- 尿常规：阴性。

- 生化检查：谷丙转氨酶36 U/L，谷草转氨酶36 U/L，总胆红素8.1 μmol/L，直接胆红素3.3 μmol/L，总胆汁酸15 μmol/L（↑），碱性磷酸酶（ALP）581 U/L（↑），γ-谷氨酰转移酶（GGT）359 U/L（↑），总蛋白83 g/L，白蛋白42 g/L，球蛋白41 g/L（↑），白球比例1.02（↓），前白蛋白179 mg/L（↓），胆碱酯酶6 386 U/L，肌酐62 μmol/L，尿酸0.324 mmol/L，尿素4.9 mmol/L，血清脱抑素C 1.02 mg/L，钠139 mmol/L，氯化物101 mmol/L，钾4.2 mmol/L，血镁0.87 mmol/L，血钙2.27 mmol/L，无机磷1.32 mmol/L，二氧化碳结合力25.7 mmol/L，肌酸激酶53 U/L，α羟丁酸脱氢酶104 U/L，乳酸脱氢酶139 U/L，胆固醇3.90 mmol/L，低密度脂蛋白胆固醇2.33 mmol/L，高

密度脂蛋白胆固醇1.12 mmol/L，甘油三酯0.63 mmol/L，非高密度脂蛋白胆固醇2.78 mmol/L，未饱和转铁蛋白铁结合力45.6 μmol/L，总铁结合力50.9 μmol/L，血清铁5.3 μmol/L（↓），铁饱和度10%（↓）。

- 凝血功能：国际标准化比值1.19（↑），凝血酶原时间13.4秒（↑），部分凝血活酶时间39.6秒（↑），纤维蛋白原定量6.8 g/L（↑），纤维蛋白原降解产物 < 2.5 μg/mL，D-二聚体0.19 FEUmg/L，凝血酶时间16.0秒。

- EBV DNA定量检测（血浆）低于检测下限。CMV DNA定量检测低于检测下限。

- 免疫球蛋白：血IgM 1.38 g/L，血IgG 23.60 g/L（↑），血IgA 3.92 g/L，血IgG 43.950 g/L（↑）。免疫固定电泳未发现单克隆免疫球蛋白。

- 自身抗体：抗核抗体阴性，滴度 < 1 ： 100，ENA抗体谱均阴性；ANCA：MPO：3.1RU/mL，PR3 < 2 RU/mL，cANCA阴性，pANCA阴性。

- 自身免疫性肝病抗体谱：均阴性。

- 肿瘤标记物：在正常范围。

- 心电图：窦性心律。

- B超：肝左叶小，右叶饱满，门静脉右前支管壁纤维增生增厚，管腔变细。胆壁增厚。脾肿大。后腹膜见增生的淋巴结。胰肾输尿管及膀胱检查未见明显异常。甲状腺未见明显异常，TI-RADS1类。双侧甲状旁腺未显示。所检各处淋巴结均未见明显异常。

- 心超：静息状态下经胸超声心动图未见明显异常（结构诊断）：左心收缩功能正常左心舒张功能正常（功能诊断）。

- 胸部CT：两肺胸膜下多发结节，考虑增殖灶可能，随访。两侧胸膜局部增厚。右侧心膈角区肿大淋巴结。附见肝脾肿大。

- 门静脉CTV增强扫描：门静脉及脾静脉扩张，脾脏增大，请结合其他检查；腹腔内肿大淋巴结影。

- MRCP：肝右叶异常信号，部分肝内胆管未见明确显影，肝脏病灶考虑肝血管畸形，动静脉瘘致血管灌注异常可能性大。

- 骨髓活检：骨髓活检示十来个髓腔，造血细胞约占30%，巨核细胞可见，各系造血细胞未见明显异常，请结合临床。网状染色（-），刚果红（-），PAS（散在+）。

入院后诊疗经过

患者门诊行肝MRI增强示：肝脏体积增大及右叶大片异常强化灶，脾脏体积增大，考虑血液系统病变可能性大，建议进一步检查。入院查超声：肝左叶小，右叶饱满，门静脉右前支管壁纤维增生增厚，管腔变细，胆壁增厚，脾肿大，后腹膜见增生的淋巴结，所检各处淋巴结均未见明显异常。PET-CT：① 肝右叶包膜下不规则低密度影FDG代谢轻度增高（近本底），胸腹腔内多发肿大淋巴结FDG代谢异常增高，结合病史，考虑肿瘤性病变不除外，建议必要时可行穿刺活检病理以明确，余所见全身（包括脑）PET显像未见FDG代谢明显异常增高灶；② 鼻咽左侧壁FDG代谢增高，考虑为炎症可能，建议内镜检查随诊，双侧颌下淋巴结炎；

③ 鼻旁窦炎，喉炎；④ 双肺多发结节未见FDG代谢异常增高，考虑良性可能大，建议随访；⑤ 脾增大，所见骨髓FDG代谢弥漫性增高，考虑为反应性改变，建议随诊；慢性肝病改变，建议随诊；⑥ 椎体轻度退行性变。进一步行骨髓涂片、流式、活检，未见明显异常。患者的肝功能碱性磷酸酶581 U/L、γ-谷氨酰转移酶359 U/L升高，符合胆汁淤积性肝病，予熊去氧胆酸250 mg tid治疗，AMA阴性，GP210抗体阴性，SP100抗体阴性，IgG4 3.950 g/L升高，进一步行肝穿刺病理示CH-G1S0，未见明确肿瘤性病变；免疫组化结果：CD34（血管+），CK18（+），CK7（胆管+），CK8（+），HBsAg（－），CEA（－），HEP1（+），CK19（胆管+），EMA（胆管+），GPC-3（－），IgG4（－）；特殊染色结果：网状染色（－），MASSON（－）。患者肝脏占位暂不考虑肝脏肿瘤，肝脏病理下IgG4免疫组化为阴性，且无IgG4相关性疾病的肝脏病理改变，MRI未见胰腺病变，可复查随访IgG4指标变化，目前IgG4相关性疾病依据不足。12-29行胃镜：食管下段静脉显露，门静脉CTV示门静脉及脾静脉扩张，脾脏增大，患者为非肝硬化性门静脉高压。MRCP肝右叶异常信号，部分肝内胆管未见明确显影，肝脏病灶考虑肝血管畸形，动静脉瘘致血管灌注异常可能性大，进一步行DSA提示广泛肝动脉门静脉瘘（图35-1），造影下无明显需要栓塞动静脉瘘。由于患者肝动脉门静脉瘘和门静脉高压存在，但未出现相关失代偿事件，暂无介入治疗的迫切性。建议定期监测门静脉高压相关表现，监测门静脉彩超、胃镜。必要时做基因检测看是否能明确肝脏血管异常性病变的病因，是否有合适的抗血管生成类靶向药物选择，予送全外显子测序。经过熊去氧胆酸治疗，复查肝功能示碱性磷酸酶309 U/L，γ-谷氨酰转移酶161 U/L，指标较前好转，IgG4 2.75 g/L较前下降，遂出院，口服药物治疗，嘱门诊定期随访，每3个月查门静脉B超，每年复查胃镜。后外送血全外显子测序结果回报，未检出与受检者临床表型相关的致病/疑似致病变异/遗传模式相符的临床意义未明变异。患者出院后脱离油漆接触，在2022-06-21再次入院复查，肝功能：谷丙转氨酶26 U/L，谷草转氨酶33 U/L，碱性磷酸酶457 U/L，γ-谷氨酰转移酶120 U/L，IgG4 3.030 g/L；门静脉CTA示门静脉及脾静脉扩张，脾脏增大，腹腔内肿大淋巴结影；胃镜示食管胃底静脉曲张（轻-中度），请消化科会诊，暂无内镜治疗指征。由于碱性磷酸酶及γ-谷氨酰转移酶仍高，熊去氧胆酸加量至500 g bid治疗。

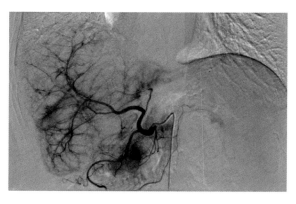

图35-1　行DSA检查见广泛肝动脉门静脉瘘。

临床关键问题及处理

关键问题1　患者碱性磷酸酶及γ-谷氨酰转移酶升高，胆汁淤积性肝病表现，如何诊疗？

按胆汁淤积性肝病管理指南（2021）推荐意见，肝生化检查发现碱性磷酸酶＞1.5×正常值上限（ULN），且γ-谷氨酰转移酶＞3×ULN可诊断胆汁淤积性肝病，诊断流程见图35-2。患者诊断符合胆汁淤积性肝病，B超和MRI检查未见胆管扩张或病变，进一步检查：ANA（－），AMA（－），GP210抗体（－），SP100抗体（－），IgG4升高。但患者外院的MRI提示血液系统病变可能大，因此进一步行免疫固定电泳、PET-CT、骨髓穿刺检查，未见血液系统疾病依据。碱性磷酸酶及γ-谷氨酰转移酶升高是否与IgG4升高有关？

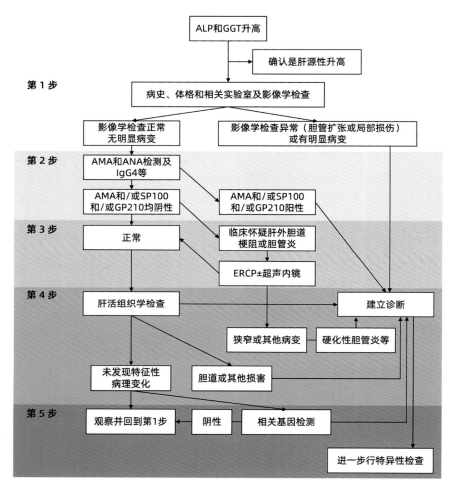

图35-2　胆汁淤积性肝病诊断流程图。

关键问题2　血清IgG4升高是否能诊断IgG4相关性硬化性胆管炎？

血清IgG4升高是IgG4相关性疾病诊断和病情评估的重要指标，但其诊断的特异性不高，而且IgG4相关性硬化性胆管炎主要累及大胆管，往往伴有自身免疫性胰腺炎。但是该患者影像学上未见胆道狭窄及胰腺弥漫性肿大，进一步行肝穿刺，病理上IgG4免疫组化阴性，未达到诊断IgG4相关性疾病的病理表现，即组织中浸润的IgG4$^+$浆细胞/IgG$^+$浆细胞比值＞40%，且每高倍镜视野下IgG4$^+$浆细胞＞10个。因此，该患者诊断IgG4相关性硬化性胆管炎依据不足。患者B超后腹膜见增生的淋巴结，PET-CT发现腹腔多发肿大淋巴结FDG代谢异常增高，未用激素治疗，经过1年多的随访，目前仍无血液系统疾病，包括淋巴瘤的依据，因此不除外IgG4相关性疾病引起的淋巴结肿大，由于患者淋巴结较小，位置较深，未行活检。

关键问题3　患者门静脉高压是否是胆汁淤积性肝病进展至肝硬化导致的？

患者肝穿刺未见肝硬化，脾大、食管静脉曲张不能用胆汁淤积性肝病解释，因此患者为非肝硬化性门静脉高压。DSA提示广泛肝动脉门静脉瘘，这可以解释患者的门静脉高压。但胆汁淤积是否与肝动脉门静脉瘘有关尚未明确。有文献报道，肝动脉门静脉瘘是胆汁淤积性肝病中的Alagille综合征的一个新的可治疗特征，经过介入下栓塞，病情得到缓解。该患者存在广泛肝动脉门静脉瘘，未出现相关失代偿事件，因此未行介入或外科手术治疗，予熊去氧胆酸治疗胆汁淤积性肝病，随访病情变化。

背景知识介绍

胆汁淤积是指肝内外各种原因造成胆汁形成、分泌和排泄障碍，胆汁流不能正常流入十二指肠而进入血液的病理状态，临床可表现为瘙痒、乏力、尿色加深和黄疸等，早期常无症状，仅表现为血清碱性磷酸酶和γ-谷氨酰转移酶水平升高，病情进展后可出现高胆红素血症，严重者可导致肝硬化肝衰竭甚至死亡。各种原因使肝脏病变导致胆汁淤积为主要表现的肝胆疾病统称胆汁淤积性肝病。诊断步骤是首先通过血清学检测确定胆汁淤积是否存在，接着影像学和内镜等方法确定肝内和肝外胆汁淤积，最后综合包括病史、症状和体征、血液生化、影像学、内镜、肝活组织学和相关基因检测等分析得出诊断。胆汁淤积性肝病治疗原则是去除病因和治疗胆汁淤积。治疗药物主要有熊去氧胆酸、腺苷蛋氨酸、考来烯胺、贝特类和奥贝胆酸等。经上述药物治疗无效者可酌情选用激素和/或免疫抑制剂、紫外线照射、体外白蛋白透析及鼻胆管引流等方法。胆汁淤积性肝病患者经积极内科治疗无效，且6～12个月内可能死亡或终末期肝病模型（MELD）≥15应行肝移植评估。

门静脉高压多是终末期肝病的主要临床表现，然而，少数患者在无肝硬化和门静脉或肝静脉阻塞等情况下观察到门静脉高压，病因不明，这种情况被称为特发性非肝硬化性门静脉高压（idiopathic noncirrhotic portal hypertension, INCPH）。2017年欧洲肝病学会血管性肝病研究小组提出用门静脉-肝窦血管性疾病（porto-sinusoidal vascular disease, PSVD）替代INCPH，以描述在无肝硬化的情况下涉及门静脉或肝窦的典型组织学改变。根据PSVD的定义，存在肝病常见病因、门静脉血栓和无门静脉高压征的患者不再被排除在外。PSVD诊断标准如下：在预先排除影响肝静脉的疾病（如Budd-Chiari综合征）或已明确引起微血管损伤的特异性肝病（如结节病、先天性肝纤维化或肝窦阻塞综合征）后，根据肝活检病理结果证实没有肝硬化的存在，之后符合以下三点中任一点即可确诊：① 存在一条门静脉高压的特异性表现；② 存在一条PSVD组织学特异性损伤表现；③ 存在一条门静脉高压非特异性表现与一条PSVD组织学损伤非特异性表现。一旦患者确诊PSVD，可能导致疾病的相关病因需要被密切筛查并进行治疗。肝动脉-门静脉瘘（hepatic arterio-portal fistula, HAPF）是一种血管畸形性疾病，在肝动脉与门静脉之间存在异常的血流通道，是窦前门静脉高压的一个不常见的原因。DSA检查被认为是诊断HAPF的金标准。经导管动脉栓塞是治疗HAPF的首选方法，此外还可以外科手术治疗，包括手术切除病变肝动脉、部分肝切除术或肝移植术。

本例患者体检发现肝功能异常，碱性磷酸酶及γ-谷氨酰转移酶升高为主，提示胆汁淤积性肝病，B超示脾大，腹部CT示门静脉高压、脾脏肿大、心膈角结节样影、增粗迂曲静脉，需考虑胆汁淤积性肝病进展至肝硬化导致门静脉高压。患者筛查了胆汁淤积性肝病的常见原因，发现血清IgG4升高，但是影像学和肝脏病理均不支持IgG4相关性疾病，曾怀疑血液系统疾病，经过PET-CT和骨髓穿刺检查，亦无血液系统疾病依据，胆汁淤积性肝病的具体原因还需要定期复查随访，以协助进一步地明确诊断。患者影像学和胃镜示门静脉高压，但是肝活检的肝脏病理上未见肝硬化，因此考虑非肝硬化性门静脉高压，进一步行DSA检查，最终明确诊断为肝动脉门静脉瘘引起的门静脉高压。

（周艳彩　郑小苹　姜英丽　王迎迎　李群芳　郭　琴　虞胜镭　郑建铭　李　谦　张继明）

参·考·文·献

[1] 中华医学会肝病学分会.胆汁淤积性肝病管理指南（2021年）[J].临床肝胆病杂志,2022,38（1）：62-69.

[2] 张文,董凌莉,朱剑,等.IgG4相关性疾病诊治中国专家共识[J].中华内科杂志,2021,60（3）：192-206.

[3] Lopez RN, Al Rawahi Y, Stormon M, et al. Hepatobiliary and Pancreatic: Hepatic arterioportal fistula: A novel and treatable feature of Alagille syndrome[J]. J Gastroenterol Hepatol, 2019, 34(4): 633.

[4] 蔡子豪,诸葛宇征.门静脉肝窦血管性疾病的疾病特点与诊疗进展[J].肝脏,2023,28（2）：148-150.